卫生应急
预案与演练

主　编　祝益民

副主编　吕传柱　曹　钰

编　委（排名不分先后）

祝益民	湖南省急救医学研究所	王婉婷	四川大学华西医院急诊科
易大鹏	湖南省卫生健康委应急办	唐时元	四川大学华西医院急诊科
韩小彤	湖南省人民医院急诊科	姚　蓉	四川大学华西医院急诊科
张义雄	湖南省人民医院急诊科	喇建康	四川凉山州急救中心
张兴文	湖南省人民医院急诊科	吕传柱	海南医学院
熊选政	湖南省人民医院急诊科	颜时姣	海南医学院公共卫生学院
黄　婕	湖南省人民医院急诊科	姚津剑	海南医学院附属海南医院
陈　芳	湖南省急救医学研究所	宋兴月	海南医学院第二附属医院急诊科
李　想	湖南省人民医院急诊科	刘　智	应急总医院医务处
肖薇薇	湖南省人民医院急诊科	段　军	中日友好医院重症医学科
曹　钰	四川大学华西医院急诊科	范　斌	天津大学灾难医学研究院
余海放	四川大学华西医院急诊科	卢　明	天津大学灾难医学研究院
张建娜	四川大学华西医院急诊科	晏　会	四川大学华西医院应急办公室
周亚雄	四川大学华西医院急诊科	胡　海	四川大学华西医院应急办公室

学术秘书　黄　婕

人民卫生出版社
·北京·

版权所有，侵权必究！

图书在版编目（CIP）数据

卫生应急预案与演练 / 祝益民主编. —北京：人民卫生出版社，
2020.8

ISBN 978-7-117-30331-6

Ⅰ.①卫…　Ⅱ.①祝…　Ⅲ.①公共卫生 - 突发事件 - 应急对
策 - 中国　Ⅳ.①R199.2

中国版本图书馆 CIP 数据核字（2020）第 151908 号

| 人卫智网 | www.ipmph.com | 医学教育、学术、考试、健康，购书智慧智能综合服务平台 |
| 人卫官网 | www.pmph.com | 人卫官方资讯发布平台 |

卫生应急预案与演练
Weisheng Yingji Yu'an yu Yanlian

主　　编： 祝益民
出版发行： 人民卫生出版社（中继线 010-59780011）
地　　址： 北京市朝阳区潘家园南里 19 号
邮　　编： 100021
E - mail： pmph @ pmph.com
购书热线： 010-59787592　010-59787584　010-65264830
印　　刷： 三河市尚艺印装有限公司
经　　销： 新华书店
开　　本： 787×1092　1/16　　**印张：** 27
字　　数： 674 千字
版　　次： 2020 年 8 月第 1 版
印　　次： 2020 年 10 月第 1 次印刷
标准书号： ISBN 978-7-117-30331-6
定　　价： 79.00 元

序

没有战争，并不意味着我们真的不会面临战争；维护世界和平，也并不意味着我们就真的能够生活在一个和平时代，虽然我们没有经历过真真正正的枪林弹雨，但是自然灾害、人为灾难、各种各样的突发公共卫生事件层出不穷，谁也不能够保证灾难不会与我们不期而遇。2020年正值喜迎中国传统新春佳节之时，新型冠状病毒肺炎（以下简称"新冠肺炎"）疫情暴发，一场抗疫大战陡然打响，就在这个没有硝烟的战场上，在党中央的集体统一部署领导下，全国人民共同努力，充分发挥我国应急管理体系的特色和优势，联防联控、群防群控，给全世界的抗疫斗争做出了很好的典范。但是，也是这一战，让我们清楚地认识到公共应急管理体系和能力建设的不足。

应急管理是国家治理体系和治理能力的重要组成部分，卫生应急管理体系需要紧跟国家整体应急管理能力的提升而不断调整、完善和发展，医疗卫生系统在应急管理体系中是确保人民群众生命安全和身体健康的重要主体。卫生应急管理体系的发展应该采取纵向与横向全方面立体发展模式，作为坚实的核心骨架，两者相辅相成，缺一不可，更有效更灵活地加入到联防联控与救援体系当中，形成稳固防控救援机制，得以全方面立体发展，进可攻，退可防。

纵向发展就是健全卫生应急系统的管理能力，加强医疗机构内部管理体系，同时加强整体卫生应急管理体系。在突发公共卫生事件和灾难救援中，如何高效启动应急响应机制，如何有效组织调度我们的专业技术力量，建立集中、统一、高效的领导指挥体系，做到指令清晰、系统有序、条块畅达、执行有力，这是提高卫生应急管理的核心所在，要做到这一点最基础也最关键的就是需要完善应急预案体系，完整、全面、细致的应急预案可以指导和提高应急管理能力，高效管理是医疗应急救援体系中的主心骨，是动力，是支柱。

横向发展就是紧抓救治、防控能力的提升，通过加强专业技术培训力度，加强疾病防控的技术研究，加强科研探索的力度，来提升整个医疗技术水平和救治能力。同时，需要建立专常兼备、平战结合、反应迅速、技术过硬的医疗救援专业队伍，通过完善卫生应急演练机制，鼓励开展形式多样、节约高效的应急演练，使医疗专业能够更好地与应急救援相结合，这是整个医疗救援的根基，是灵魂。

由祝益民教授牵头编写的这本《卫生应急预案与演练》，正是从卫生应急管理的纵向发展中把握了预案，横向发展中把握了演练，我认为这是一个非常好的创意，并且支持这本书尽早面世。令人高兴的是，国内相关领域的专家在对如何编写卫生应急预案和如何开展卫生应急演练做出了很好地指导，并且展示了10个不同应急与灾情的模拟预案，通过总结各地实践经验，列出了不同形式的演练方案。全书编写科学合理，条理清晰，重点突出，很好地诠释了卫生应急体系发展模式。

国家卫生健康委应急办主任　许树强

2020 年 3 月

刚刚进入 2020 年，纵观全球，灾难不断，菲律宾火山爆发、科米尔雪崩、非洲蝗灾、加拿大/西班牙强风暴、印度尼西亚洪水、美国流感和丹麦禽流感暴发；澳洲经历了 5 个月大火还未熄灭，旱灾之后又遭受了沙尘暴、冰雹、暴雨和洪灾，还有空难、导弹袭击等灾难事件；新冠肺炎暴发流行。全球经历了各种各样的自然灾害、事故灾害、社会安全事件和突发公共卫生事件。因此，灾难离我们并不遥远，灾难可能随时就在我们身边，我们需要有这种紧迫意识。

目前开展的新冠肺炎疫情防控，是一次应急的实战，扎扎实实考验了我国的治理体系和能力。疫情全面暴发之时，党中央统一领导，各省市启动最高级别应急响应、联防联控、群防群控、精准施策，严格落实国家防控方案和治疗指南，根据疫情发展及时启动应急机制，疫情防控工作取得积极成效。在总结经验的过程中，也有短板、不足甚至教训，健全国家应急管理体系和提高处理急难险重任务能力任重道远。如何指挥控制，如何组织调度，如何快速响应；是否有后备物资，是否有充足人员，是否有技术保证，意味着我们需要加强准备和响应这两个阶段的能力建设。响应快是建立在长时间充分准备的基础之上，我们需要时刻处在备战状态的准备阶段。

要有健全体制，要能随时随地可以投入突发公共卫生事件处置和开展紧急医学救援，就需要坚持应急工作的平战结合。疫情来了，要有专业人员和物资，联防联控、群防群控；灾害来了，要能充分完成灾难救援的准备、响应、现场救援和重建四个阶段。要做到这些，我们就必须要有完整的卫生应急预案和训练到位的应急演练，医疗卫生机构在提升医疗专业技术的同时，要通过培训、演练等方式提高医务人员的应急救援能力和组织参与能力。这些年来，医疗机构的规模和技术都得到了快速的发展和提升，学科建设与研究水平也在与国际接轨。但是，在专科专病诊疗能力提高的过程中，急救能力、院感知识、防治结合、流程配合、管理指挥等不能适应现代医学发展，不能满足社会需求，不能在重大疫情和灾难面前得心应手。

为此，我们积极组织北京、天津、海南、四川、湖南等地的国内知名专家学者编写《卫生应急预案与演练》，旨在指导如何编写规范的卫生应急预案及如何进行规范的卫生应急演练,提高医疗卫生系统的应急能力。此书专门介绍如何制定规范的卫生应急预案及如何实施一个标准的卫生应急演练,尤其选取了 10 个有典型代表的应急预案范例和演练执行方案,全书强调重点突出、指导性强、可操作性好,力求简明扼要和实用好用,力求让阅读此书的医护人员、急诊急救人员、防控人员、应急队员等读者都能从中获益。感谢国家卫生健康委应急办许树强主任的鼓励和指导。

主编　祝益民

2020 年 3 月

目录

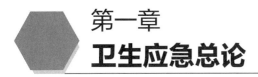

第一章
卫生应急总论

第一节 概 述

中国在全球一体化、经济一体化和信息一体化等高速发展背景下，不断面临着各种日益频发的突发公共卫生事件，这些事件一般都无法预测，因此带来的通常是较大的伤亡以及巨额经济损失。因此，在"十三五"期间政府已经领导下属各职能单位着力推进我国紧急医学救援的网络、能力和机制建设，使之与我国社会经济发展水平相匹配、与突发事件应对需要相适应。

就我国目前的应急状况而言，卫生应急救助水平仍然无法良好地符合突发事件应对的实际需要，与发达国家水平相比也还有较大差距。主要表现在：现场紧急医学救援指挥协调机制有待完善，紧急医学救援队伍的装备保障和远程投送能力不强；航空医疗救援和海（水）上医疗救援尚处于起步探索阶段；全国区域布局的专业化紧急医学救援网络还没有形成，基层紧急医学救援能力亟待加强；专业人才培养和学科建设需要加快推进，缺乏科学有效的卫生应急指挥调度中心和强有力的应急保障队伍的建设；应对突发公共卫生事件的能力严重不足，同时对于区域内潜在的突发公共卫生事件的监测、预警网络建设仍不够完善，所以为了增强我国的卫生应急能力，加强应急管理工作、整合一套合理可行的卫生应急预案已成为当务之急。

日常生活中，人们有时会遭遇洪水、泥石流、雪崩等自然灾害，也可能笼罩于各种传染病的恐慌下或是不幸发生交通事故等事件，此类事件虽然发生概率不高，但是其破坏性极其严重。自 2003 年以来，我国先后经历了重症急性呼吸综合征（SARS）、松花江水体因化工厂爆炸而被污染、汶川震感波及广大区域的地震、使用三聚氰胺提高蛋白含量的三鹿毒奶粉事件、世界大流行的甲型 H1N1 流感、玉树地震、禽流感、中东呼吸综合征（MERS）、新冠肺炎（COVID-19）等事件，给群众和社会带来极大的危害。此类事件具有发生突然、起因多样、传播广泛、难以预测以及危害严重等特点，给群众健康、社会稳定、经济发展以及实现小康社会带来沉重打击。因此，总结出一套科学、可行的卫生应急预案体系以应对突发的公共卫生应急事件，最大限度地降低此类事件对社会经济和群众健康的恶劣影响，对于提高我国卫生应急工作的整体水平十分重要。

在党中央、国务院坚强领导下，我国对于突发事件的紧急医学救援工作近十余年来取得显著成效。一是管理体制不断健全。在总结汶川地震等突发事件紧急医学救援实践的基础上，完善了分级负责、属地为主的管理体制。二是预案体系逐步完善。制订《国家突发公共事件医疗卫生救援应急预案》，同时分级分类制订了紧急医学救援预案和工作规范。三是机制建设取得进展。建立了由卫生健康部门统筹协调、多部门参与、军地协同的紧急医学救援协调联动机制,在多次突发事件应对中发挥有效作用。四是能力建设得到强化。按区域规划布局,建设了4类37支国家紧急医学救援队伍,各级医疗机构和疾控机构的紧急医学救援能力稳步提升,院前急救医疗体系建设持续加强。五是突发事件有效处置。

（吕传柱）

第二节　我国卫生应急发展

中国应对疫情和灾害是随着社会的进步而发展的,我国几千年的文明史也是一部人类同疫情和灾害的抗衡史。

一、古代卫生应急发展

（一）从"巫术"转化为医术

中国自商周时代起疫情频频发生,但受限于古代卫生条件,疫病肆虐便尸横遍野。古代人们对疫病认识有限,便迷信"巫术"或拜天祭祀等盼望消灭疫情。周代后期,医药逐渐从"巫术"中独立,一部分巫(巫医)将医学向着学科发展,这些巫作为最早的知识阶层为医药学发展做出贡献。

（二）"以毒攻毒"的治疗措施

我国最早的医学著作《黄帝内经》中认为治病要用"毒"药,否则疗效不好。古代人们对疫病认知有限,但"以毒攻毒"的应对方法还是具备一定科学道理的。中医方药在疫病的防治中做出了突出的贡献:①帮助人们在疫情暴发时抵御疫病,常与患疫者接触的人服用可提高抵抗力;②即使感染疫病也可服用方药进行治疗。

（三）"疫苗"萌芽的出现

东晋时期葛洪编著的《肘后备急方》作为我国最早的急救医学专著,首次记载了防治天花、恙虫病以及脚气病等方法。《肘后备急方》首次提倡用"狂犬"的脑组织做药来治疗狂犬病,标志着中国免疫思想的开端。

（四）隔离和卫生应急方法诞生

秦代规定"疠者有辠,定杀",虽然严酷但控制了疫病的传播。晋朝规定"朝臣家有时疾染易三人者,身虽无疾,百日不得入宫"。汉代出现了我国记载最早的公立患疫民众收容所,随后出现了庵庐、疠人坊等。对于疫死者官府也不让其曝尸荒野,阻止疫病在空气中继续传播。此外也采取"官为敛埋"、赐棺或成立专门的殡葬场所等。

古代卫生应急发展从对疫病不知所以的摸索,到"治未病"思想提出,再到主动防控疫病,并逐步推行医学普及与救助等措施。随着社会的发展,医学和防疫水平逐渐提高,间接促进了古代人类社会的进步。

二、近代中国——卫生应急的摸索期

（一）清朝末期鼠疫

1910 年中国东北地区鼠疫暴发，清政府积极应对防控鼠疫。历时约 130 天，全国 6 万多人死亡，其中东北地区死亡 4 万余人。东北鼠疫成为近代中国卫生应急的重要案例，清政府主持召开万国鼠疫研讨会，是近代中国第一次举办的国际性学术交流会，成为中国融入世界的标志。

（二）近代中国卫生防疫建设

我国近代医疗设施的引进和建立与国际交流具有密切关系。交流中传来的西方医学施医治病，使病人摆脱了一些疾病困扰。扫除了防疫迷信，提升了我国对疫情的卫生应急能力。西方牛痘技术的传播加速了近代中国防疫体制的建立。我国政府对天花等传染病的防治工作也更为重视，对加速国家层面卫生防疫机制的建立起到了重要的推动作用。

三、新中国成立到 21 世纪初

新中国成立后，各种疫病仍在肆虐，我国卫生工作面临的是缺医少药的局面。威胁人民生命健康的最主要的因素是各种疫病以及自然灾害等。1951—1959 年，北部地区鼠疫发病共计 883 人。此外，1950 年全国天花患者 43 286 人；1954 年 13 个省共计发病人数 847 人。1949 年 10 月—1966 年 5 月，我国发生了几次重大自然灾害：1950 年 7 月淮河大洪灾、1954 年 7 月长江中下游地区特大水灾、1963 年 8 月海河大洪灾，以及 1966 年 3 月邢台大地震。

当时，灾害应急管理主要采用"生产自救"的做法。救灾制度建设：灾害信息发布、救济物资、灾情督察和减免税收等管理办法。但也暴露了一些问题：大规模压缩城市人口、精简机构；灾害应急管理法律缺失、民间救助组织较少等。1976 年唐山大地震，我国的军队因为响应速度快，发挥着重要的灾害应急作用。但救援过分强调"自力更生"，不利于减少救治成本和促成国际救灾交流。

改革开放时期，全国抗灾救灾工作先后划归国家经委、国家计委。1989 年，全国性的灾害应急管理机构主要有：国家计委安全生产调度局、民政部救灾救济司、国家地震局灾害防御司。1991 年 7 月，国务院设立全国救灾工作领导小组，办公室设在国务院生产办公室，国家救灾防病领导小组与前者密切配合。在"国际减灾十年"活动推动下，我国于 1989 年 3 月成立了中国国际减灾十年委员会，并于 2000 年 10 月改为中国国际减灾委员会。我国的救灾工作与国际接轨，不断吸取国外先进经验，采用科学的应急管理办法，提高我国对于自然灾害和突发公共卫生事件的应急能力和管理水平。

21 世纪初，中国疾病预防控制中心（Chinese Center for Disease Control and Prevention，CDC）正式成立，我国专职应急机构处于建设阶段，缺乏必要的卫生应急能力和响应机制。然而中国 CDC 成立不久，2003 年"非典"时期，我国由于卫生应急能力不足，只能紧急组建工作小组应对危机，疫情造成了约 5 300 人感染、340 余人死亡；信息传递和预警的滞后引起大范围恐慌和造成较大损失，使我国更加意识到完善卫生应急体系的重要性。

"非典"时期凸显了我国卫生应急能力不足，响应机制亟待提高。此后，我国加大了公共卫生危机应对投入，成立了独立卫生应急专业机构，加强了卫生应急体系建设，提高了突发公共卫生应急处理能力。2003 年 5 月,国务院公布施行《突发公共卫生事件应急条例》,标志着我国突发公共卫生事件应急处理工作的法制化,卫生应急处理机制更加完善,是我国公共卫生事业发展史上的一个里程碑。

四、"非典"后期

(一)特殊的"2008"

在 2008 年,中国接连发生了大规模自然灾害等突发公共卫生事件,使我国卫生应急体系有待完善的问题再次暴露。

1. "2008 年南方雪灾" "2008 年南方雪灾"主要造成了人员伤亡与财产损失、交通中断、人员物资滞留、公共服务中断以及农作物受害等严重后果。深究其因,是缺乏必要的卫生应急管理和响应机制。此前,我国已经发布的 25 件专项预案中,5 件与自然灾害有关但是没有雪灾预案,完善卫生应急预案种类和应急管理办法显得十分重要。

2. "5·12 汶川大地震" 2008 年 5 月 12 日,汶川发生了特大地震,这场地震是新中国成立以来危害最大的一次地震。在汶川大地震医疗防疫救援工作中,卫生应急体系经受住了巨大的考验,对我国各级突发卫生救援应急机制建设起到极大的推动作用。

应对 2008 年自然灾害过程中,我国应急管理机制发挥了重要作用,有效地减少了各级各类突发事件发生,降低了突发事件造成的损失。但两次灾害都出现了信息传递滞后,延误最佳救援时间、各部门卫生应急工作缺乏协调统一以及应急预案有待完善等问题。卫生应急的主要作用即体现在预防,卫生应急的工作不能仅局限于疫情后的救治和灾后重建,而是做到防患于未然。

(二)2019 年新冠肺炎的现实意义

1. 新型冠状病毒简介 2019 年末到 2020 年初,湖北武汉陆续出现了"不明原因的肺炎"病例,并逐渐向全国扩散,中国所有的省市、自治区以及港澳台地区均出现不同程度的疫情。2020 年 2 月 11 日,世界卫生组织(WHO)将其命名为新型冠状病毒肺炎(corona virus disease 2019,COVID-19)。新型冠状病毒肺炎是由一种 β 属新型冠状病毒感染导致的肺炎,临床表现主要为发热。可合并乏力、干咳、鼻塞、腹泻等症状,严重者可出现呼吸困难,并快速进展为急性呼吸窘迫综合征、脓毒症、难以纠正的代谢性酸中毒及出凝血功能障碍,对人类危害很大。

研究表明,COVID-19 潜伏期一般为 2~14 天,病毒在潜伏期内也具有传染性,主要传播途径时经呼吸道飞沫和接触传播,还可出现无症状传播,传染源尚不明确。此外,在粪便中发现病毒核酸,考虑可能存在粪口传播,气溶胶等传播途径尚待进一步明确。

由于人群普遍易感,致使疫情暴发并迅速蔓延到多个国家和地区,造成极大恐慌和巨额经济损失。这是 21 世纪以来,冠状病毒第三次肆虐人类世界,联合国秘书长安东尼奥·古特雷斯如是说:"COVID-19 是自第二次世界大战以来我们所面临的最具挑战性的危机"。

2. 我国应对方法 为了保障人民健康,控制疫情,我国政府立即制定相关应急办法。

(1)新冠肺炎纳入传染病乙类管理:采取甲类传染病的预防、控制措施,纳入国境卫生检疫传染病管理。各地区和各级各类医疗卫生机构可以依法采取病人隔离治疗、密切接触者隔离及医学观察等防控措施。

(2)国家卫生健康委牵头联防联控:建立应对疫情联防联控工作机制,成员单位共 32

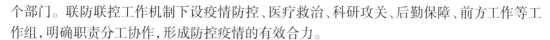

个部门。联防联控工作机制下设疫情防控、医疗救治、科研攻关、后勤保障、前方工作等工作组,明确职责分工协作,形成防控疫情的有效合力。

（3）强化疫情监测报告工作:2020年1月20日起,全国范围内实行新冠肺炎病例日报告和零报告制度;1月21日起,国家卫生健康委每日汇总发布全国各省份的疑似、确诊和死亡病例的数据等。

（4）国家卫生健康委指导疫情重区:制定完善病例诊治、应急监测、流行病学调查处置和采样检测等技术方案。对重症病例实行"一人一案",尽最大努力减少重症和死亡。

（5）加大疫情防控科研攻关力度:充分发挥相关科研和专业技术,尽快查明传染来源、传播途径,密切跟踪监测病毒毒力、传播力的变化,做好应对疫情变化的技术准备、有效药物筛选和疫苗研发。

（6）强化国际交流合作:主动加强与WHO、有关国家和地区的疫情信息沟通,与WHO等及时和定期开展专家层面的国际防治技术交流,成立中国与WHO联合疫情考察组,全面考察并共同研讨完善疫情防控措施。

（7）全国卫生系统加强值班值守:严格落实防控措施,要求各级卫生健康行政部门和医疗卫生单位做好应急工作,各级医院和疾控机构要留足在岗人员。

除上述以外,我国还采取了封城限行、暂停生产、建设方舱医院和调动全国医务人员支援感染重区等重要措施。经社会各界不懈努力,我国疫情得以迅速有效的控制,而国外疫情开始扩大,疫情发展还在继续,确诊和死亡人数与日俱增。

3. 新冠肺炎疫情思考及其现实意义

（1）疫情思考:从"非典"到新冠肺炎,人类与病毒的斗争从未停止。从此次疫情来看,我国已具备较强的卫生应急能力和应急响应机制,但仍暴露诸多问题:①卫生人才和物资资源储备不足;②地方卫生应急能力无法更有效地应对突然暴发的未知传染病;③核酸检测和其他相关检测手段欠成熟,难以更加早期发现和确诊相关患者等问题;④现有传染病网络直报系统能否有助于发现新发和/或突发的传染病?⑤如何更早、更快以及更准确地发现和确诊疫情;⑥疾病预防控制系统和医疗救治系统更加紧密的结合和联动?

从暴露的问题来看,我国需要总结反思经验教训,尽早、尽可能全面实时地进行各地、各行业的灾害脆弱性分析。制定灵活性高、可用性强的预防方案,进行大型贴近真实世界的公共卫生事件演练,以加强我国卫生应急能力。感染者的筛查、密切接触者的排查范围和临床救治手段的有效性等问题需深入研究;新型冠状病毒的病原学研究、致病机制、疫苗的研发、治疗药物的开发等也应进一步探讨,以搭建各司其职、配合得当的卫生应急模式。危机本身是挑战,但化危为机是一种能力。疫情考验了我们的卫生应急体系和管理能力,让我们吸取教训、总结防控经验,为将来卫生应急发展指明方向。

（2）现实意义:突如其来的疫情无疑是艰难的挑战,是一次对我国应急卫生能力的"大考"。我国政府高度重视、反应迅速,我国卫生应急体系经受住了疫情考验,使疫情得到有效控制。本次抗"疫"我国虽然付出了一定代价:累计确诊8万余人,累计病死3 300余人。但是我国众志成城与突发传染病抗衡的伟大斗争,为我国卫生应急工作敲响了警钟,具有深远意义:

1)中国抗"疫"模式科学且高效有力:面对疫情暴发,全国人民勠力同心,恪守防控要求。火神山医院和方舱医院见证了战则必胜的"中国速度"。习近平总书记说过:"精神是一个民族赖以长久生存的灵魂,唯有精神上达到一定的高度,这个民族才能在历史的洪流中屹立不倒、奋勇向前。"强大的民族凝聚力促使我们用中国力量迅速控制疫情蔓延,中国在抗击疫情中付出的努力、作出的牺牲,是对全人类的贡献。中国人民以英勇无畏的抗疫行动对全球公共卫生事业无私担当与支持,也是对人类命运共同体理念的生动诠释。

2)认清卫生应急能力:新型冠状病毒肺炎疫情期间,习近平总书记提出,重大体系建设是对本次抗"疫"的最重要的总结和指引。其中关键为"五大体系",分别为:"强化公共卫生法治保障体系""改革完善疾病预防控制体系""改革完善重大疫情防控救治体系""健全重大疾病医疗保险和救助制度"和"健全统一的应急物资保障体系"。其中,改革完善疾病预防控制体系和重大疫情防控体系尤为重要。

与2003年相比,我国的卫生应急能力显著提高。无论是政府第一时间成立工作小组,制定有关防控政策和措施,还是全国上下联动,积极配合政府完成抗"疫"工作,在党中央统一领导下,抗疫取得了阶段性的胜利,疫情在我国得到良好控制。尽管我国卫生应急工作最大限度地减少了疾病传播的发生和死亡,但是疫情严重地区暴露了我国疾控系统薄弱、发展滞后、卫生人才和医疗物资短缺、医疗机构收治能力有限等问题。有助于认清我国卫生应急能力的不足之处,并有的放矢地完善卫生应急体系建设。

3)推动我国应急学科科研创新发展:2020年1月22日,"新型冠状病毒感染的肺炎疫情科技应对"第一批8个应急攻关项目已经紧急启动,科技部会同相关部门,全力做好应急攻关任务的组织协调,为坚决遏制疫情蔓延势头提供科技支撑。为了抗击疫情,一线医生不断地探索最佳治疗方法;公共卫生专家帮助国家制定有效防控措施;基础医学专家通过实验,加速了核酸检测试剂、疫苗等研发进度。医学各学科交叉联合防控疫情,使我国医学科研迎来了"百花齐放",推动了我国应急水平进步。

(吕传柱)

第三节 卫生应急相关概念

卫生应急是指针对突发公共卫生事件,政府相关部门立即着手准备如何应对该次事件、事态形势评估、危险程度上报、调动救援力量以及把控社会资源等紧急应对措施,并且即时派出专业应急人员前往一线场地就地给予援助,以最快的速度去筛选导致该次事件发生的潜在诱因,并进一步将可能并发的情况做到提前准备和对一线场地情况严密把控以防止事态进一步恶劣化。

卫生应急预案主要面向潜在可能发生的卫生应急事件,以稳定社会秩序、安全顺利地采取卫生相关应急措施,最大程度上缩小这些事件带来的破坏为目的,所以应当提前准备用于应急工作的预案来给予必要的指导、调控以及执行,使应急工作有条不紊地进行。卫生应急预案应当具备其制定的目的、指导思想、科学理论、严格的监察考核、不同应急事件分类、执行的操作准则等,它是卫生健康服务运行指导的重要组成部分,能够规定确保应急工作实施的行为准则,也是卫生应急体系的初级阶段。

卫生应急演练是以预防突发公共卫生事件出现为指导思想,以卫生应急办制定的,根据卫生应急预案执行的一项实践活动。是为了通过定期的演练模拟,使卫生应急人员和群众能够在真正的突发公共卫生事件到来时,能够及时、有效地应对。

(吕传柱)

参 考 文 献

1. 梁永宣. 中国医学史 [M]. 北京：人民卫生出版社，2012.

2. 陈忠海. 古代的防疫与疫苗 [J]. 中国发展观察，2019（9）：63-64，54.

3. 董维，郭宏伟. 中国古代社会防疫措施探析 [J]. 内蒙古中医药，2014，33（28）：101.

4. 任璐，于耀洲. 1910—1911 年齐齐哈尔地区鼠疫问题浅析 [J]. 理论观察，2019（1）：8-11.

5. 纪树立. 鼠疫 [M]. 北京：人民卫生出版社，1988.

6. 张春艳. 1910—1911 年东北鼠疫灾害及应对措施 [J]. 兰台世界，2014（28）：77-78.

7. 陈致远. 近代东北鼠疫与日军的鼠疫细菌战活动 [J]. 武陵学刊，2019，44（3）：59-72.

8. 金宝善. 旧中国的西医派别与卫生事业的演变 [M]. 北京：文史资料出版社，1996：847.

9. 谷永清. 中国近代防疫述论 [D]. 济南：山东师范大学，2005：46.

10. 余新忠. 从避疫到防疫：晚清因应疫病观念的演变 [J]. 华中师范大学学报，2008，47（2）：56.

11. 李向东，刘念. 新中国成立初期的疫情与疫病防控的政治化 [J]. 南都学坛，2014，34（1）：23-28.

12. 李洪河. 建国初期的卫生防疫事业探论 [J]. 党的文献，2006（4）：55-60.

13. 贺建国，东北防治鼠疫 50 年回顾. 中国地方病学杂志，1999（1）：75-77.

14. 阮步蟾. 鼠疫概要 [M]. 北京：新医书局，1951.

15. 赵朝峰. 新中国成立以来中国共产党的减灾对策研究 [M]. 北京：北京师范大学出版社，2013：36-40，142-144，59-61.

16. 刘智勇，陈苹，刘文杰. 新中国成立以来我国灾害应急管理的发展及其成效 [J]. 党政研究，2019（3）：28-36.

17. 馨元. SARS 挑战卫生应急机制 [J]. 当代医学，2003（4）：10-14.

18. 吴群红. SARS 危机的启示——建立重大突发公共卫生事件应急反应机制势在必行 [J]. 中国初级卫生保健，2003（8）：10-12.

19. 卫生部. "十一五"，期间国家突发公共卫生事件应急体系建设规划（征求意见稿）[R]. 2006.

20. 中华人民共和国国务院. 突发性公共卫生事件应急条例 [M]. 北京：中国法律出版社，2003：1-2.

21. 陈亨赐，丁永健. 公共卫生事业发展史上的里程碑 [J]. 中华卫生杀虫药械，2003（3）：64-66.

22. 张海波. 高风险社会中的自然灾害管理——以"2008 年南方雪灾"为案例 [J]. 北京行政学院学报，2010（3）：38-42.

23. 王声湧. 汶川地震救援与突发灾害事件的卫生应急管理 [J]. 中华疾病控制杂志，2008（4）：319-320.

24. 叶真，郑伟，丁钢强，等. 特大突发公共事件卫生应急现场管理实践与探讨——"汶川大地震"青川县卫生救援实例研究 [J]. 浙江预防医学，2009，21（5）：11-13.

25. 钟开斌. 中国应急管理体系建设：发展历程与展望 [C]. 中国灾害防御协会、第三届（2009）中国突发事件防范与快速处置大会组委会. 中国突发事件防范与快速处置优秀成果选编. 中国灾害防御协会、第三届（2009）中国突发事件防范与快速处置大会组委会：中国灾害防御协会，2009：219-223.

26. Wu J T, Levng K, Levng G M, et al. Nowcasting and forecasting the potential domestic and international spread of the 2019-nCoV outbreak originating in Wuhan, China: a modelling study[J]. The Lancet, 2020,（395）：689-697.

27. WHO. Statement on the meeting of the International Health Regulations（2005）Emergency Committee regarding the outbreak of novel coronavirus（2019-nCoV）. Released on 23 January 2020.

28. 王琛，王旋. 新型冠状病毒感染的流行、医院感染及心理预防 [J/OL]. 全科护理，2020，18（3）. [2020-01-31]. http://kns.cnki.net/kcms/detail/14.1349.R.20200131.1358.004.html.

29. 国家卫生健康委员会. 新型冠状病毒感染的肺炎诊疗方案（试行第四版）[EB/OL].（2020-01-27）[2020-

01-30]. http://www.nhc.gov.cn/cs/zhengcwj/202001/4294563ed35b43209b31739bd0785e67.shtml.

30. CARLOS W G, DELA CRUZCS, CAO B, et al. Novel Wuhan（2019-nCoV）Coronavirus[J/OL]. AmericanJournal of Respiratory and Critical Care Medicine, 2020. [2020-01-28]. https://doi.org/10.1164/rccm.2014P7.

31. 国家卫健委：新型冠状病毒潜伏期最短 1 天，潜伏期具有传染性 [EB/OL]. 经济日报 - 中国经济网.（2020-01-26）[2020-01-26]. http://www.ce.cn/wz/gnsz/gdw/202001/26/t20200126_34190177.shtml

32. ALEANDRA L, PHELAN, REBECCA KATZ, et al. Gostin. The Novel coronavirus originatingin Wuhan, China: challenges for global health governance [J]. JAMA, 2020. [2020-01-28]. doi: 10.1001/jama.2020.1097.

33. World Health Organization. Novel coronavirus（2019-nCoV）situation report-8 [EB/OL]. [2020-01-28]. https://www.who.int/docs/default-source/coronaviruse/situation-reports/20200128-sit-rep-8-ncov-cleared.pdf?sfvrsn=8b671ce5_2.

34. 冯录召. 新冠病毒可通过气溶胶传播！[N]. 大众健康报, 2020-02-27（003）.

35. 本刊编辑部. 新型冠状病毒肺炎：这场没有硝烟的战役我们该如何科学应对 [J]. 今日科技, 2020（2）：52-54.

36. 新知. 党的生活（青海）, 2020（2）：70-71.

37. 卫生应急办公室. 国家卫生健康委会同相关部门联防联控全力应对新型冠状病毒感染的肺炎疫情 [EB/OL].（2020-01-21）[2020-01-21]. http://www.nhc.gov.cn/cs/fkdt/202001/d9570f3a52614113ea0093df51509684.shtml

38. 王佳, 路宁, 崔曼莉, 等. 新型冠状病毒肺炎疫情防控给全科医学发展带来的思考 [J]. 中国全科医学, 2020, 23（9）：1090-1094.

39. 黄悦, 庄春兰, 葛胜祥, 等. 2019 新型冠状病毒感染血清学检测的临床和公共卫生意义探讨 [J/OL]. 病毒学报：1-4[2020-04-03]. https://doi.org/10.13242/j.cnki.bingduuebao.003678.

40. 王文静. 新型冠状病毒肺炎：认知与思考 [J]. 世界科学, 2020（3）：28-30.

41. 方艳茹. 在大战大考中彰显中国精神 [N]. 江西日报, 2020-03-09（010）.

42. 习近平. 中央全面深化改革委员会第十二次会议 [R]. 2020-02-14.

43. 王洋. 科技部会同相关部门共同开展新型冠状病毒肺炎疫情应急科研攻关 [EB/OL].（2020-01-24）[2020-01-24]. http://www.gov.cn/inwen/2020-01/24/content_5471938.htm.

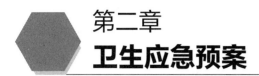

第二章
卫生应急预案

第一节　卫生应急预案制定的目的

我国突发事件仍然呈现出一种频发高发态势，且种类繁多，不论是自然灾难事故还是人为灾难事故无疑都会造成不可预测且复杂的人员伤亡以及难以避免的疫情播散，从而导致更多伤亡事件的发生。因此，医疗卫生系统作为整个应急体系中的重要组成部分在整个突发公共事件中发挥着重要的作用。要保障在突发公共事件中医疗卫生救援工作的顺利开展，就必须要有合理、完整、灵活的卫生应急预案，根据不同类型的突发事件特点制定不同灾情的卫生应急预案其目的就是在应对不同类型的灾难时，可以有效和规范地指导各类突发公共卫生事件的医疗应急处理工作，确保卫生应急救援工作有章可循，有据可依，使医疗应急救援体系内部之间及与其他救援体系之间能够快速建立良好有效的沟通，完善各部门之间的协调工作，同时提高预警、防控能力，有效预防、及时控制和消除突发公共卫生事件及其危害，最大程度地减少突发公共卫生事件对公众健康造成的危害，保障公众身心健康与生命安全。

（黄　婕）

第二节　卫生应急预案特点

为了预防可能发生的突发公共卫生事件、抑制可能导致突发公共卫生事件的事件，完善我国现有的卫生应急体系，保证井然有序、安全高效地开展卫生应急工作、减少社会恐慌以及造成更多不必要的损失而提前制定的突发公共卫生事件的应对办法和方案。

卫生应急预案的根本目的是指导专业应急人员协同群众提前根据可能发生的卫生应急事件的准备。旨在卫生应急事件突然出现之前，完成一套科学、合理的办法机制。在突发公共卫生事件发生时，在各级地方政府的领导下的抢救工作能够使卫生应急办和其下属的各个职能部门以最快的速度进入角色，第一时间投入卫生应急工作中去，以求最大程度减少卫生应急事件带来的损失；同时，也为卫生应急事件的演练提供科学依据。无论在政府指挥调度、职能部门协调合作还是对于每个一线工作者以及事件结束后的预后准备提供有效的预先安排，实现将日常工作和应急处置结合、常态和紧急事态工作环环相扣，省去不必要的流程，提高应急的效率、提高卫生应急能力。而且，卫生应急预案需要具备鲜明的特点，以符合我国要求。

（1）预见性：卫生应急预案的核心是对各区域内潜在可能发生的卫生应急事件做好充分的准备措施，最大限度地使卫生应急事件停留在其初步阶段防止危害扩大化。即使卫生应急事件未能有效预防仍然发生了，卫生应急系统须即时地启用应急救援以及专业应急人员，在最短时间内，使卫生应急事件不再扩散出去，降低给群众和社会带来的损失。因此，卫生应急预案还应当囊括打造临危不乱的指挥中心；建设经验丰富的应急出动小组；完善的网络监测能力；即时上报的信息传输体系；必要的硬件设备更新和维护；加强预测的准确性和实效性等。

（2）合理性：卫生应急应对措施一定要满足我国的卫生需求，当卫生应急情况出现时能指导各级部门和工作人员以最快速度从宏观上分配相关应急救援力量，并且调控所有民间组织、动员全社会主动投入，积极践行突发公共卫生事件的应急工作。此外，我国的卫生应急工作也属于国际卫生应急工作不可或缺的部分，因此，该预案的设计理念一定要满足经济全球化的特点，尽可能地汲取国外卫生应急的科学理论体系以及执行规范。

（3）综合性：卫生应急系统的构成与完善是一个长期的过程，不可能短期即成。因此一方面需要改善即时的网络反馈信息系统、模拟演练场地搭建、先进技术的引进以及应急工作所需设备的采购等核心环节的配备；另一方面而言，需要借助科学力量，重视应急工作人才培养，增加人员的课程与实践紧密结合的学习并且提高人员的应急水平，使卫生应急人员在卫生应急情况下能够最大限度地投入与应对。除此之外，应急预案应该面向的是各种各样的复杂的、突发的卫生应急事件，因此还须制定不同类型、不同人群事件的方案，使卫生应急预案能够兼顾各种紧急事件的发生。其综合性一般包括以下两点：①应急事件预案须体现准备各种类型的全覆盖模式，即使对于发生概率事件很小的类型也必须有相关预案准备支撑；②应急指导工作详细。对于各种预案应当分门别类地将不同操作规范分解到不同的应急类型中去。

（4）合法性：卫生应急工作进行必须在受法律保护为前提下开展。卫生应急预案的内容需要严格符合我国卫生应急相关法律。《中华人民共和国传染病防治法》和《突发公共卫生事件应急条例》等文件颁布，为卫生应急机制建设和相关工作开展提供了法律保障。

（5）权责性：目前，我国卫生应急的主体力量是卫生行政机构，如卫生健康委员会、政府行政机关、公立综合医院，以及卫生监督、疾病防控和检验检疫机构，而社会服务组织、新闻媒体机构、高校科研机构是从属力量。除此之外，还应开展国际交流合作、全员联防联控，广泛发动社会力量，形成卫生应急处置的合力。责权机构要树立公信形象，安抚民心、制止谣传，确保信息发布真实、公开和透明，在民众防病避险与自救互救方面扩大引导教育，对应急处置参与组织、团体进行约束或激励；加强预案、机制、法制和体制建设，促进卫生应急预防、处置和救援体系的整体性。卫生应急工作建设是在行政立法、危机管理、组织行为、公共卫生、疾病控制等多学科理论知识支持下，在各类突发卫生事件处置实践和探索改革中不断前行。各类组织机构或单元之间应明确职能、权限和义务，分工衔接并落实责任，协调人员、技术、拨款、物资、装备和信息等要素，在区域协同与点线联动下使处置效率最大化。在处理突发公共卫生事件过程中，理论认识与实践经验之间的矛盾得以化解，历史教训或经验不断总结、积淀下来，为卫生应急管理学科丰富理论体系，持续促进卫生应急机制建设。

（6）规范性：卫生应急预案需要针对各种卫生应急事件制定相应的指挥调度和应急小组配备系统。即当紧急状况发生时，该系统能够充分发挥宏观调控作用进行应急工作的部署分工,使应急工作能够有条不紊地开展。

(7)科学性:①由卫生应急办牵头,联合各协作单位聘请长期从事卫生应急工作专家共同拟定科学的操作规范和培训章程;②所有组成成员均须接受充分的培训,并建立严格的监督评审考核制度,合格通过演练者允许纳入应急工作组。

(颜时姣)

第三节　卫生应急预案的分类

为有效应对突发公共卫生事件的发生,保障人民群众生命健康安全,及时消除突发事件带来的危害,国家或地方政府预先制定各类卫生应急预案并熟练演练是最有效的举措之一。各省市依据国家卫生健康委对突发事件应急处置的总体要求,按分类分级、分级管理的原则,制定了应对各类突发事件的卫生应急预案。

一、根据功能分类

根据国家对突发事件处理的相关条例,将卫生应急预案分为专项预案、部门预案、各级各类医疗卫生机构预案。三种不同类别的卫生应急预案由不同级别的执行机构进行编制与撰写。

(一)专项卫生应急预案

关系到我国十几亿人口的安危及社会稳定,它的编制涉及多个卫生行政机构,是我国应对突发公共卫生事件或针对突发事件实施紧急医学救援的工作方案。专项卫生应急预案重点建立省级层面应对突发事件的处置标准,侧重于确定各类突发事件医学紧急救援的指挥调度及应急响应程序,确定各部门职责。

(二)部门卫生应急预案

各级相关卫生行政机构根据国家卫生健康委及各省卫生健康委编制的专项卫生应急预案,结合地方灾害发生的特点与自身工作职责制定配套的突发事件卫生应急预案,主要包括核生化和辐射事件卫生应急预案、突发中毒事件卫生应急预案等。该种预案侧重于确定各类突发事件处置机制及应急队伍等各项与应急处置相关内容,重点建立市级和县级应对突发事件处置标准。

(三)各级各类医疗卫生机构卫生应急预案

各级各类医疗机构卫生应急预案是指各医疗机构依据自身条件及情况,对发生频率较高或国家卫生健康委规定的某些突发事件,预先提出、处置突发事件的工作计划或工作方案,并定期组织工作人员进行演练。目前,常见的各级各类医疗机构卫生应急预案有药品保障卫生应急预案、医院消防紧急疏散卫生应急预案、医院突发公共卫生事件卫生应急预案、医院医疗事故防范卫生应急预案等。该类卫生应急预案与专项卫生应急预案及部门卫生应急预案不同,它涉及的人群范围较小,但对人民生命健康产生的危害最强,同时也对处置该类突发事件的医疗工作者要求甚高。此类卫生应急预案的制定者除了考虑国家及省卫生健康委对处置突发事件的要求外,重点落实卫生应急人员队伍,确保突发事件发生时,能及时控制、消除突发事件对人民产生的危害,有效保障人民群众的生命健康。

二、根据法律法规分类

据我国相关法律和条例规定对突发事件进行的分类,结合欧美等发达国家的应急管理经验,按突发公共事件的发生性质和致使事件产生的原因将卫生应急预案分为:自然灾害类、事故灾难类、社会安全事件类以及公共卫生类。

(一)自然灾害类卫生应急预案

自然灾害是人民生活的自然环境出现的异常现象。这一异常现象严重到威胁人类健康、对社会生产生活产生危害的事件,我们将其称为自然灾害类突发事件。为此,国家卫生健康委及其相关部门预先制定的方案或采取的有效措施称之为自然灾害类卫生应急预案。如气象灾害、洪涝灾害、森林草原火灾、地震灾害等卫生应急预案。

由于我国强烈的地壳运动、多山的地形以及不稳定季风环流等特殊地理特征,致使自然灾害的发生频率较高、种类繁多。因自然灾害致使的突发事件易造成极大的危害,具有受灾人口多和农业灾情较重等特点。因而针对自然灾害类突发事件编制的卫生应急预案,政府应发挥主导作用,充分调动区域内卫生资源,及时救治受灾群众。

(二)事故灾难类卫生应急预案

事故灾难时常发生,不可预见。我国对这一类事故也给予了高度重视,尤其是危险化学品及核泄漏,对社会产生的危害十分严重,影响人民群众生活的时间长。事故灾难类卫生应急预案主要包括危险化学品事故卫生应急预案、海上突发事故卫生应急预案、重大和特大电力突发事件卫生应急预案、交通运输事故卫生应急预案。

事故灾难的发生突然,救援人员需立即奔赴现场为受难者施行救治。同时紧急医学救援人员队伍的建立,专业应覆盖内、外、妇、儿,必要时还需配备心理医生,以防受灾群众因心理原因拒绝接受治疗,从而错过最佳救治黄金时间。

(三)社会安全事件类卫生应急预案

社会安全事件卫生应急预案是指针对社会安全事件的发生,减轻其对社会产生的严重危害而事前编制的解决方案。如重大刑事案件卫生应急预案、重大群体事件卫生应急预案及重大社会活动卫生应急预案等均隶属于此类。

社会安全事件与自然灾害、事故灾难及公共卫生事件不同,除了具有突发性、紧急性以外,还具有一定的社会性、不确定性、传播性等特点,对社会秩序和人民生活具有较大影响。处理这类突发事件时,除了救治受灾群众外,政府及国家卫生健康委应注重信息的传播,消除人民群众的恐慌。

(四)公共卫生事件卫生应急预案

我国公共卫生事件的种类,国内许多公共卫生专业领域内知名专家出版的书籍及国家卫生健康委官网上的发布均一致,包括重大传染病疫情、食品安全与职业危害等严重危害人民生命和健康的事件。处置这一突发公共卫生事件而编制的卫生应急预案,称之为公共卫生事件卫生应急预案。主要包括重大动植物疫情卫生应急预案、突发公共事件医疗救援卫生应急预案、重大传染病疫情卫生应急预案、食品安全与职业危害等。

公共卫生事件的发生场所或大或小,不同场所的公共卫生事件应根据自身的特点编制相应的应急预案和采取有效的措施。如学校发生公共卫生事件时,应考虑学校是一个独立的、封闭的场所,且人员相对集中。此时学校的医务人员以及应急医疗人员应具备处置中毒、不明原因疾病等诊治能力,立即救治受灾学生及教职工,疏通急救通道,以免因群众拥堵影响抢救时机。

突发事件的发生,原因各异。不同因素致使的突发事件对社会产生的危害及影响也不尽相同。事件发生时,政府主导部门统筹全局、控制受灾局面,尽可能地缩小事件影响范围;消防部门奔赴事件现场、消除事件源;军队控制受灾现场,以免出现暴乱;交通部门应积极配合政府及卫生应急队伍,向灾区输送急救物资、食品等群众必要生存物资。国家卫生健康委、省卫生健康委及各个相关卫生行政部门,对不同类型的突发事件编制针对性的卫生应急预案。因此,这种方法本质上是基于突发公共事件的原因进行分类,一方面是为预防突发事件提供线索,另一方面是为国家紧急医学救援措施的采取提供依据。

(颜时姣)

第四节　卫生应急预案编制的要求

一个好的卫生应急预案必须要具备可执行性,必须适用于突发公共事件的卫生应急工作处理流程,使救援行动有程序性,从而达到卫生应急救援的目的,所以制定卫生应急预案必须满足以下要求:

一、合理合法、内容全面

任何预案都必须要有理可寻、有法可依,国家现有的法律法规以及条例,是制定预案的基础,任何创新和研究都不能越过法律的范畴;预案的内容要全面、体系要完整,指挥体系与职责、任务及分工明确,根据卫生预案编制的基本内容要求,内容不能有遗漏,必须考虑周全,我国灾难种类繁多,必须要做好调研工作,根据不同的灾情,尽可能地考虑到各种可能性的存在并将其对应的处置纳入预案。

二、尊重科学、结合实际

国内外灾难救援研究不断有新的突破,救援的理念、救援的方法都在持续改进,所以预案的制定也必须与时俱进,加入新的理念,加入新的方法,对于国外的新研究,我们也可以根据我国的实际情况,取其精华纳入我们的预案制定当中,使得救援行动能够和国际接轨,以便参与国际救援时,与他国之间能够更好地合作;我们追求科学化、国际化,但仍然不能抛弃本土化,所谓量力而行,就是指的预案的制定必须结合当地执行部门的实际情况和实际能力来制定,保证基本原则不变,在现有条件下使资源最大限度发挥,内容尽可能完善,预警分级和响应分级科学、合理。

三、逻辑清晰、操作可行

制定的预案必须整个框架结构清晰,逻辑结构严密,从预案总则,职能部门的组成和职责,到监测、预警、应急响应及报告、卫生处置、应急响应终止、总结与培训、演练,各方面内容应当层层环节紧密衔接，逐级推进，符合逻辑，任何措施都应该是科学合理、有效可行，能够满足不同层面的卫生应急工作需要，符合法律法规，符合当地政策，当地的人文、地理，甚至是宗教，切勿脱离实际，以免执行困难，无法操作执行。

规范标准、简洁明了：预案制定的依据是法律法规，预案首先发布的对象是行政部门，所以预案是严谨的，它代表的是权威性，通常预案通篇都是以文本形式编制，但是我们仍然可以结合表格形式进行说明，但无论使用哪种表达方式，它都必须在通用格式、专业用语、措辞表达等方面规范化、标准化，且应对措施应当权威科学，处置流程具体、清晰；各级相关机构人员对预案的理解能力不均一，所以预案的制定一定要简洁明了，框架清晰，让不同层次的执行者一目了然，易于理解，操作简单，切勿有过多的空话、套话，更不可有与主题无关的内容存在。

四、紧密衔接、持续改进

卫生应急预案在执行过程中，卫生系统只是整个救援系统中的一个组成部分，其在工作中不可避免地会与其他救援系统有衔接工作，因此，预案的编制对各系统之间的衔接工作必须要有考虑；其次，卫生应急预案是分级制定的，从国家到省、自治区、直辖市，甚至县、镇、乡，所以各级卫生预案的制定必须要保持与上级卫生预案的衔接，保持与相邻行政区域和相关专项应急预案、部门应急预案的衔接；最后，由于周边环境的改变、灾情的演变、各行政级别人员的变动、职能部门的并购或者分解、救援或演练经验的总结、科学研究的成果加入等使得预案的制定应当要持续不断的更新，保持与时俱进，持续完善。

（黄　婕）

第五节　预案编制的内容

根据国家《突发公共卫生事件应急条例》，突发事件应急工作，应当遵循预防为主、常备不懈的方针，贯彻统一领导、分级负责、反应及时、措施果断、依靠科学、加强合作的原则，卫生行政主管部门应该按照分类指导、快速反应的要求，制定全国突发事件应急预案，省、自治区、直辖市人民政府依据全国突发事件应急预案结合本地实际情况，制定本行政区域的突发事件卫生应急预案。

一、预案编制要求

条例明确规定制定应急预案应当包括以下主要内容：
（1）突发事件应急处理指挥部的组成和相关部门的职责；
（2）突发事件的监测与预警；
（3）突发事件信息的收集、分析、报告、通报制度；
（4）突发事件应急处理技术和监测机构及其任务；
（5）突发事件的分级和应急处理工作方案；
（6）突发事件预防、现场控制，应急设施、设备、救治药品和医疗器械以及其他物资和技术的储备与调度。

二、预案编制格式

根据条例的规定,并结合卫生应急系统的特点,通常卫生应急预案应该包括以下内容(表2-1):

表2-1 预案制定的基本内容

序号	基本内容	细则内容
1	总则	编制目的、编制依据、事件的分级、适用的范围、工作的基本原则
2	应急组织体系及职责	应急指挥机构、日常管理机构、专业技术机构、专家咨询委员会
3	监测、预警、报告	
4	应急反应和终止	应急反应原则、应急反应措施、分级反应、终止条件、善后工作、应急处置的保障
5	预案管理和更新	
6	附则	专业名称、术语及其的定义
7	附录	人员名单及其通讯方式、车辆信息、物资清单、地形图等相关信息

（黄　婕）

第六节　预案制定的方法及程序

借鉴国内外应急预案制定的方法和程序,我们认为制定卫生预案的基本程序应该包括以下几个基本步骤,见图2-1。

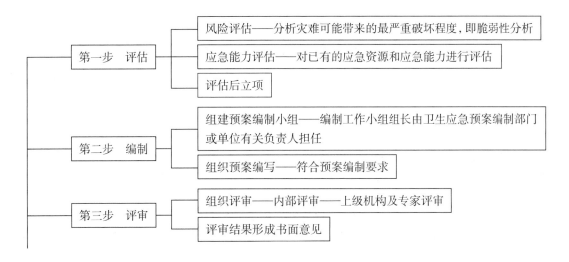

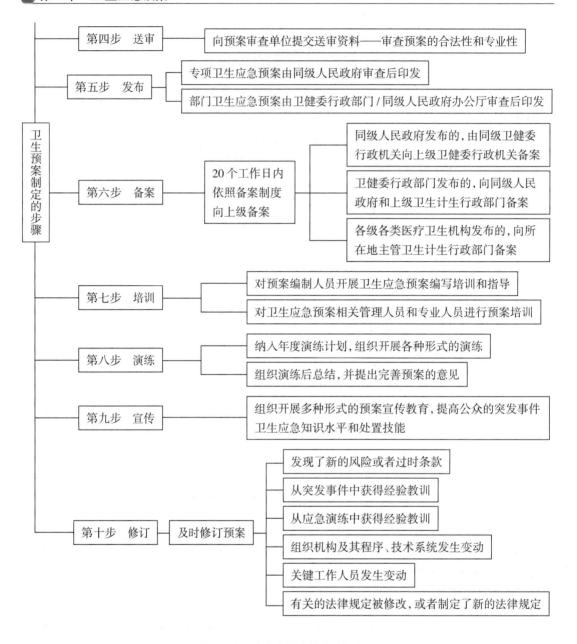

图 2-1　卫生预案制定的方法与程序

（黄　婕）

参 考 文 献

1. 刘铁民. 突发公共事件应急预案编制与管理 [J]. 中国应急管理, 2007(1): 25-28.

2. 胡国清, 饶克勤, 孙振球. 突发公共卫生事件应急预案编制初探 [J]. 中华医学杂志, 2005, 85(31): 2173-2175.

3. 刘家发, 吕桂阳, 朱建如. 卫生应急预案的编制方法 [J]. 公共卫生与预防医学, 2011(2): 7-10.

4. 汤宇斌, 李芬富, 张战赛, 等. 突发公共卫生事件应急预案制订中的问题原因及解决方案 [J]. 中国预防医学杂志,2011(2):213-214.

5. 张红.我国突发事件应急预案的缺陷及其完善[J].行政法学研究,2008(3):11-17.

6. Quincy F M. National Response Plan[M]. Sta Press,2004.

7. &NA. The National Response Plan[J]. American Journal of Nursing,2005,105(11):26.

8. 祝益民.卫生应急管理培训手册[M].长沙:湖南科学技术出版社,2015.

9. 吴志坚,李仕周.医疗应急演练与救援黄仁彬[M].北京:科学技术文献出版社,2018.

第三章
卫生应急预案演练

第一节 演练的工作原则

卫生应急预案特点鲜明且复杂,为使预案有效地按照预期进行,则需要简明扼要的工作原则来统筹。

（一）预防为主,定时演练

由政府部门对群众统筹开展突发公共卫生事件危害性的普及工作,以求使其意识到预防这些事件的必要性,同时监管各应急部门的预防准备工作,提前规划人力资源配备、物品装备的整合。根据不同可以导致突发公共卫生事件发生的形势,应当尽快展开危险度测评、预防,响应"三早"要求（即"早发现""早诊断""早治疗"）。

（二）宏观把控,分级负责

根据突发公共卫生事件的性质、范围和危害程度,对突发公共卫生事件实行分级管理。各地方政府卫生应急工作的指挥部以及各职能部门、卫生系统和社会资源的领导整合,使地方政府下属各类应急机构遵循预案准则,在其负责区域将卫生应急相关措施妥善安排。

（三）有法可循,雷厉风行

由政府统一领导各级下属机构,在法律允许的范围内,提高卫生应急系统的应变能力、加强卫生应急演练,整合出更加科学严谨的预案方法、使卫生应急的践行更加标准化,对已经发生和潜在的卫生应急事件尽快采取应对办法,并尽快进行数据监测、信息上传以及应对事态的工作。

（四）借助科学,统一协作

突发公共卫生事件的预防准备应当依托于科学技术的支持,应当抓紧预防理论体系的构建以及应对突发公共卫生事件的演练、考核和监督工作,给这些事件的应对必要的理论和力量支持。各有关部门和单位应积极协作、互帮互助,全面做好应急准备。并且还须积极领导群众、让全体公民主动投入卫生应急队伍中来。

第二节 演练的目的与目标

突发事件通常具有突发性、紧急性、严重性、不确定性、社会性,同时涉及程序化与非程序化决策等特点,这就决定了必须建立健全一套完整的应急预案,以提高应对突发事件的应急管理水平。

模拟演练是实践、培训、监视或评估能力的一种形式,开展突发事件应急演练使人们能够练习其角色和功能,并有助于开发、评估和测试应急系统及其程序和机制的功能能力,以应对疫情和突发卫生事件。它们可用于识别差距并增强在实际紧急情况发生之前的响应能力。

国务院办公厅印发《突发事件应急预案管理办法》中提出要强化应急演练是训练、检验、评估、改进应急预防和响应能力及应急管理水平的核心手段,也是应急准备的重要内容。国务院办公厅早在 2009 年发布《突发事件应急演练指南》,指出应急演练是指各级人民政府及其部门、企事业单位、社会团体等组织相关单位及人员,依据有关应急预案,模拟应对突发事件的活动。

突发事件中的卫生应急演练是评价和保持卫生应急能力的有效方法,在提高、加强各级医疗机构的应急保障能力,特别是在加强卫生应急队伍核心能力建设方面发挥了重要作用。

一、演练的目的

开展卫生应急演练的主要目的是培训卫生应急队伍和人员,同时检验卫生应急预案、实施方案和操作规程,进而提升整个应急管理系统。因此,卫生应急演练虽可以实现诸多具体目的,但总体可概括为以下两个层面:

1. 培训人员和队伍　参与演练的人员和队伍能够练习各自的应急职能和角色,从而获得更多技能和经验。因此,可将演练看作是一种特殊方式的培训。国际上也常将培训和演练同时考虑列入工作计划并实施。

2. 完善和提升系统　在培训应急人员的基础上,通过演练可以完善卫生应急方案,从检验预案、应急准备、完善机制、科普宣传等方面进一步促进卫生应急管理体系的整体提升。

二、演练的目标

应急演练的目标是力求在突发事件真正发生之前,找到并解决现有应急准备、应急响应及处置等卫生应急相关环节中,甚至整个应急管理体系中存在的问题与不足。因此,基于演练的目的、演练的目标和演练中特别需要注意和事后评价总结的内容包括:

1. 检验和评价现有的卫生应急预案、实施方案和操作规程;

2. 揭示现有卫生应急预案、实施方案和操作规程存在的不足;

3. 明确各部门、机构和组织的角色和职责;

4. 加强部门、机构和组织间的协调和沟通;

5. 提高应急人员个人的能力和水平;

6. 培训具有相应应急职能和角色的人员;

7. 确定卫生应急工作所缺乏的资源;

8. 增强演练规划的认可度和支持度。

第三节　演练的分类

一、WHO 的分类标准

在 WHO 制定的《国际卫生条例》监测和评估框架(2016 年)内,模拟应急演习已被确认为卫生应急核心能力验证的关键组成部分,也指出模拟应急演练在查明制定和执行备灾和应对措施方面的优势和差距方面发挥着关键作用。

WHO 也开发和使用了各种模拟练习工具和指南,其中按照 *WHO Simulation Exercise Manual* 的标准,将演练分成了两类,四种基本类型:

(一)基于讨论的演练

桌面推演(tabletop exercises,TTX)是针对紧急情况的一种便利讨论方法,通常是在非正式,低压力的环境中进行。它旨在通过参加者之间的建设性讨论来识别并解决问题,以及完善现有的运营计划。

(二)基于操作的演练

1. 操练　操练(drills,DR)是一种协调,有监督的锻炼活动,通常用于测试或训练单个重复操作特定的操作或功能。

2. 功能性演练　功能性演练(functional exercises,Fx)是一种完全模拟的互动演练,可以测试在一定压力下对响应模拟事件的协调反应能力。

3. 野外演练　野外演练(field exercises)是全面演练的一种形式,着重于更具体的能力或一系列能力,例如快速反应小组的行动,实验室分析或样品收集与运输等。

4. 全方位演练　全方位演练(full-scale exercises,FSX)会尽可能地模拟真实事件,并且旨在评估高度压力下的应急管理系统的运营能力环境,模拟实际响应条件,包括急救人员的启动,演练设备的调动和可利用资源的协调。一个全方位演练通常涉及多个机构和实际部署在一个现场位置。

二、美国的分类标准

美国国土安全部下署的联邦应急管理署(Federal Emergency Management Agency,FEMA)成立于 1979 年 4 月,主要任务是领导全国做好防灾、减灾、备灾、救灾和灾后恢复工作,提供应急管理指导与支持;建立以风险管理为基础的应急管理体系,降低人民的生命和财产损失,确保国家重要基础设施免遭破坏。作为危机管理中的核心协调决策机构,FEMA 根据其法定的权威主要负责联邦政府对大型灾害的预防、检测、响应、救援和恢复工作,涵盖了灾害发生的各阶段。国土安全部颁发了指导美国旨在提高进行应急准备核心能力的 *Homeland Security Exercise and Evaluation Program*(HSEEP),其中把演练更加细分了不同类型,并分别阐述其各自的特点。

(一)基于讨论的练习

基于讨论的练习包括研讨会、讲习班、桌面练习(TTX)和游戏。这些类型的练习可用于使玩家熟悉或制定新的计划、政策、协议和程序。基于讨论的练习着重于策略性、政策性问题。通常由主持人和/或演示者主持讨论,使参与者保持步伐以实现锻炼目标。

1. 研讨会 研讨会(seminar)通常将参与者定向到权威、战略、计划、政策、程序、协议、资源、概念和想法或对其进行概述。作为基于讨论的练习,研讨会对于正在制定或对现有计划或程序进行重大更改可能非常有价值。

2. 工作坊(workshop)也称讲习班,与研讨会相似,也有所不同:参与者之间的互动增加,并且重点放在标准操作程序(SOP)、应急响应计划等特定问题上。

3. 桌面推演旨在引发有关假设的模拟紧急情况的各种问题的讨论。

4. 游戏类是对操作的模拟通常在竞争性环境中,使用旨在描述实际或假设情况的规则、数据和程序,通常涉及两个或多个团队。它们是用于验证计划和程序或评估资源需求的有用工具。确定关键决策点是评估游戏类演习成功与否的主要因素。

(二)基于操作的演练

基于操作的练习包括操练、功能性演练和全方位演练。

1. 操练是一种协调有监督的活动,通常用于验证单个机构或组织中的特定功能或能力。操练通常用于提供有关新设备的培训、验证程序或练习和维护当前技能。操练还可以用于确定计划是否可以按设计执行、评估是否需要更多培训或加强最佳实践。演练可用作独立工具,但可以使用一系列演练来准备多个组织在FSE中进行协作。

2. 功能性演练设计用于验证和评估功能,通常专注于执行计划、政策、程序以及涉及管理、指挥和控制职能方面的人员。在功能性演练中,应急事件是通过练习场景进行预测的,并在真实,实时的环境中进行的;但是,参加演练人员和设备的使用可以是模拟的。

3. 全方位演练中,事件是通过演练场景进行预测的,其中事件更新会在操作级别推动活动。全方位演练通常在旨在反映真实事件的实时压力环境中进行。可以动员人员和资源并将其部署到现场,在现场执行操作就好像发生了真正的事件一样。全方位演练通过提出复杂而现实的问题来模拟现实,这些问题需要有批判性思维、快速的问题解决以及受过培训的人员的有效响应。进行全方位演练所需的支持水平高于其他类型的演习所需的支持水平。全方位演练的练习场地通常很大,场地后勤需要密切监控。

三、国内的分类

根据国务院办公厅发布的《突发事件应急演练指南》,对应急演练按照不同的维度进行不同的分类:

(一)按组织形式划分

应急演练可分为桌面演练和实战演练。

1. 桌面演练讨论和推演应急决策及现场处置的过程,从而促进相关人员掌握应急预案中所规定的职责和程序,提高指挥决策和协同配合能力。

2. 实战演练是指演练人员通过实际决策、行动和操作,完成真实应急响应的过程,从而检验和提高相关人员的临场组织指挥、队伍调动、应急处置技能和后勤保障等应急能力。

(二)按内容划分

应急演练可分为单项演练和综合演练。

1. 单项演练是指涉及应急预案中特定应急响应功能或现场处置方案中一系列应急响应功能的演练活动。针对一个或少数几个参与职能单位的特定环节和功能模块进行检验。

2. 综合演练是指涉及应急预案中多项或全部应急响应功能的演练活动,注重对不同单位之间应急机制和联合应对能力的检验。

（三）按目的与作用划分

应急演练可分为检验性演练、示范性演练和研究性演练。不同类型的演练相互组合，可以形成单项桌面演练、综合桌面演练、单项实战演练、综合实战演练、示范性单项演练、示范性综合演练等。

1. 检验性演练是指为检验应急预案的可行性、应急准备的充分性、应急机制的协调性及相关人员的应急处置能力而组织的演练。

2. 示范性演练是指为向观摩人员展示应急能力或提供示范教学，严格按照应急预案规定开展的表演性演练。

3. 研究性演练是指为研究和解决突发事件应急处置的难点问题，试验新方案、新技术、新装备而组织的演练。

第四节　演练的要求与规划

参照《突发事件应急演练指南》要求，按照当地政府及卫生健康委行政主管部门的统一部署，遵循"统一规划、分类实施、分级负责、突出重点、适应需求"的原则，结合本单位卫生应急水平现状以及卫生应急培训工作开展情况，组织或积极参与卫生应急演练工作。

一、演练的要求

（一）内容要求

1. 时间频次要求　各医疗机构，每年至少牵头组织或参与其他部门组织的卫生应急综合演练工作1次；国家级紧急医学救援队伍每年培训演练的时间累积大于20天。

2. 实施要求　结合突发事件卫生应急预案，制定或协助制定演练实施方案，根据综合演练实施方案，按计划、分阶段开展应急演练，规范演练准备、演练评估和演练后改进等环节的工作。

（二）操作要求

1. 明确演练目的，根据资源条件确定演练方式和规模。

2. 根据演练脚本，做好演练各方面的准备工作；对演练的组织管理、快速反应、操作技术规范、装备物资准备、多部门协调等所有科目以实战化要求进行。

3. 重视演练的反馈、评估、考核、改进等工作，以期达到提高完善卫生应急准备、检验突发事件预案、应急相应机制等目的。

二、演 练 规 划

卫生应急演练作为卫生应急准备中的一项重要工作，演练的规划按照"先单项后综合、先桌面后实战、循序渐进、时空有序"等原则，合理规划应急演练的频次、规模、类型等。

系列演练活动开始之前，需制定一个经过细致设计和论证的演练规划。演练规划涉及多个部门、组织或机构参与，负责编制演练规划的部门（演练的牵头组织单位）应与所有的参与响应的机构和组织在演练的整体规划上广泛交流，达成共识；演练规划由一系

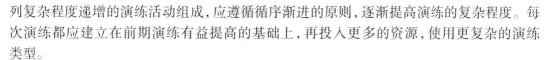

列复杂程度递增的演练活动组成,应遵循循序渐进的原则,逐渐提高演练的复杂程度。每次演练都应建立在前期演练有益提高的基础上,再投入更多的资源,使用更复杂的演练类型。

1. 人员的确定 首先根据单次演练的属性和规模,需明确各次演练的参与单位。明确了构成演练规划的每次演练活动的参与单位后,就可以相应的明确参与制定演练规划制定的人员范围。

2. 规划的制定 演练规划的制定首先仔细研究现有应急预案和实施方案。制定涉及包括:能力分析、经费预算、进度编排、资源整合、长期计划等多项内容。

3. 规划的要素 演练规划无一定的版式,但应包括以下要素:

（1）规划时限（例如：5 年、10 年规划等）;

（2）需求分析（背景描述、问题、需求等）;

（3）目标（包括总体目标和阶段性目标）;

（4）演练的内容（需要加强的应急职能）;

（5）演练类型、参演人员、目的、理由等;

（6）进度安排（时间表）。

第五节　演练方案的选择

根据当地情况背景,当前的能力和长期发展计划等需求,设计合理的演练方案,选择适合的演练方案和类型对于应急准备阶段的预案的落实尤为重要。演练是应急风险管理的一部分,应急风险管理的目标之一是通过应急准备来提高和改善对应急响应的能力。模拟应急演练用于在实际紧急情况发生之前,能够识别和发现消除响应的问题。通过演练得到的反馈和改进措施对于提高应急响应系统和机制至关重要,从而更加有效地进行应急风险管理。

演练能够使相应人员训练他们在应急处置中的角色和功能,并获得在紧急情况下的处置经验。演练可以使参与者在安全和可控的环境中,学习和实践应急响应程序;同时演练也可以测试和评估整个卫生应急管理系统、机制、预案和工作流程等。应急演练是应急风险管理的重要组成部分。因此,也应结合行业部门和医疗机构的未来规划和实际演练目标制定和选择相应的演练方案和类型。

一、演练方案的设计

演练不是一次性的活动,而应作为精心设计的锻炼进行确保实现共同战略目标的计划的一部分。演练方案是应急准备周期至关重要的组成部分,应根据前期风险评估制定的预案内容设计演练方案。

精心设计和实施的演练方案有助于确保整个演练渐进、顺利地进行。方案还应包含整体计划、组织架构、个人培训、演练装备和演练的活动日程等方面。演练方案的设计重点不是对个人的能力的评估与训练,而是对整个应急管理系统和应急响应流程和预案进行熟悉、测试与评估。

演练方案的设计也应该遵循按演练的复杂程度逐步渐进的原则,无论是演练的组织者还是演练的参与者都应从基本演练开始,然后逐步进行到需要更多时间准备和资源准备的复杂演练类型。

二、演练类型的选择

为了确保达到演练的预期目标,选择正确的演练类型很重要。不同的演练方式可以配合在不同的应急准备阶段活动;不同的演练彼此也不是相互独立,也可以将不同的练习单独或者组合使用于同一目的的演练。灵活地选择和组合不同的演练类型和方案,具体取决于演练的整体预期和目的。

选择演练类型的第一步应该是确定演练的目的和目标。选择时应考虑哪种演练类型可以更好地衡量和评估演练的目的和目标。例如,桌面推演对初步测试制定新的响应计划比较有用,可以使相关人员熟悉在应急响应中的角色、职责以及计划的主要要素和预期目标。一旦相关的所有人员都熟悉新的应急预案和响应计划,就可以将功能性演练用作对新的应急预案和响应计划进行实际测试。

影响演练方案和类型选择的其他因素还包括:演练的规模、可利用的资源、主办者既往的演练组织经验和时间限制等。但往往可利用资源和时间因素对演练类型、规模影响更大。因此也建议在尽可能的条件允许下,应急演练应由简单到复杂的顺序,从基本演练开始,然后转向更复杂的演练。

第六节 常用预案

在我国,突发公共事件主要是指突然发生,造成或者可能造成社会公众身心健康严重损害的重大传染病、群体性不明原因疾病、重大食物和职业中毒以及因自然灾害、事故灾难或社会安全等事件引起的严重影响公众身心健康的公共卫生事件,其中自然灾害又主要包括水旱灾害、气象灾害、火山与地震灾害、地质灾害、海洋灾害、生物灾害和森林草原火灾等,我国最常见的有:地震、洪水、泥石流、火灾、重大化学品泄漏及爆炸、急性传染病暴发、群体性食物中毒等,另外海啸海难、核辐射核泄漏事件一旦发生也是危害极大,因此我们对这些常见且或一旦发生危害巨大的突发公共事件进行了相应的卫生应急预案制定和演练工作的开展,我们将在相关章节对此进行具体的描述。

（晏　会）

参 考 文 献

1. World Health Organization. WHO Simulation Exercise Manual[M], Geneva：WHO Document Production Services，2017.

2. Homeland Security Exercise and Evaluation Program，U. S Department of Homeland Security，2004.

3. 国务院办公厅. 突发事件应急演练指南［Z］. 2009.

4. 国务院办公厅. 突发事件应急预案管理办法［Z］. 2013.

5. 国家卫生健康委. 全国医疗机构卫生应急工作规范［Z］. 2015.

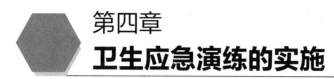

第四章
卫生应急演练的实施

卫生应急演练的类型包括了桌面演练、操练、功能性演练和全方位演练等，此四种卫生应急演练的实施方案各有不同。本章介绍各种演练类型的演练前准备、演练实施及演练后总结三个时间段的任务和要求。

第一节　桌面演练的实施

桌面演练（TTX）是一种基于模拟场景的不动用设备物资的演练，在无压力的环境（如会议室）通过一系列事先设计的模拟场景脚本进行。桌面演练的模拟场景是对卫生健康系统的计划、流程和能力有影响或潜在影响的突发事件。其目的是通过便利的小组讨论来加强突发事件卫生应急准备，来培训参与者应对此类事件的应对意识，以及来培训参与者熟悉掌握卫生应急流程，并能够针对当前卫生健康系统应对此类突发事件的体系、预案、流程等提出反馈意见。

一般来说，桌面演练是由主持人（一名或多名）围绕模拟场景或场景叙述进行的讨论。在过程实施方面，桌面演练类似于基于问题的脑力风暴讨论会。桌面演练可用于以下情况：①制定或审查响应计划；②熟悉参与者的角色和职责；③通过公开讨论来初步识别和／或解决突发事件卫生应急的一系列问题。

一、桌面演练前准备

桌面演练能否成功，关键在于前期准备是否到位。因此在准备阶段，应该做到以下几点：

（一）初步计划

1. 界定演练范围、确定演练目的　正式的桌面演练在理想情况下的演练项目范围界定应在预期演练之前一两个月进行。可通过会议（例如电话会议）来进行，会议的主要目的是讨论并商定演练的目的、范围和目标。同时还应明确目标受众、预期结果、演练方案的框架、资源需求、演练项目负责人、项目时间表和初步预算。

2. 建立演练领导小组　演练项目负责人根据演练目的选择演练领导小组成员，成立演练领导小组，由小组制定和计划桌面演练方案、开发所需的材料、实施演练并编写演练后报告。通常来说，演练领导小组成员不应参加演练。

3. 定义项目计划　项目计划由演练领导小组制定，该计划需要根据演练的范围、目的、预算、时间、人员、场地等现有资源综合考虑所有练习细节和可用资源。演练领导小组同时应制定和修改项目实施的时间排程表或甘特图。

4. 确定参加者　参加者包括：具备一定的领导技能的主持人；根据桌面演练的目的、范围和目标，由演练领导小组确定并邀请最合适的人员参加，参加者中除了任务执行者（如紧急医学救援队员，院前出诊的医护人员），此类模拟事件的利益相关者，职能部门和目标受众，评估人员；根据情况还可包括观摩者。

5. 制定评估策略和方案　为了客观地评估桌面演练，必须从项目开始就计划评估过程。首先是定义必需的评估指标。对于桌面演练，最简单的评估形式是跟踪记录并报告与演练目的和目标有关的讨论要点，包括解决方案，评论，建议和关于如何提高准备或响应水平的观点。

6. 行政管理和后勤的安排　在项目计划中定义了管理和后勤的要求，并分配了任务后，关键是要确保演练领导小组在演练前阶段要对管理和后勤进行持续的审查和管理。包括物资准备，项目推进等。

7. 联系媒体，公关和传播　为演练的管理部门或组织、捐助者和合作伙伴提供正面媒体消息传递，可为备灾活动建立支持和帮助。因此，围绕桌面演练的所有媒体和通信都需要向相关受众进行清晰、有效和适当的正面宣传。

8. 安全保障的安排　安全风险评估以确保安全的演练环境是相当必要的。当地安全机构应该针对必要的安全提供指导。必要时可以联系保险公司为参与者购置保险等。

（二）演练材料准备

成功的桌面演练取决于详细、实用和全面的模拟演练材料的准备。演练材料准备步骤应包括以下几点：

1. 准备材料前再次明确演练范围、目的等。

2. 准备材料前回顾当前的卫生应急系统和相关预案。

3. 制定模拟场景问题陈述和方案。

4. 编写演练说明，发放给所有参加者或相关者。

5. 准备评估材料。

6. 制定简报草案。

7. 确定议程和时间。

8. 准备开幕词和/或闭幕词。

（三）演练设置

1. 演练领导小组考察场地并布置演练场。

2. 演练领导小组审查整个演练过程（包括演练场地、时间和已经准备的材料），完成演练过程设置。

二、桌面演练的实施

1. 欢迎词和/或开幕式　桌面演练主持人将介绍当天计划的议程，介绍演练领导小组。演练领导小组可以简要概述演练所涉及的更广泛的背景或策略。

2. 演练概况简介　向参与者简要概述一下演练的目的，并为参与者提供指导并了解他

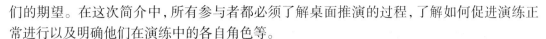

们的期望。在这次简介中，所有参与者都必须了解桌面推演的过程，了解如何促进演练正常进行以及明确他们在演练中的各自角色等。

3. 桌面演练开始　桌面演练通常从模拟事件的描述开始，这是提供给所有参与者的模拟情况的背景信息。

4. 根据脚本推进演练进程　推进桌面演练进程的目的是引导参与者完成讨论，主持人需要确保将重点放在目标和预期成果上。

（1）主持人可以口头提出一般性讨论题目，然后由小组一次性讨论。

（2）可以从个人职能和／或组织和角色的角度向他们提出讨论问题，然后在小组中进行讨论。主持人可以一次向每个参与者显示规定的模拟场景消息。然后，参与者小组可以使用预案或流程作为指导来讨论和解决模拟场景中的问题。

推进桌面演练进程还需要会议主持人扮演领导角色，应具备沟通和聆听技能。他们必须有信心控制整个进程并主持讨论。会议主持人需要做到：①调解激烈的辩论；②与安静的参与者互动；③确保每个人都扮演积极角色；④复述和阐明参与者的观点；⑤结束时总结会议结果。

5. 针对过程中的问题进行讨论，记录讨论意见　在桌面演练的讨论期间，应该安排一个或多个评估人员来记录或收集讨论情况、解决问题的决策、主要评论和建议。评估人员在每次讨论结束时总结会议结果，并达成共识，并记录在总结报告中。

6. 演练结束　在以下情况下，主持人将宣布桌面演练结束：①主持人对达到目标感到满意；②超时；③意外中断，当出现意外中断时，应根据具体情况决定是否再次组织桌面演练。

7. 现场总结汇报　在桌面演练结束后，立即进行现场总结汇报。通常由主持人或评估人员进行，向参与者提供了一个反思机会，并总结桌面演练的目标、结果、挑战和建议。

8. 闭幕式　闭幕式可由演练领导小组根据情况选择正式或非正式地完成。此仪式一般包括参加者证书发放仪式和／或新闻发布会。

三、桌面演练后总结

1. 收集评估专家及参与人员的反馈意见，向演练领导小组进行报告。
2. 形成初步的书面报告提交上级领导，如果需要的话，还需要提交内部报告。
3. 上级领导批示后形成最终报告。
4. 根据反馈意见对已有预案或流程进行修订，对发现问题进行梳理并制定解决方案。

第二节　操练的实施

操练（DR）是一种通常用于重复测试单个特定操作或者功能并具有监督作用的演练活动，即人机结合的训练。其目的是为个人或团队练习特定的技能、操作或功能。操练应尽可能采用在执行某项特定功能时所需要的任何一种可能的设备或装置，并使其切合实际。

操练旨在测试特定的功能、过程或程序。通常,操练会重复多次,以增强对某项特定任务的熟悉度、知识和技能。操练应尽可能切合实际,因此需要使用到为了进行演练而所必需的一切设备。操练应由该领域的专家负责评估。

操练可用于以下情况:①采用新的工作流程,新设备培训员工;②测试特定的操作(例如紧急操作中心呼救体系);③训练和保持现有技能;④发现问题并制定新的政策或程序。

一、操练前准备

(一)初步计划

1. **界定操练范围、确定演练目的** 与桌面演练类似,操练项目的范围界定也应提前一两个月通过各种会议(例如电话会议)进行。主要目的是讨论并商定执行目的、范围和特定目标,明确目标受众、预期结果、演练方案的框架、资源需求、演练项目负责人、项目时间表和初步预算。必要时需要签署相关协议。

2. **建立演练领导小组** 程序与桌面演练类似。

3. **定义项目计划** 演练领导小组将定义整个操练计划以及构建和实施演习所需的任务。操练计划需要考虑所有操练的细节和可用资源(即时间、资金、人员、场所、设备以及现有资源)。

4. **确定参加者** 与桌面演练类似,但操练中的主持人角色没有桌面演练中的主持人重要,此外还应包括操练过程中与多个参与者联系的协调员或协调团队。

5. **制定评估策略和方案** 评估策略和方案是操练前计划阶段的关键部分,包括操练中需要监测和评估的指标、评估标准、参与者反馈方案和报告过程。主要评估两个方面:①评估要测试的特定操作或功能;②评估操练的组织管理情况。

6. **行政管理和后勤的安排** 在项目计划完成后,演练领导小组应该分派任务,以确保在演习当天可以准备好所需的场地、参与者、主持人、材料和设备。重要的是要确保演练领导小组在操练前阶段要对这些要素进行持续地审查和管理。此外,还应根据具体情况联系媒体,公关和传播,并妥善进行安全保障。

(二)演练材料准备

操练的准备与桌面演练类似,包括以下几点:

1. 准备材料前再次明确操练范围、目的等。
2. 准备材料前回顾当前的卫生应急系统和相关预案。
3. 编写详细的操练场景和脚本。
4. 编写操练说明,发放给所有参加者或相关者。
5. 准备评估材料。
6. 编写操练手册。

(三)演练设置

在操练中,演练设置较桌面推演增加了设备的检查和准备工作。应详细列举设备清单,并检查其性能。

1. 演练领导小组考察场地并布置演练场。

2. 设置操练过程管理方案及整个操练过程如何开始、如何推进、如何结束的总体说明。

3. 检查设备性能、数量等。

4. 演练领导小组审查整个演练过程(包括演练场地、时间和已经准备的材料),完成演练过程设置。

二、操练的实施

由于操练需要动用设备,目的与桌面演练不同,因此操练的实施步骤与桌面演练的要点也有所不同。

1. 向参与者简要介绍本次操练的背景和概况。

2. 宣布操练开始　宣布操练开始是一条给所有参与者提供有关情况和操练开始之前的背景信息。包括基于标准操作流程的说明,以及参与者应如何进行操练的要求。宣布操练开始后,通常会自行进行演习。具体形式包括但不限于角色扮演者(如模拟伤员)的行为、广播或电话等。

3. 根据操练过程的管理方案,运行/控制操练进程　在桌面演练中,促进演练进程的关键是主持人。而在操练中,角色扮演者(如模拟伤员)在此过程中起着关键作用,因为他们与参与者直接沟通,并且可以扮演脚本角色。另外,主持人还直接与演练领导小组联系,以使演练领导小组了解运动的进展情况。如果演练领导小组决定有必要重新操练,则根据演练领导小组的意见再次安排操练。评估人员应处于战略位置,以观察和获取信息的反馈,必要时还可以充当安全官。演练领导小组与协调人和评估团队联系,负责整个操练过程的推进。

4. 记录操练过程中的问题　在操练期间,评估人员观察、记录操练中的信息,包括操练的成果、决策、关键意见和困难。在大多数情况下,评估是使用评估观察表格完成的,此表格包括预期的结果或行动的各项指标。

5. 操练结束　与桌面演练类似。

6. 简要总结和汇报　与桌面演练类似。

三、操练后总结

1. 向演练领导小组进行报告。

2. 形成初步的书面报告提交上级领导,如果需要的话,还需要提交内部报告。

3. 上级领导批示后形成最终报告。

4. 根据反馈意见对已有预案或流程进行修订,对发现问题进行梳理并制定解决方案。

第三节　功能性演练的实施

功能性演练(FX)是一种完全模拟在灾难情况下的互动式训练,它测试组织对模拟事件做出响应的能力。此演练可以测试整个组织运营计划的多个功能,尤其是模拟在时间紧迫的现实情况中的协调响应。功能性演练的目的是测试或验证整个卫生应急体系中某个或几个特定职能或部门的响应能力。其重点是模拟突发事件发生前、发生时或发生后整个阶段的组织策略，包括应对过程，角色和职责之间的协调、集成交互作用等。

功能性演练可以用于以下情况：①测试当前的卫生应急体系，流程和预案；②确定卫生应急体系的优势，不足和改进方案；③增强当前卫生应急体系面对真实突发事件的应对能力。

与操练所测试的个人和团体的技能不同，功能性演练旨在测试某个职能部门的综合应对能力。该演练是交互式的，可以在不部署资源的情况下，以最现实的方式模拟事件。

在整个过程中，由演练领导小组进行指挥管理，该团队确保按计划测试预案和流程。演练最终会以设置工作坊的形式进行讨论，以总结经验教训并提出建议，以改进体系、预案和流程。

一、功能性演练前准备

演练前准备的流程与操练类似，其中由于场面较大，需要协调数个部门，因此准备时间较长，但具体时间需要根据组织团队的经验以及设计场景的复杂性而定。

（一）初步计划

1. 界定功能性演练范围、确定演练目的　与操练类似。要说明的是功能性演练的规模将取决于可利用的人力、物力和管理资源，以及预期模拟场景的复杂性。

2. 建立演练领导小组　与桌面演练相同。

3. 定义项目计划　与操练类似。但由于功能性演练整体设置较复杂，演练领导小组人员较多，为了确保功能性演练领导小组的所有成员都收到最新消息和轻松共享信息，通常会设置一个共享网盘来存放重要的文档和信息，并利用排程表（如甘特图）来制定时间计划。建议定期召开团队会议，以保持项目进度。

4. 确定参加者　在操练的基础上，由于功能性演练所需资源较多，因此应专门增加财务负责人。合适的参与者是取得理想演练成果的关键因素。为了帮助确定演练的参与者，建议与演练场地当地的专家合作，对演练的响应系统，演练规模，参与机构、职能和人员等达成共识。

5. 制定评估策略和方案　与操练类似。

6. 行政管理和后勤的安排　与操练类似，但功能性演练更为复杂，建议每周或每天对管理和后勤任务列表进行检查，以确保分配的任务顺利推进。

7. 媒体、公关联系　与桌面推演相同。由于功能性演练较桌面演练和操练更有观赏性和宣传价值。因此通常会进行各种形式的宣传。

8. 安全保障　由于模拟真实场景，安全保障的压力远远大于桌面演练和操练。

（二）演练材料准备

1. 准备演练材料前再次明确功能性演练的范围、目的等。

2. 准备演练材料前回顾当前的卫生应急系统和相关预案。

3. 编写详细的功能性演练场景和脚本，包括在不同时间点将不同的事件脚本发放给相关参与者的详细说明。功能性演练脚本包括所有演练事件，预期的操作等信息，包括功能性演练开始直至结束的所有事件。为了确保达到功能性演练目标，建议进行头脑风暴会议完成,描述一种模拟紧急情况,该紧急情况将需要根据预案采取预期行动,并且符合功能性演练的目标。功能性演练脚本必须确定模拟场景中的关键性激发事件,还必须确定一个时间表,确定关键性激发事件何时开始提供给参与者。要注意,与桌面演练和操练不同,这些关键性激发事件应通过模拟真实事件的方式提供给参与者,而不是以叙述或文字的方式提供。

4. 编写演练说明,发放给所有参加者或相关者。

5. 准备评估材料。

6. 编写演练手册。

7. 准备开幕词和/或闭幕词。

(三)演练设置

1. 演练领导小组考察场地并布置演练场。

2. 设置操练过程管理方案。

3. 检查设备。

4. 演练领导小组审查整个演练过程(包括演练场地、时间和已经准备的材料),完成演练过程设置。

二、功能性演练的实施

演练前准备的流程与操练类似,但由于有专门的场景设置,且促进演练过程是由事件来触发,因此又有其特殊性,本文就其特殊性做介绍。

1. 欢迎词和/或开幕式 与桌面推演要求相同。

2. 参加者简介 与桌面推演要求相同。

3. 宣布功能性演练开始 与桌面推演要求相同。

4. 根据脚本推进演练进程 功能性演练是在真实模拟事件的情况下进行的,包括真实事件中的压力和紧迫性。演练领导小组有权运行和管理功能性演练,并指导其他所有的团队完成功能性演练。演练领导小组通过启动关键性激发事件以控制功能性演练的推进节奏。因此在演练中各个团队之间的通讯尤其重要。并且还应该分组保证通讯。财务负责人将对演习进行运营控制,并与协调小组进行核对,并根据需要与演练领导小组和评估小组讨论任何重大进程修订。评估小组将观察和监视参与者对关键性激发事件的反应,为任务汇报研讨会提供意见。

5. 记录和捕捉演练中的过程及问题 在功能性演练中,将由多名评估人员组成评估小组来跟踪和记录所有行动、成果、决策、关键意见和困难。在功能性演练中,应在演练结束后才给出反馈,而桌面演练和操练可以是在各个时间给予反馈。

6. 演练结束 与桌面演练相同。

7. 现场总结汇报 与操练相同。

8. 工作坊形式的总结反馈 工作坊形式总结反馈的目的是与参与者一起审查演练目标,并收集有关预案、程序、系统和培训方面的成果,困难和重大问题的反馈。应注意的是,此总结是练习的重要组成部分,应分配足够的时间。

9. 闭幕式 与桌面演练相同。

三、功能性演练后总结

功能性演练后总结的实施流程可与桌面演练相同，但由于在模拟场景中使用了各种资源，因此在总结的过程中能提出更多的意见和建议。

第四节　全方位演练的实施

全方位演练（FSX）在尽可能地全面模拟真实事件的情况下，旨在评估高压力环境中的卫生应急体系的整体运行能力。它包括紧急人员，设备和资源的动员和调动。理想情况下，全方位演练可以测试和评估卫生应急体系预案或流程的大多数功能。与功能性演练所测试某一个或几个参与单位和部门不同，全方位演练测试所有参与单位和部门的应对能力。

全方位演练的目的是尽可能以最现实的方式测试/评估卫生应急计划的大多数功能。它包括协调多个部门的行动，测试众多紧急功能以及激活应急响应。全方位演练可用于：①测试团队和组织的应急响应能力；②测试卫生应急体系预案或流程；③测试多个部门和利益相关者之间进行协调、沟通和协作过程；④确定卫生应急体系的优势、不足和寻找持续改进方案；⑤增强卫生应急体系应对突发事件的能力。

全方位演练从模拟场景的事件描述开始，以与真实事件相同的方式通过现场行动和决策传达给参与者，包括模拟受害者、快速评估、报告和响应要求，使用实际设备以及资源和人员的部署均与突发事件尽可能一致。

全方位演练的真实性会在社区引起恐慌或警报，因此强烈建议事先进行宣传、沟通和提高认识。全方位演练是对应急管理功能的最终测试。由于昂贵且耗时，因此应该用于风险最高的危害。

一、全方位演练前准备

演练前准备的流程与功能性演练相同，其中由于场面更宏大，需要协调的部门更多，因此准备时间更长，具体时间需要根据组织团队的经验以及设计场景的复杂性而定。

（一）初步计划

全方位演练的初步计划实施要点与功能性演练类似，唯一的区别在于范围更大，需要尽可能包括所有的参与部门，因此在界定范围时需要通过会议的形式来完成。

全方位演练的设计可能非常困难，通常需要多个响应组织的专业知识。在进行第一个全方位演练时，通常建议从小处着手，然后发展为更复杂的全方位演练。许多潜在的困难与后勤问题有关，要注意在演练过程中后勤出现问题时的应急方案。

尽管与在设计桌面演练和功能性演练时所采用的方法有些不同，但整个8步设计过程（①界定全方位演练范围、确定演练目的；②建立演练领导小组；③定义项目计划；④确定参加者；⑤制定评估策略和方案；⑥行政管理和后勤的安排；⑦联系媒体、公关和传播；⑧安全保障的安排)仍用于设计全方位演练。区别在于桌面演练和功能性演练依靠文字来获得真实感,而全方位演练(如真正的紧急情况)则是从事物中获得了真实性,并推动演练进程。从书面情景到以真实情况、真实人物(其中一些模拟受害者)和真实设备代表的事件过程已经发生转变。

此外,在全方位演练中,安全问题尤需重视。建议每个组织者指派专门成员负责检查其职责范围内演练安全性的责任:找出所有可能的安全隐患并解决,在演练前的讨论会中讨论安全问题,演练前检查演练场地确保已采取安全预防措施,确保安全员有权终止演练活动并制定紧急退出流程,确保有安全问题时终止演练。

(二)演练材料准备

1. 准备演练材料前再次明确功能性演练的范围、目的等。

2. 准备演练材料前回顾当前的卫生应急系统和相关预案。

3. 编写详细的全方位演练场景和脚本,包括在不同时间点将不同的事件脚本发放给相关参与者的详细说明。全方位演练的脚本中有两种传递给参与者的信息:视觉信息和文字消息。大多数事件的触发源来自最初的消息和场景设置。设置的场景包含需要参与者响应的许多"可视"消息,此外还需要一些预先编写的文字或语音消息来进行操作。在准备阶段,对于每个触发的关键性事件,建议尽可能地设想到参与者所有可能的反应。但重要的是脚本需要足够灵活以适应参与者未按计划的反应和决定。有时,在计划外的反应有可能是对计划操作改进的关键点。如果脚本得到了很好的设计,则即使某些反应在计划之外,整个模拟演练也会朝着计划的方向进行。

4. 编写演练说明,发放给所有参加者或相关者。

5. 准备评估材料。

6. 编写演练手册。

7. 准备开幕词和/或闭幕词。

(三)演练设置

1. 演练领导小组考察场地并布置演练场。

2. 设置操练过程管理方案 演练领导小组可以根据模拟事件的需要设置各级指挥部。多个现场指挥部指挥全面演练,在事件现场和指挥所发生的事件可以是叙述性的。在指挥部外执行关键决策的人员(如现场安全员、评估人员等)如果对演练的进程有重要的意见需要联系指挥部来履行他们的职责。

3. 检查设备 演练前,应检查所有在演练中所需的设备(如电话、笔记本电脑、打印机、互联网、Wifi、手机等),材料、系统和消耗品,以确保它们已启动并运行。必须测试与参与者之间以及在运动管理团队中的通讯情况,包括演练领导小组、参与者和评估人员等团队之间的联系。

4. 演练领导小组审查整个演练过程(包括演练场地、时间和已经准备的材料),完成演练过程设置。演练领导小组进行预演,以检查整个演练的材料、议程和演练当日的准备工作,并确保每个人在模拟演练过程中都清楚自己的角色和职责。预演会议的性质和时间长短取决于组织团队的经验和技能。协调人员和评估人员还应在预演过程中明确他们的位置,任何相关的安全问题以及何时对演练进行干预。演练领导小组可能需要为不同的角色佩戴明显的标识。

二、全方位演练的实施

全方位演练的开始方式与功能性演练类似,也包括 9 个部分:①欢迎词和 / 或开幕式;②参加者简介;③宣布演练开始;④根据脚本推进演练进程;⑤记录和捕捉演练中的过程及问题;⑥演练结束;⑦现场总结汇报;⑧工作坊形式的总结反馈;⑨闭幕式。该演练的开始方式是直接宣布开始还是通过事件触发开始,取决于全方位演练的设计,由演练领导小组决定何时开始演练。触发事件可以只是来自 120 的呼叫、无线电广播或来自私人电话,应尽可能切合实际(也就是说,人员应通过常规渠道接收通知),然后,参加现场工作的紧急服务人员(非参与者)必须前往指定的位置,在该位置以模拟紧急情况的形式向参与者展示事件进程(而不是叙述),参与者将对此做出响应。

三、全方位演练后总结

演练后总结的实施与功能性演练相同。

(胡　海)

附件　突发事件紧急医学救援"十三五规划"五大重点项目

重点项目一:国家紧急医学救援移动处置中心(帐篷队伍)建设

序号	项目	覆盖范围	主要建设内容
1	国家紧急医学救援移动医疗救治中心建设	选择 6 个省份,每省建设 1 个	每个国家紧急医学救援移动处置中心由指挥通讯、专业处置、后勤保障、移动运输 4 个单元组成,实现装备模块化、功能集成化,重点强化现场专业处置能力、远程航空投送能力和极端条件下的自我保障能力
2	国家紧急医学救援移动卫生防疫中心建设	选择 2 个省份,每省建设 1 个	
3	国家紧急医学救援移动突发中毒事件处置中心建设	选择 2 个省份,每省建设 1 个	
4	国家紧急医学救援移动核辐射事件处置中心建设	选择 1 个省份建设	

重点项目二：国家紧急医学救援队伍
（车载队伍）升级完善

序号	项目	覆盖范围	主要建设内容
1	新建国家紧急医学救援队伍	选择 10 个左右省份，每省建设 1 个	实现队伍装备车载化、功能集成化，能够有效开展现场紧急医学救援
2	已建国家紧急医学救援队伍升级完善	国家队承建省份	提升队伍快速响应、远程投送等功能，强化队伍运维保障

重点项目三：国家海（水）上紧急医学
救援基地建设

主要建设内容	覆盖范围
加强海（水）上伤病救治队伍和设备条件等专业化建设，配备医疗救护艇，同时开展航空医疗救援队伍和基地直升机停机坪建设，加强信息指挥联通、专业教育和培训演练等设备设施建设	沿海和沿江河湖泊选择 6 个左右地区，每个地区建设 1 个

重点项目四：国家紧急医学救援综合基地建设

主要建设内容	覆盖范围
加强具备灾害模拟场景的专业教育、培训演练基础设施建设；开展重症伤员批量收治基础设施、直升机停机坪和航空医疗救援队伍装备、信息联通指挥保障条件等建设；推进紧急医学救援产、学、研、用基础设施建设	全国分区域布局，选择 7 个省份，每省建设 1 个

重点项目五：突发中毒事件、核辐射事件
紧急医学救援中心建设

序号	项目	覆盖范围	主要建设内容
1	国家突发中毒事件紧急医学救援中心建设	新建 1 个，升级 1 个	加强国家中毒检测鉴定参比实验室和信息平台建设，升级完善中毒救治和化学污染检测、洗消和防护专业设施设备
2	国家核辐射事件紧急医学救援中心建设	新建 1 个，升级 2 个	升级完善核辐射损伤救治和放射性污染检测、洗消和防护专业设施设备
3	省级核辐射事件紧急医学救援中心建设	14 个省份，每省新建 1 个	改、扩建相关专业设施，配置核辐射损伤救治和放射性污染检测、洗消和防护专业设施设备

参 考 文 献

1. World Health Organization. WHO Simulation E×ercise Manual[M], Geneva：WHO Document Production Services，2017.

2. World Health Organization. Emergency E×ercise Development[M], Geneva：WHO Press，2009.

3. 李雪峰. 应急演练实施指南[M], 北京：中国人民大学出版社，2018.

4. 吴群红，郝艳华，宁宁，等. 卫生应急演练的理论与实践指南[M], 北京：人民卫生出版社，2014.

5. 黄仁彬，吴志坚，李仕周. 医疗应急演练与救援[M]. 上海：科学技术文献出版社，2019.

6. 方文林. 情景式应急演练策划与组织[M]. 北京：中国石化出版社，2018.

第五章
常用预案及演练实战案例

第一节 危险化学品中毒

一、卫生部突发中毒事件卫生应急预案

1 总则

1.1 编制目的

有效控制突发中毒事件及其危害,指导和规范突发中毒事件的卫生应急工作,最大限度地减少突发中毒事件对公众健康造成的危害,保障公众健康与生命安全,维护社会稳定。

1.2 编制依据

《中华人民共和国突发事件应对法》《中华人民共和国食品安全法》《突发公共卫生事件应急条例》《危险化学品安全管理条例》《中华人民共和国食品安全法实施条例》《国家突发公共卫生事件应急预案》《国家突发公共事件医疗卫生救援应急预案》等法律、法规和预案。

1.3 适用范围

各类突发中毒事件的卫生应急工作。致病微生物引起的感染性和传染性疾病按相关预案处置。

1.4 工作原则

以人为本,有效处置;统一领导,分工协作;信息共享,快速响应;加强管理,强化保障。

1.5 事件分级

根据突发中毒事件危害程度和涉及范围等因素,将突发中毒事件分为特别重大(Ⅰ级)、重大(Ⅱ级)、较大(Ⅲ级)和一般(Ⅳ级)突发中毒事件四级。食物中毒及急性职业中毒事件按照《国家突发公共卫生事件应急预案》的分级标准执行。

1.5.1 特别重大突发中毒事件(Ⅰ级)

有下列情形之一的为特别重大突发中毒事件:

1)一起突发中毒事件,中毒人数在 100 人及以上且死亡 10 人及以上;或死亡 30 人及以上。

2)在一个县(市)级行政区域 24 小时内出现 2 起及以上可能存在联系的同类中毒事件时,累计中毒人数 100 人及以上且死亡 10 人及以上;或累计死亡 30 人及以上。

3)全国 2 个及以上省(自治区、直辖市)发生同类重大突发中毒事件(Ⅱ级),并有证据表明这些事件原因存在明确联系。

4)国务院及其卫生行政部门认定的其他情形。

1.5.2 重大突发中毒事件(Ⅱ级)

有下列情形之一的为重大突发中毒事件:

1)一起突发中毒事件暴露人数2 000人及以上。

2)一起突发中毒事件,中毒人数在100人及以上且死亡2~9人;或死亡10~29人。

3)在一个县(市)级行政区域24小时内出现2起及以上可能存在联系的同类中毒事件时,累计中毒人数100人及以上且死亡2~9人;或累计死亡10~29人。

4)全省2个及以上市(地)级区域内发生同类较大突发中毒事件(Ⅲ级),并有证据表明这些事件原因存在明确联系。

5)省级及以上人民政府及其卫生行政部门认定的其他情形。

1.5.3 较大突发中毒事件(Ⅲ级)

有下列情形之一的为较大突发中毒事件:

1)一起突发中毒事件暴露人数1 000~1 999人。

2)一起突发中毒事件,中毒人数在100人及以上且死亡1人;或死亡3~9人。

3)在一个县(市)级行政区域24小时内出现2起及以上可能存在联系的同类中毒事件时,累计中毒人数100人及以上且死亡1人;或累计死亡3~9人。

4)全市(地)2个及以上县(市)、区发生同类一般突发中毒事件(Ⅳ级),并有证据表明这些事件原因存在明确联系。

5)市(地)级及以上人民政府及其卫生行政部门认定的其他情形。

1.5.4 一般突发中毒事件(Ⅳ级) 有下列情形之一的为一般突发中毒事件:

1)一起突发中毒事件暴露人数在50~999人。

2)一起突发中毒事件,中毒人数在10人及以上且无人员死亡;或死亡1~2人。

3)在一个县(市)级行政区域24小时内出现2起及以上可能存在联系的同类中毒事件时,累计中毒人数10人及以上且无人员死亡;或死亡1~2人。

4)县(市)级及以上人民政府及其卫生行政部门认定的其他情形。

2 组织体系及职责

2.1 卫生行政部门

在国务院统一领导下,国务院卫生行政部门负责组织、协调全国突发中毒事件的卫生应急工作,负责统一指挥、协调特别重大突发中毒事件的卫生应急处置工作。国家卫生健康委员会卫生应急办公室负责突发中毒事件卫生应急的日常管理工作。

各级地方卫生行政部门在本级人民政府领导下,负责组织、协调本行政区域内突发中毒事件的卫生应急工作;配合相关部门,做好安全生产或环境污染等突发事件中,涉及群体中毒的卫生应急工作。按照分级处置的原则,省级、地市级、县级卫生行政部门分别负责统一指挥、协调重大、较大和一般级别的突发中毒事件的卫生应急工作。

2.2 医疗卫生机构

各级各类医疗卫生机构是突发中毒事件卫生应急的专业技术机构,结合各自职责做好应对突发中毒事件的各种准备工作,加强专业技术人员能力培训,提高快速应对能力和技术水平。发生突发中毒事件后,在本级人民政府卫生行政部门领导下,开展卫生应急处理工作。

2.2.1 化学中毒救治基地及指定救治机构

国务院卫生行政部门及地方各级政府卫生行政部门应当确立本级化学中毒救治基地或

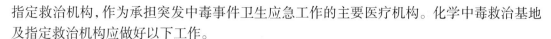

指定救治机构,作为承担突发中毒事件卫生应急工作的主要医疗机构。化学中毒救治基地及指定救治机构应做好以下工作。

1)国家级化学中毒救治基地要根据需要承担特别重大级别的突发中毒事件现场卫生应急工作和中毒病人救治工作,以及指导和支持地方救治基地卫生应急工作;全面掌握突发中毒事件卫生应急处置技术,开展中毒检测、诊断和救治技术的研究;协助国家卫生健康委员会制订突发中毒事件卫生应急相关技术方案;负责全国突发中毒事件的毒物检测、救治技术培训和指导,以及开展全国化学中毒信息咨询服务工作。

2)省级化学中毒救治基地开展辖区内突发中毒事件现场医学处理工作;负责辖区内的突发中毒事件的救治技术指导和培训;开展中毒检测、诊断和临床救治工作,以及中毒信息咨询工作等。

3)市(地)级化学中毒救治基地或指定救治机构,负责辖区内突发中毒事件的现场处理和临床诊治技术指导;面向辖区提供中毒信息服务;承担本辖区内中毒事件现场医学处理工作。

4)县(市)级化学中毒救治基地或指定救治机构,负责辖区内突发中毒事件的现场处理和临床诊治技术指导;面向辖区提供中毒信息服务;承担本辖区内中毒事件现场医学处理工作。

2.2.2　相关医疗机构

1)开展突发中毒事件和中毒病例报告工作。

2)开展中毒病人的现场医疗救治、转运、院内诊疗工作。

3)向当地人民政府卫生行政部门报告中毒病人转归情况。

4)协助疾病预防控制机构开展中毒病人的流行病学调查,并采集有关生物样本。

2.2.3　疾病预防控制机构

1)开展突发中毒事件的监测、报告和分析工作。

2)开展突发中毒事件的现场调查和处理,提出有针对性的现场预防控制措施建议。

3)开展突发中毒事件的现场快速鉴定和检测,按照有关技术规范采集样本,开展中毒事件样本的实验室鉴定、检验和检测工作。

4)开展突发中毒事件暴露人群的健康监护工作。

5)开展突发中毒事件的健康影响评价工作。

2.2.4　卫生监督机构

1)在卫生行政部门领导下,协助对参与突发中毒事件处置的医疗卫生机构有关卫生应急措施的落实情况开展督导、检查。

2)协助卫生行政部门依据有关法律法规,调查处理突发中毒事件卫生应急工作中的违法行为。

3)根据"三定"规定明确的职责,对突发中毒事件肇事单位和责任单位进行卫生执法监督。

2.3　专家组

各级卫生行政部门设立突发中毒事件专家组,其主要职责:

对突发中毒事件应急准备提出咨询建议,参与制订、修订突发中毒事件相关预案和技术方案。

对确定突发中毒事件预警和事件分级及采取相应的重要措施提出建议,对突发中毒事件应急处理进行技术指导,对突发中毒事件应急响应的终止、后期评估提出咨询意见。

承担突发中毒事件应急指挥机构和日常管理机构交办的其他工作。

2.4 卫生应急专业队伍

各级卫生行政部门成立突发中毒事件卫生应急专业队伍,配备必要处置和保障装备,定期组织专业培训、演习和演练。

接受本级卫生行政部门调用,参与突发中毒事件应急处理工作。

3 监测、报告与风险评估

3.1 监测

各级卫生行政部门指定医疗卫生机构开展突发中毒事件的监测工作,建立并不断完善中毒实时监测分析系统,组织辖区医疗卫生机构开展突发中毒事件涉及的中毒病人相关信息的收集、整理、分析和报告等工作;组织开展针对特定中毒或人群的强化监测工作;组织同级中毒救治基地(或指定救治机构)和疾病预防控制机构开展毒物、突发中毒事件及其中毒病例的实时监测和数据分析工作。

3.2 报告

突发中毒事件的责任报告单位、责任报告人、报告时限和程序、网络直报均按照《国家突发公共卫生事件应急预案》执行。

突发中毒事件报告分为首次报告、进程报告和结案报告,应当根据事件的严重程度、事态发展和控制情况及时报告事件进程。

首次报告内容包括突发中毒事件的初步信息,应当说明信息来源、危害源、危害范围及程度、事件性质和人群健康影响的初步判定等,也要报告已经采取和准备采取的控制措施等内容。

进程报告内容包括事件危害进展、新的证据、采取的措施、控制效果、对事件危害的预测、计划采取的措施和需要帮助的建议等。进程报告在事件发生的初期每天报告,对事件的重大进展、采取的重要措施等重要内容应当随时口头及书面报告。重大及特别重大的突发中毒事件至少每日进行进程报告。

结案报告内容包括事件发生原因、毒物种类和数量、波及范围、接触人群、接触方式、中毒人员情况、现场处理措施及效果、医院内处理情况等,还要对事件原因和应急响应进行总结,提出建议。结案报告应当在应急响应终止后7日内呈交。

3.3 风险评估

县级及以上人民政府卫生行政部门应当组织专家,开展毒物及突发中毒事件对公众健康危害的风险评估,为政府相关部门开展中毒预警和制定防控对策提供参考。发生突发中毒事件或发现可能造成突发中毒事件的因素后,根据有毒物质种类、数量、状态、波及范围、接触人群以及人群中毒症状等,及时开展动态评估,提出预防和控制建议。

4 信息通报

各级卫生行政部门在处理突发中毒事件过程中,及时向环境保护、安全生产监督管理、公安等相关部门通报卫生应急处理情况;并及时获取其他相关部门处理突发中毒事件涉及的相关信息,以便及时掌握相关突发事件涉及的中毒卫生应急工作情况。

5 应急响应

5.1 应急响应原则

发生突发中毒事件时,各级卫生行政部门在本级人民政府领导下和上一级卫生行政部

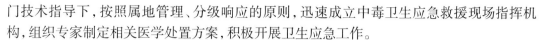

门技术指导下,按照属地管理、分级响应的原则,迅速成立中毒卫生应急救援现场指挥机构,组织专家制定相关医学处置方案,积极开展卫生应急工作。

5.2　分级响应

Ⅰ级响应:达到特别重大突发中毒事件后,国务院卫生行政部门立即启动Ⅰ级应急响应,迅速开展卫生应急工作,并将应急工作情况及时报国务院。省级卫生行政部门在本级政府领导和国务院卫生行政部门指导下,立即组织协调市(地)、县(市)级卫生行政部门开展卫生应急处理工作。

Ⅱ级响应:达到重大突发中毒事件后,省级人民政府卫生行政部门立即启动Ⅱ级应急响应,迅速开展卫生应急工作,并将应急工作情况及时报本级人民政府和国务院卫生行政部门。国务院卫生行政部门应当加强技术支持和协调工作,根据需要组织国家卫生应急救治队伍和有关专家迅速赶赴现场,协助开展卫生应急处理工作。

Ⅲ级响应:达到较大突发中毒事件后,市(地)级人民政府卫生行政部门立即启动Ⅲ级应急响应,迅速开展卫生应急工作,并将应急工作情况及时报本级人民政府和上一级卫生行政部门。省级卫生行政部门应当及时组织专家对卫生应急处理工作提供技术指导和支持。国务院卫生行政部门根据工作需要及时提供技术支持和指导。

Ⅳ级响应:达到一般突发中毒事件后,县(市)级人民政府卫生行政部门立即启动Ⅳ级应急响应,迅速开展卫生应急工作,并将应急工作情况及时报本级人民政府和上一级卫生行政部门。市(地)级卫生行政部门应当及时组织专家对卫生应急处理工作进行技术指导。省级卫生行政部门应当根据工作需要提供技术支持。

5.3　响应措施

5.3.1　组织协调

各级人民政府卫生行政部门在本级人民政府或其成立的突发事件应急指挥部统一领导,上一级人民政府卫生行政部门业务指导下,调集卫生应急专业队伍和相关资源,开展突发中毒事件卫生应急救援工作。

5.3.2　现场处置

具备有效防护能力、现场处置知识和技能的医疗卫生应急人员承担突发中毒事件卫生应急现场处置工作,并详细记录现场处置相关内容,按流程转运病人并做好交接工作。

5.3.2.1　脱离接触

国家卫生健康委员会门积极配合公安、安全生产监督管理、环境保护等部门控制危害源,搜救中毒人员,封锁危险区域以及封存相关物品,防止人员继续接触有毒物质。

5.3.2.2　现场医疗救援区域设置

存在毒物扩散趋势的毒物危害事件现场,一般分为热区(红线内)、温区(黄线与红线间)和冷区(绿线与黄线间)。医疗救援区域设立在冷区,并可结合现场救援工作需要,在医疗救援区域内设立洗消区、检伤区、观察区、抢救区、转运区、指挥区、尸体停放区等功能分区。

5.3.2.3　样本采集和毒物快速检测

现场调查人员在了解事件发生过程和发生地情况后尽早进行样本采集工作。采集样本时应当注意根据毒物性质和事件危害特征采集具有代表性的样本,选择合适的采样工具和保存、转运容器,防止污染,采集的样本数量应当满足多次重复检测。

在有条件时,现场调查人员应当尽早开展现场应急毒物检测,以便根据毒物检测结果指导开展现场处置工作。

5.3.2.4　现场洗消

在温区与冷区交界处设立现场洗消点，医疗卫生救援人员协助消防部门对重伤员进行洗消，同时注意染毒衣物和染毒贵重物品的处理。

5.3.2.5　现场检伤及医疗救援

现场检伤区设在现场洗消区附近的冷区内，医疗卫生救援队伍负责对暴露人员进行现场检伤。参照通用检伤原则以及毒物对人体健康危害特点，将中毒病人及暴露人员分为优先处置、次优先处置、延后处置和暂不处置四类，分别用红、黄、绿、黑四种颜色表示。标红色为必须紧急处理的危重症病人，优先处置；标黄色为可稍后处理的重症病人，次优先处置；标绿色为轻症病人或尚未确诊的暴露人员，可延后进行处置；标黑色为死亡人员，暂不处置。红标者应当立即送抢救区急救，黄标者和绿标者在观察区进行医学处理，黑标者送尸体停放区。

现场医疗救援工作由卫生行政部门指挥和调度。中毒病人和暴露人员经现场医学处理且病情相对平稳后，转运至指定的医疗机构等。现场医学处理人员要记录相关病人和暴露人员的现场医学处理措施，与转运病人的医务人员做好交接工作，并定期向卫生行政部门汇报相关信息。

5.3.2.6　病人转运

卫生行政部门要指定医疗机构接收救治病人，做到统一调度，合理分流。

转运过程中，医护人员必须密切观察中毒病人病情变化，确保治疗持续进行，并随时采取相应急救措施。负责转运的医护人员与接收病人的医疗机构要做好病人交接，并及时向卫生行政部门报告转运及交接情况。

5.3.2.7　病人救治

卫生行政部门根据需要组织制定突发中毒事件的诊疗方案，并组织开展指导检查工作。

接收病人的医疗机构，做好病人的接收、救治和医学观察工作，并及时向卫生行政部门报告相关信息。根据毒物特点及病人情况，必要时对病人进行二次洗消。

5.3.2.8　医疗卫生救援人员的防护

进入现场参与医疗卫生救援的人员，要了解各类防护装备的性能和局限性，根据毒物种类及危害水平选择适宜的个体防护装备，在没有适当个体防护的情况下不得进入现场工作。

5.3.2.9　公众健康防护和宣传教育

各级卫生行政部门根据突发中毒事件特点和卫生防护要求，向当地政府及有关部门提出公众健康防护措施建议，开展中毒自救、互救及其卫生防病知识等公众健康影响的宣传教育工作。

公众健康防护措施的建议主要包括：①发生有毒气体泄漏事件后，根据当地气象条件和地理位置特点，暴露区域群众应当转移到上风方向或侧上风方向的安全区域，必要时应当配备逃生防毒面具。②发生毒物污染水源、土壤和食物等中毒事件后，应当立即标记和封锁污染区域，及时控制污染源，切断并避免公众接触有毒物质。

5.3.2.10　心理援助

发生中毒事件后，各级卫生行政部门在同级人民政府领导下，配合相关部门和团体，开展心理援助工作。根据需要组织有关专业人员开展心理疏导和心理危机干预工作。

5.4 应急响应的终止

各级卫生行政部门要适时组织专家对是否终止突发中毒事件卫生应急响应进行评估，并根据专家组的建议及时决定终止卫生应急响应。

突发中毒事件卫生应急响应的终止必须同时符合以下条件：突发中毒事件危害源和相关危险因素得到有效控制，无同源性新发中毒病例出现，多数中毒病人病情得到基本控制。

5.5 应急响应工作评估

突发中毒事件卫生应急响应结束后，承担应急响应工作的卫生行政部门应当组织有关人员对突发中毒事件卫生应急工作进行评估，及时总结卫生应急工作中的经验、教训。评估报告上报本级人民政府和上一级卫生行政部门。

5.6 非事件发生地区卫生应急措施

可能受到突发中毒事件影响地区的卫生行政部门，应当根据突发中毒事件的性质、特点、发展趋势等情况，分析本地区受波及的可能性和程度，重点做好以下工作：

1）密切关注事件进展，及时获取相关信息。

2）加强重点环节的人群健康监测，提出安全防护建议。

3）组织做好本行政区域的卫生应急处理所需的人员与物资准备。

4）有针对性地开展中毒预防控制知识宣传教育，提高公众自我保护意识和能力。

6 保障措施

各级卫生行政部门按照《国家突发公共卫生事件应急预案》《国家突发公共事件医疗卫生救援应急预案》要求，做好突发中毒事件卫生应急的体系、技术、队伍、资金及血液供应等保障，开展培训演练和公众健康教育等工作。

地方各级卫生行政部门根据相关预案和规范的要求，结合本地区实际，组织专家提出本级基本解毒药品及其他急救药品、器械（包括洗消等）、基本防护用品储备，以及基本现场检测设备和仪器配备的建议，并协调配合有关部门予以落实。

各级卫生行政部门与安全生产监督管理、环境保护等相关部门积极协调，做好突发公共事件涉及的中毒事件卫生救援工作；与工业和信息化等部门配合，协助其做好解毒药品及其他急救药品、医疗设备和器械、防护用品的生产、储备、调用等卫生应急保障工作。

县级以上各级人民政府、卫生行政部门及有关单位，为参加突发中毒事件应急处理的医疗卫生人员购买人身意外伤害保险，给予适当补助和保健津贴。

7 预案的制定与更新

本预案由国家卫生健康委员会制定并发布。

根据突发中毒事件的形势变化和实施中发现的问题，国家卫生健康委员会对本预案更新、修订和补充。

8 附则

名词术语

毒物：在一定条件下（接触方式、接触途径、进入体内数量），影响机体代谢过程，引起机体暂时或永久的器质性或功能性异常状态的外来物质。

中毒：机体受毒物作用出现的疾病状态。

突发中毒事件：在短时间内，毒物通过一定方式作用于特定人群造成的群发性健康影响事件。

同类事件:指事件的发生、发展过程及病人的临床表现相似的事件。

暴露者:发生突发中毒事件时,在一定时间内,处于毒物扩散区域范围内,并可能受到毒物危害或影响的人员。包括在事件发生初期,难以判定是否有明确的毒物接触史、是否有不适症状和异常体征的人员。

暴露人数:指一起突发中毒事件中暴露者数量的总和。

预案实施时间　本预案自印发之日起实施。

注:本预案引自中华人民共和国国家健康委员会应急办 2011 年 5 月 20 日发布卫应急发〔2011〕40 号文件——《关于印发〈卫生部突发中毒事件卫生应急预案〉的通知》

二、××××年模拟重大危险化学品爆炸事故卫生应急演练方案
(××版)

(一)演练时间

××××年×月×日××:××

(二)演练地点

××××

(三)参加演练单位

主办:×××

承办:×××

协办:×××

参演单位有:×××、×××、×××、……×××等。

(四)演练观摩单位领导

×××、×××、×××等相关领导,以及×××等。

(五)演练目的

通过演练,增强演练组织单位、参与单位和人员等对卫生应急预案的熟悉程度,规范应急处置流程,进一步明确职责任务,理顺工作关系,完善应急机制,提高突发中毒事件的应急处置能力。同时,普及卫生应急知识,提高公众风险防范意识和自救互救等灾害应对能力。

(六)演练内容

1. 示范中毒灾害现场伤病员的处理流程。

2. 依据伤者检伤分类法,将伤者分类处理。

3. 使用不同的器材,处理各类型的伤病员。

4. 示范用救护车和直升机将伤者作紧急后送转运。

5. 化学清洗(洗消)。

6. 突发中毒事件的人员防护。

7. 中毒事件应急检测。

8. 突发中毒事件的调查分析。

9. 紧急医学救援的现场急救技术。

(七)预算

(详见预算单)请根据各自实际情况拟定。

（八）救护车的分配

救护车	所属医院
A1	×1医院
A2	×2医院
A3	×3医院
A4	×4医院
A5	×5医院
A6	×6医院
A7	×7医院
A8	×8医院
A9	×9医院
A10	×10医院
A11	×11医院

（九）其他参与车辆

MCTC车	×××院提供
指挥车	×××医院提供

（十）伤员情况

分区	伤员编号	伤情描述
红区	1号伤员	怀疑内出血、休克、脊柱损伤
	2号伤员	4~5肋开放性骨折,颈椎骨折,血气胸,烧伤面积达60%
黄区	3号伤员	左股骨骨折
	4号伤员	颈椎损伤
	5号伤员	双手烧伤
	6号伤员	右小腿骨折
	7号伤员	左前臂重度擦伤,重度氯气中毒(上升至红色)
绿区	8号伤员	眼和皮肤化学性灼伤(上升至黄色)
	9号伤员	左锁骨骨折
	10号伤员	右前臂烧伤
	11号伤员	右前臂骨折
	12号伤员	前额出血
	13号伤员	左前臂擦伤
	14号伤员	左脚扭伤
	15号伤员	右脚扭伤
	16号伤员	头晕
	17号伤员	头晕

(十一)伤员转送分配

伤员编号	处置救护车编号	医院名称（以下标注为医院代号）	转运救护车编号及转运方式
1号	A1	×1	直升机转运
2号	A2	×2	转送至MCTC车手术治疗再由A2转运
3号	A3	×3	A3转运
4号	A4	×4	A4转运
5号	A5	×5	A5转运
6号	A6	×6	A6转运
7号	A7	×7	A7转运
8号	A8	×8	A8转运
9号 10号 11号	A9	×9	A9转运
12号 13号 14号	A10	×10	A10转运
15号 16号 17号	A11	×11	A11转运

演 练 程 序

第一阶段 演练准备，宣布演练开始

10：00-10：10进场【暖场宣传片（1~2分钟）】

宣传片主要内容：化工厂爆炸事故卫生应急救援演练的重要性和意义等。

演练人员和车辆手持队伍标识和旗帜列队准备。

【屏幕显示】××××年模拟重大危险化学品爆炸事故卫生应急演练

【1号主持人词】

各位领导、各位专家、各位嘉宾，大家上午好！

××××年模拟重大危险化学品爆炸事故卫生应急演练，是由××主办，×××医院承办，×××等单位协办。

出席今天演练的领导和嘉宾有：×××等。

参加演练观摩的单位和嘉宾有：×××等。

本次演练依照××，结合××等预案进行。

演练分为五个阶段：第一阶段，演练准备；第二阶段，信息报送、应急响应；第三阶段，应急处置；第四阶段，应急结束、响应终止；第五阶段总结与讲评。

担任今天演练指挥长的是××主任××同志。副指挥长是××应急办主任××同志。

下面进入演练程序。

××应急办主任：报告指挥长，演练准备工作就绪，是否开始，请指示！

××主任：开始。

（演练队伍跑步整齐散开，开始演练）

第二阶段　信息报送和应急响应事故的发生和发展

【播放视频＋表演2分钟】

视频反映：工厂爆炸的时间、地点、现场状况、造成的危害、伤亡的初步情况以及主要伤情等，化工厂实施应急预案，包括：现场的处置、解毒剂的使用、自救式的洗消等。

爆炸现场展示：现场布景，配合音效，烟花烟雾，制造气氛。17名伤者（已化好妆）＋两具模型（替代13名死亡人员，贴黑标的伤员）从烟雾中出现在爆炸区。

【2号主持人词】20××年××月××日××时××分，××市××县吉祥化工厂压缩机发生爆炸，导致2个装满约13吨液氯的储罐泄漏，造成多人伤亡，现场火势较大，空气中有较浓烈的刺激性气味，现场浓烟滚滚，工厂氯气报警器响起，空气中弥漫着刺激性气味……。

当化工厂发生爆炸后，工厂立即启动应急响应，开展自救互救，对参与急救受伤人员进行洗消，对严重患者进行对症处置。同时，工厂安全员开始拨打110、119、120等电话求助。

接到报告后，省市县政府应急、环保、消防、武警、交警、卫生等部门负责人，迅速赶往现场，成立临时现场救援指挥所，根据各自职责，立即开展工作。

下面是医疗系统上报程序展示。

【屏幕显示】第二阶段信息报送和应急响应（医疗系统接报和上报）

【现场表演】

【工人安全员：拨打120】

工厂安全员：（急切）是120指挥中心吗！我是××县吉祥化工厂的安全员李志，今天××：××左右我厂发生了压缩机爆炸事故，导致2个装满约13吨液氯的储罐泄漏，约有30名救援人员伤亡，具体伤情不详，现场火势较大，空气中有较浓烈的刺激性气味，请求支援。我的电话是13011111203。

120指挥中心：好的，请保持电话畅通，维持好现场秩序，我们立即调派医疗救援队到场，我的工号01。

工厂安全员：好的。

【2号主持人词】120立即向市卫生健康委报告，并迅速组织急救中心医护人员赶赴现场开展先期处置。

【120指挥中心就近调派救护车】

【话外配音】120指挥中心：立即拨打了×1医院急救电话，说明了现场的情况，并要求腾空医疗床位，做好个人防护，立即派出医疗救治小组前往事故现场处置。

×1医院急诊科立即集结人员，派出2台救护车（A1，A2）和医疗抢救小组前往现场抢救。

【视频播放】医院开始准备＋出发的视频。

【屏幕显示】第二阶段　信息报送和应急响应

【1号主持人词】×1医院急诊科接到120指挥中心的电话后，迅速向科室主任和院领导做了报告，同时腾空床位，召集急诊、创伤、烧伤等5名医疗专家，由副院长××同志带队赶往事故现场救援。途中，××同志将基本情况报告给了省卫生健康委应急办的负责同志，并请求省职防院派中毒专家赶往现场，共同参与救治工作。

省卫生健康委应急办主任接到报告后，迅速进行了核实，并向委领导、省政府总值班室和国家卫生健康委应急办报告了情况。下达了紧急医学救援任务,并根据《××省突发事件紧急医学救援应急预案》和现场伤亡情况,建议启动我省紧急医学救援Ⅱ级应急响应。

先期到达现场的消防人员,在灭火的同时,测定风向,快速划分热区、暖区和冷区,拉开警戒线,同时积极搜救伤员,并将伤员快速送至暖区。经洗消后,转至冷区。

下面进入第三阶段卫生应急处置。

【屏幕显示】第三阶段 卫生应急处置
(冷区医疗救援,救护车到达现场,设置临时指挥部)

【场景:现场】×1、×2医院共2台救护车9名医护人员(第一台救护车5人,第二台救护车4人)人员鸣笛入场,张××医生临时担任现场医疗救援指挥。

【2号主持人词】×1医院救护车迅速到达现场,开设了医疗指挥所、划分安全区域,随车队长张××医生,临时担任医疗现场指挥官,立即与现场消防、武警等救援指挥人员沟通,并立即对医护人员下达指令。

【场景】A1、A2救护车上的医护人员整队接受指令

(对话表演)×1医院1号张××医生(面对A1、A2救护车上队员)(戴耳麦):1、2号医生,请你们负责划分各区位置和救护车的停放;×护士负责引导伤员并对停留绿色伤员区的伤者进行监护,其他医护人员请配合我进行检伤分类。

全部医护(×1、×2医院)回答:是!

【屏幕显示】应急处置——检伤分类

【场景】所有医护人员散开,开展工作

【对话】(耳麦)

张医生(面对伤员,第一次口令):我是×1医院的张××医生,请大家保持镇定、不要慌张、服从安排、听从指挥。现在请大家听我的指挥,凡是能自行走动的,请马上走到我的左手边(重复一遍)。

【场景】8名伤员立即撤到左手边,均可步行、互相搀扶、跛行,由×1医院×护士给伤员挂绿牌,并搀扶一名(17号)右前臂烧伤的伤员,边安慰,边引导至绿区,并对绿区伤者进行监护。

【注】10名绿区伤员分别为:8号化学性灼伤、9号左锁骨骨折、10号右前臂烧伤、11号右前臂骨折、12号前额出血、13号左前臂擦伤、14号左脚扭伤、15号右脚扭伤、16号头晕、17号头晕。

(第二次口令)凡是能听见我说话的,请马上举手示意或高声回答,能听见我说话吗?

【场景】5名伤员挥手示意或者高声回答,剩余2名伤员没有反应。这时所有医生前往伤员区,进行START/SALT检伤分类并挂牌。

【1号主持人词】经初步检伤,有7名伤员伤势较重。现在急救医生继续START/SALT检伤分类并挂牌,每个伤员判断时间为30秒。(动作:张医生安抚黄伤员一下,同时再呼叫另2位同伴上场,2人各自检查那2个没反应的伤员)

【屏幕显示】START检伤分类的具体操作方式是呼吸检查,无呼吸者开放气道后再评估是否有呼吸,无呼吸挂黑牌,有呼吸如频率>30次/分或<6次/分,挂红牌;如果呼吸正常就继续评估循环,毛细血管回流试验>2秒,挂红牌;如果循环正常继续评估意识,意识不清挂红牌。

【2号主持人词】经快速判断：1号伤员，呼吸在每分钟30次、毛细血管回流试验大于2秒、怀疑内出血、休克、骨盆骨折、脊柱损伤；2号伤员，呼吸在每分钟32次、毛细血管回流试验大于2秒，大面积烧伤，颅脑损伤，挂红色伤标；3号伤员，呼吸在每分钟38次、毛细血管回流试验大于2秒，（左股骨骨折，需要手术）；4号伤员，（颈椎损伤）；5号伤员（双手烧伤）；6号伤员（右小腿骨折）；7号伤员（左前臂重度擦伤，氯气中毒）4、5、6、7号呼吸均在每分钟26次、毛细血管回流试验均小于2秒，挂黄色伤标。

【意外状况处理】

【2号主持人词】由于现场环境复杂，伤员较多，医护人员在检伤分类时，一名轻伤员（绿15）拉着检伤医生哭喊，在现场救护人员的安慰下，伤员很快安静了下来。

【场景表演】

绿15（用耳麦）："医生、医生！请你们马上将（手指红1号伤员，他的家属）他先送往医院抢救！他快不行了，求你们啦！"。

检伤医生（用耳麦）：同志，你好，请不要着急，我们正在按照伤员伤势的轻重进行优先救治，同时也需要处理现场的其他伤员，特别是必须立即处理任何情况的伤势变化和控制现场，所以现场不可以没有救护人员。请你明白，保持冷静和配合救援行动，其他救护人员很快就会到场。

（时间节点：5分钟后）紧急医学救援指挥中心指挥车到达现场，120指挥中心××主任将接替现场指挥工作。

【屏幕显示】指挥官交接

【1号主持人词】现在大家看见驶入现场的是紧急医学救援指挥中心指挥车，车内人员为省、市、县卫生健康委员会负责人，将组成现场紧急医学救援指挥中心，并指定120指挥中心主任为现场医疗总指挥官，承担组织现场急救、伤员转运、信息统计、医院联系及与其他部门联系等工作。

【场景展示】现场紧急医学救援指挥中心指挥车到达现场，在救护车集结区停放。120中心主任将现场医疗指挥官的旗帜标志放在预定位置，并将担任现场医疗救援总指挥官。

现场指挥官（120指挥中心主任）（耳麦）：张医生，你好！我是120指挥中心××主任，现场紧急医学救援指挥中心指定我为现场医疗救援总指挥员，请你简要报告现场情况。

张医生（向现场总指挥员汇报）：报告指挥员同志，我是×1医院张医生，经救援队员初步检伤，现有17名伤员，危重伤员2名、重伤员5名、轻伤员10名，其中1号危重患者伤员（怀疑颅内出血、昏迷、脊柱损伤）、3号伤员现已昏迷（血气胸、大面积烧伤），其余伤员均为不同程度烧伤和肢体创伤，同时怀疑17名伤员均有不同程度的中毒，初步考虑氯气中毒，有待进一步的毒物确定，急需要增援，请指示。

【屏幕显示】经救援队员初步检伤，现有17名伤员，危重伤员3名、重伤员4名、轻伤员10名，其中1号危重患者伤员（怀疑颅内出血、休克、昏迷、骨盆骨折、脊柱损伤）、2号伤员现已昏迷（大面积烧伤），其余伤员均为不同程度烧伤和肢体创伤，同时怀疑17名伤员均有不同程度的中毒，初步考虑氯气中毒。

现场总指挥员120（耳麦）：收到，辛苦了！现已增派×3医院、×4医院、×5医院、×6医院各1台救护车，移动治疗救援车（MCTC）一台前来支援。请做好转运伤员准备。第二批增援×7医院、×8医院救护车各1台也会陆续赶到现场参与救援。

张医生：是。

时间节点:5 分钟后 ×3 医院、×4 医院,×5 医院、×6 医院各 1 台救护车及一台 MCTC 车到达现场。

【现场场景】增援的救护车陆续到达现场,并在 A1 的指挥下有序停放。×3 医院、×4 医院、×5 医院、×6 医院,MCTC 车出车医生向现场指挥官 120 中心主任报到。现场指挥官安排工作。

【对话】下达指令

现场指挥官(手势):现 ×1 正在处理 1 号伤员,×2 处理 2 号黄色伤员,请 ×3 处理 3 号红色伤员,×4 医院 4 号黄色伤员,×5 医院处理 5 号黄色伤员,×6 医院处理 6 号黄色伤员;MCDC 车展开待命。

同时回复:是(立即分开救治)。

以下为具体医疗演练展示。

【场景】

【1】×1 医院(A1 救护车)4 名医护人员走到 1 名颅内出血、脊柱损伤、深度昏迷的危重伤员前,用铲式担架将伤员抬送到红区。首先采用"五形拳"徒手固定头颈部,上颈托,"轴型"翻身将伤员翻上长脊柱板固定。监测生命体征,开放静脉通道。用铲式担架将伤员抬上车床担架,送至救护车上,救护车鸣笛驶入航空转运候机道,准备航空转运。

【1 号主持人词】现在为大家展示的是脊柱损伤、颅内出血红色 1 号患者的现场处理。

【对话】

×1 医院(A1):报告指挥员,我们刚处理完一名红色伤员,需要马上转送至医院,因患者伤情危重,需立即请求直升机转运。

现场指挥官:收到,立即向上级汇报,请求直升机增援。

下面是直升机转运流程。

【屏幕显示】直升机调度

【2 号主持人词】为确保事故危重伤员及时救治,经领导同意,决定将 1 名危重伤员用直升机从现场转至 ×1 医院创伤中心救治。

【屏幕显示】120 指挥中心联系直升机指挥中心

120 指挥中心:指挥员同志,今日上午 ××:×× 左右,吉祥化工厂发生一起爆炸事故,现有一名危重伤员需要由直升机从现场转运回 ×1 医院创伤中心,请予支持。

直升机指挥中心指挥员:是,我们马上安排。

直升机指挥中心指挥员:机长同志,我是指挥中心指挥员 ××,请你执行从吉祥化工厂到 ×1 医院创伤中心伤员转运任务,现已协调规划好航线,气象、净空条件良好,现场已安排人员指挥,请马上起飞。

机长:收到,已准备完毕,马上起飞!

(视频切入直升机起飞的场景,要有声效)

【1 号主持人词】爆炸导致液氯罐泄漏,目前伤员已怀疑氯气中毒,下面进入 - 中毒事件应急处置流程,(省职防院救护车 ×7,×8 进入)现在进入演练场的是 ×× 省职业防治病院的救护车。

【屏幕显示】第二批增援到达现场(中毒事件应急处置)

【场景】省职防院的救护车和应急处置车相继到达现场,并在指定区域停放,向医疗总指挥报告后,立即开展应急处置工作。

职防院领队 ×× 医生： 报告现场指挥，我是省职防院领队 ×× 医生，根据指令，省职防院组织应急队员 7 名携带相关应急设备，到达现场进行流行病学调查、洗消等工作，报告完毕，请指示。

120 指挥中心： 收到，火情与液氯泄漏已基本控制，经武警防化部队检测氯气浓度已显著下降。请穿好防护服，即刻进入现场了解热区相关情况，并协助消防和武警进一步明确冷、暖区警戒线。协助武警完成冷区前洗消工作，划分好卫生救援区域，并随时报告工作进展情况。

【1 号主持人词】 播放视频

现在视频展示的是 2 名穿戴好 A 级防护服、佩戴氯气报警器和通讯设备的队员，携带便携式多功能毒物检测仪、多功能风速仪以及准备好的氯气采样器等，由事故外围向事故核心区渐行。对现场进行快速检测，并根据现场检测结果进行分区核定，按氯气浓度 88mg/m³ 限值，划分为热区，确定红色警戒线；按氯气浓度 1mg/m³ 设置冷区和温区分界线，确定黄色警戒线。

为进一步明确污染源氯气的浓度，队员对核心污染区进行现场采样，及时送省职防院中心实验室检测。同时现场检测该区域的风速、温度、相对湿度、气压。

现场调查结果报告： 确认现场毒物为氯气，未检出其他毒物。事故核心区域氯气浓度为 126mg/m³。泄漏的氯气污染带呈约 60° 扇形分布，建议消防用高压水枪连续高空稀释，控制氯气继续扩散。事故已造成 13 人死亡，17 人中毒和外伤。据 119 报告，周边村民大约 100 多人处于爆炸现场的上风向，已被消防官兵疏散至安全地带。下风向 800m 无居民。

【屏幕显示】 现场中毒检伤

【2 号主持人词】 接下来展示中毒检伤，中毒检伤是创伤合并中毒患者检伤中的重要环节。现在开始现场中毒检伤。氯气中毒检伤分类标准为：红标：咳大量泡沫样痰、昏迷、窒息、严重呼吸困难。黄标：眼灼伤、皮肤灼伤。绿标：流泪、畏光、眼刺痛、流涕、呛咳等。

【屏幕显示】 氯气中毒检伤分类标准为：红标：咳大量泡沫样痰、昏迷、窒息、严重呼吸困难。黄标：眼灼伤、皮肤灼伤。绿标：流泪、畏光、眼刺痛、流涕、呛咳等。

【2 号主持人词】 经省职防院对伤者再次检伤分类，7 号伤员出现呼吸困难，咳大量泡沫样痰、挂红色伤标。8 号伤员右眼和右臂化学性灼伤，挂黄色伤标。

【1 号主持人词】 职防院救援工作人员的另一职责之一即协助武警防化进行洗消工作，而且我们都知道，任何怀疑有毒物污染的伤员从暖区进入冷区均需要进行彻底地洗消工作，因此，我们在此向大家展示洗消流程，请大家移目洗消帐篷区域。

【屏幕显示】 灾难现场洗消环节

【屏幕显示】 洗消目的：去除以及中和身体上的危害污染物

洗消装备：充气式洗消帐篷

洗消人员的防护装备：C 级防护装备

【2 号主持人词】 现在为大家展示的是伤员由暖区进入冷区的洗消环节

洗消程序分为 6 步：

1. 第一步初步分流　穿着 C 级防护装备人员为患者进行首次分诊（triage），登记伤员个人信息。伤情特别严重的伤者，先进行救治后再进行洗消。

2. 第二步穿着 C 级防护装备人员指导（非卧床）或协助（卧床）伤员脱除衣服及收取患者个人物品。活动自如的伤者可自行脱除衣物，活动受限的伤者由工作人员协助脱除衣物。

3. 第三步穿着 C 级防护装备人员指导（非卧床）或协助（卧床）伤员进行洗消。一般洗消需时 3~5 分钟 / 人次。

活动自如的伤者：有条理的从头到脚进行喷淋，每个人洗消时间约在 3~4 分钟；

活动受限的伤者：每位伤员需要 2~3 名工作人员协助洗消，从头到脚进行冲洗，（脸部、伤口、背部），每个人洗消时间约在 3~5 分钟；

4. 第四步穿着 C 级防护装备人员提供毛巾给伤员擦干身体及指引进入更衣间换上洁净衣服。

活动受限的伤者：清洗后更换干净的衣物并转移到清洗担架或轮椅。

5. 第五步穿着 D 级防护装备人负责护送伤员到二次分诊 / 观察中心 / 治疗中心。D 级防护装备人员不能进入洗消帐篷的清洗区域位置。

6. 第六步确定伤员污染物清除后才准许进入院内作进一步治疗或释放。

我们现在展示的是一名自由活动伤员的完整洗消过程。

【备注】具体洗消演练说明

1 人进入洗消帐篷，然后张开双手顺时针转两圈，帐篷内部的喷淋装备会从不同角度喷淋，然后进入更衣室更换干净的衣服。

所有从现场出来的受伤人员以及救援人员都需要经过洗消环节，通过洗消清除和中和身上大部分的危害污染物，洗消后再进行分诊、分流。

经过洗消的污物水需要用储存罐体存放，然后输送到规定的地方进行排放。

【屏幕显示】职防院医疗处置

【1 号主持人词】现在职防院的急救队员对 7 号、8 号伤员已经处理完毕。

【屏幕显示】

问诊：询问接触史和病史，确定该名患者是来自液氯泄漏区的工人，突然出现呼吸困难、剧烈咳嗽、咳大量泡沫痰，口唇发绀。

处置：

1. 立即给予糖皮质激素等支气管扩张剂吸入；面罩给氧 6~8L/ 分钟，地塞米松 20mg+ 10mlNS 静脉推注。

2. 向患者说明目前病情，并安慰病人。

3. 马上转运到救护车，持续心电监护、上无创呼吸机支持。

【场景】

省职防 ×× 医生：报告现场指挥，红 7 号伤员突然出现呼吸困难、剧烈咳嗽、咳大量泡沫痰，口唇发绀。患者来自液氯泄漏区，且半小时内出现肺水肿。诊断考虑：急性氯气中毒致化学性肺水肿，需要马上转送回院。

现场指挥官：请将伤员转送到省职防院。

省职防院医生：是！

【屏幕显示】

问诊：询问接触史和病史，确定该名患者是来自液氯泄漏区的工人，左眼结膜充血、水肿、点状出血，右上臂和前臂有约 5cm×30cm 大小的水肿性红褐色斑，上有多个薄壁水疱。两肺呼吸音低，无啰音。

处置：

1. 立即给予患者吸入糖皮质激素等支气管扩张剂预防肺水肿的发生。

2. 使用抗生素眼药水滴眼。

3. 5% 碳酸氢钠湿敷右前臂灼伤部位。

4. 安慰病人,嘱其配合抢救。

【场景】

省职防 ××× 医生:报告现场指挥,黄 8 号伤员急性痛苦面容、右眼刺痛和右臂烧灼样痛、流泪、畏光、呛咳。初步诊断:眼和皮肤轻度化学性灼伤。眼和皮肤已经过洗消,无明显喉头水肿和窒息,需要马上转送回院。

现场指挥官:请将伤员转送到省职防院。

省职防院医生:是!

【屏幕显示】肋骨开放性骨折,血气胸救治

【2】×2 院(4 人)到红 2 危重伤员前,立即用铲式担架将伤员抬送到红区,开始再次评估伤情:伤员中年男性,40 岁左右,气道通畅,呼吸 35 次 / 分钟,4~5 肋开放性骨折,脉搏 101 次 / 分,血压 90/60mmHg 对疼痛刺激有反应;快速 B 超:胸腔内液性暗区合并有气胸征。经过诊查后,该伤员烧伤面积达 60%,4~5 肋开放性骨折,合并有血气胸。

处置:吸氧、胸部伤口包扎、胸带固定、颈托固定、开放静脉通道并输液,监测生命体征。

×2 **院医疗队组长:**报告指挥员,×2 医院救治的 2 号伤员,目前考虑重度烧伤、肋骨骨折合并血气胸,已经做初步处理,正转送去移动治疗车上做进一步紧急治疗,报告完毕。

现场指挥官:收到,立即调派一辆救护车到转运区 MCTC 车前,伤员紧急处理完毕后立即转送医院。

【屏幕显示】MCTC 紧急救治

【摄像机跟拍,并投上屏幕】

展示双方医生的患者交接。投屏展示 MCTC 上手术过程。处置完毕后予以报告,请求将患者转送医院。

×2 **院医疗队组长:**报告指挥员,×2 医院救治的 2 号伤员已手术完毕,急需一台救护车将伤员转送医院进一步治疗,报告完毕。

现场指挥官:收到! 立即调派 A3 救护车前往!

说明:各医院救援队处置同时展示,有序报告,分批转运。主持人交替解说

【3】×3 院医疗队(A2 救护车 2 人)到黄 3 重伤员前,用铲式担架将伤员抬送到黄区。该伤员为左股骨骨折。用夹板固定左下肢,吸氧,监测生命体征,开放静脉通道。处理完毕,用铲式担架将伤员抬上车床担架,准备转送回院。向现场指挥报告。

×3 **院医疗队队长(A3):**报告现场指挥官,×3 院医疗救援队刚处理完一名黄色伤员,需要马上转送回院。

现场指挥官:收到,×× 医生请立即调派一辆救护车 A3 到转运区,将该伤员立即转送到 ×3 院。

×× **医生:**是! 立即调派救护车!

【4】×4 院医疗队(A4):第一步:到达 4 号伤员(脊髓损伤)前,按 ABCDE 程序快速进行初步检查,作出初步诊断。用铲式担架将伤员抬到黄区进一步处理。第二步:然后采用"五形拳"徒手固定头颈部,上颈托,"轴型"翻身将伤员翻上长脊柱板固定。吸氧,监测生命体征,开放静脉通道。并将伤员抬上车床担架,准备转送。最后向医疗指挥官报告,第三

步:填写《伤者人数记录表》。

×4院医疗队队长:报告现场总指挥,我们刚处理完一名黄色伤员,需要马上转送回院。

现场指挥官:好的,请立即转送至×4院。

×4院医疗队队长:是!

【5】**×5院医疗队(A5):**第一步:到达5号伤员(双手烧伤)前,按ABCDE程序快速进行初步检查,作出初步诊断。用铲式担架将伤员抬到黄区进一步处理。第二步:冷生理盐水冲洗烧伤部位、用烧伤敷料覆盖伤口。吸氧,监测生命体征,开放静通道。将伤员抬上车床担架,准备转送。向医疗指挥官报告。第三步:填写《伤者人数记录表》。

×5院医疗队队长:报告现场指挥员,我们刚处理完一名黄色伤员,需要马上转送回院。

现场指挥官:好的,请将伤员转送到×5院。

×5院医疗队队长:是!

【6】**×6院医疗队(A6):**第一步,到达6号伤员(左小腿骨折)前,按ABCDE程序快速进行初步检查,作出初步诊断。用夹板固定伤员左小腿。用铲式担架将伤员抬上车床担架床到黄区,向医疗指挥官报告,填写《伤者人数记录表》。

×6院医疗队队长:报告现场指挥员,我们刚处理完一名黄色伤员,需要马上转送回院。

现场指挥官:好的,请将伤员转送到×6院。

×6院医疗队队长:是!

【屏幕显示】第三批增援抵达

【场景】第三批增援的3台救护车鸣笛依次到达现场,在救护车集结区停放,并分别向现场指挥员报到。现场指挥员根据"先重后轻"的原则安排救护人员抢救,×9院、×10、×11院3台救护车的医护人员依次列队,接受任务。

120中心主任(现场指挥官):请各救援小组听从指令,请立即到达绿区处理伤员。×9院医疗队处理9~11号伤员,×10院医疗队处理12~14号伤员,×11院医疗队处理15~17号伤员,处理完毕后立即有序转送。

各单位统一答复:是!

【场景】队伍紧急分开,奔向伤员进行处理

【7】**×9院医疗队(A9):**第一步:到达9号伤员(左锁骨骨折)前,快速全身检查,作出诊断,用三角巾悬吊(大手挂)、三角巾宽带固定左上肢。吸氧。第二步:到达10号伤员(右前臂烧伤)前,快速全身检查,作出诊断,用冷生理盐水冲洗,烧伤敷料覆盖伤口,包扎。第三步:到达11号伤员(右前臂骨折)前,快速全身检查,作出诊断,用夹板固定右前臂,三角巾悬吊(大手挂)、三角巾宽带固定右上肢。吸氧。第四步:向医疗指挥官报告,填写《伤者人数记录表》。

【8】**×10院医疗队(A10):**第一步:到达12号伤员(前额皮肤挫裂伤)前,快速全身检查,作出诊断,进行止血包扎。第二步:到达13号伤员(左前臂皮肤挫裂伤)前,快速全身检查,作出诊断,进行止血包扎。第三步:到达14号伤员(左侧踝关节扭伤)前,快速全身检查,作出诊断,用弹力绷带作左踝关节"8"字固定。第四步:向医疗指挥官报告,填写《伤者人数记录表》。

【9】**×11院医疗队(A11):**第一步:到达15号伤员(右侧踝关节扭伤)前,快速全身检查,作出诊断,用弹力绷带作右踝关节"8"字固定。第二步:到达16号伤员(头晕)前,快速全身检查,作出诊断,给予吸氧。第三步:到达17号伤员(头晕)前,快速全身检查,作出诊

断,给予吸氧。第四步:向医疗指挥官报告,填写《伤者人数记录表》。

【场景】A09、A10、A11 救护车连续将患者转送回院。

【1号主持人词】下面进入直升机转运流程。

【屏幕显示】直升机转运

【1号主持人词】为确保危重伤员及时救治,经请示委领导同意,决定将 1 名危重伤员用直升机转至省人民医院创伤中心救治。

【现场】直升机飞入,地面工作人员做好安全工作。

【场景】机长(1 名),副机长(1 名),医生或护士各 1 名。飞机到达现场指定降落区域,平稳降落,医护人员下机进行医护交接,并将伤员抬上担架送上飞机,飞机起飞。

×1院医生:骨盆固定带固定,已开放两条静脉通道,暂且生命体征平稳。

直升机转运医生:已了解病情。

交接完毕,直升机飞往 ×1院。

【屏幕显示】第四阶段 应急结束、响应终止(现场清理)

现场总指挥:×1院,请你们检查现场是否还有伤员。

×1院医疗队队长:是。

【场景】经过查看现场,伤员已全部转送完毕。将收集汇总后的相关表格交现场指挥。现场指挥请 120 中心核对伤员人数和收治情况。

现场总指挥:主任同志,这是伤员人数和各医院收治情况,请核对。

此次共调派救护车 11 台,指挥车 1 台,移动治疗车 1 台,处理伤员 17 名。其中,危重伤员 5 名、重伤员 3 名、轻伤员 9 名。分别收治于:×1、×2、×3、×4、×5、×6、×7、×8、×9、×10、×11院,现场清理完毕,现场人员是否撤回,请指示!

××主任:现场医疗救治任务结束,救护人员撤离。

现场总指挥:现场处理完毕,各岗位撤离。

【1号主持人词】根据《突发事件紧急医学救援应急预案》,经请示领导同意,终止Ⅱ级应急响应。省卫生健康委专题向省政府报告了吉祥化工厂爆炸事故的伤员的救治情况和空气中氯气的含量,并向媒体发布了相关信息。

【屏幕显示】影响评估

【2号主持人词】消防部门灭火结束,已消除危险。对泄漏物质的洗消结束。根据检测结果,现场领队向指挥部报告了以下情况:泄漏点空气中氯气浓度为 0.5mg/m³,抢险成功,下风向居民区空气中氯气浓度未检出。

【播放转场背景音乐,所有参与演练人员列队入场】

【1号主持人词】在国家、省、市、县卫生健康行政部门统一领导下,各级医疗卫生机构和应急、消防、交警的共同努力,成功救治了受伤人员,目前,所有受伤人员生命体征平稳。根据《突发事件紧急医学救援应急预案》,经请示委领导同意,终止突发事件紧急医学救援Ⅱ级响应。省卫生健康委专题向省政府报告了吉祥化工爆炸事故的受伤人员的救治情况。并向媒体发布信息。

列队完毕,指挥长、副指挥长各自就位。

副指挥长:尊敬的各位领导,同志们,××××年模拟重大危险化工品爆炸事故卫生应急演练所有科目已经完成,下面请演练指挥长宣布演练结束。

指挥长:我宣布,演练结束!

【**屏幕显示**】第五阶段　点评与总结

【**2号主持人词**】现在进入演练点评与总结环节。

领导1点评总结

领导2点评总结

领导3点评总结

【**1号主持人词**】××年模拟重大化工危险品爆炸事故卫生应急演练活动至此已经圆满结束了,明年的应急演练再见。

注:《××××年模拟重大危险化学品爆炸事故卫生应急演练执行脚本》详见附录1。

附件　以下附件名目仅供参考,可根据各自的实际情况拟定

附件一

××××年模拟重大危险化学品爆炸事故卫生应急演练救援物资清单

编号	名称	数量	备注
1	反光背心	30件	
2	头盔	30个	
3	手套	2盒	
4	口罩	2盒	
5	分流卡	20张	
6	伤者分流地垫或胶带	共6张	红、黄、绿各2张
7	束带	大量	
8	伤病者治理记录表	60张	reference to AMS
9	伤者人数记录表	20张	reference to AMS
10	运送伤者记录表	20张	reference to AMS
11	救护车到场记录	20张	reference to FSD
12	无线电话通讯器	12部	租
13	全身 Rescui Annne	1个	
14	AED trainer(FR2+)	1个	
15	LMA 喉罩 / ET Tube	1套	
16	插喉包	1套	
17	输液工具 7.5号气道内导管、喉镜、10ml 针筒、18G 静脉导管、静脉输液套装、LR 溶液 500ml 或 1 000ml	1套	
18	监护仪	1套	
19	氧气袋	10套+	
20	简单面罩(后备)	10个	
21	脊椎板(连带头部制动器及蜘蛛带)	2套	

续表

编号	名称	数量	备注
22	骨科抬床（连安全带）	5 张	
23	盆骨带	1 套	
23a	盆腔固定器（Pelvic Binder）	1 套	
24	折床（软式担架）	6 张	
25	急救箱	10 盒	
26	药袋	10 套	
27	听诊器	3 套	
28	手动血压计	5 套	
29	血氧计	2 部	
30	耳探体温计	3 部	Green-Secondary Survey
31	硬颈套	2 套	
32	胶囊及面罩复苏器	2 套	
33	吹气夹板	1 套	
34	短夹板	4 件	
35	铝展性夹板	1 套	
36	三角巾	适量	
37	滚动条绷带	适量	
38	消毒敷料	适量	
39	消毒药水	适量	
40	烧伤敷料（水性或油性）	1 套	
41	保鲜膜	3 卷	处理烧伤
42	止血包	适量	
43	冷冻包	3 个	
44	厚毛巾（白色）	9 张	
45	毛毯或床单	30 张	保持私隐
46	面纸巾	2 包	
47	饮料	2 包	
48	救护车轮椅	6 张	
49	救护车轮床	9 张	
50	文具箱（若干）	1 个	
51	垃圾袋	10 个	
52	救护车	11 辆	
53	直升机	1 架	

编号	名称	数量	备注
54	MCTC	1辆	
55	120指挥中心小车	1辆	
56	氯气报警器	1	
57	红外光谱气体分析仪	1	
58	多功能毒气侦测仪、快速检气管	1	
59	防爆型空气收集器	1	
60	风向风速测定仪	1	
61	风向标	1	
62	温湿度测定仪	1	
63	气压计	1	

附件二

××××年模拟重大危险化学品爆炸事故卫生应急演练洗消环节清单

编号	名称	数量	备注
1	小型清洗帐幕	1个	
2	保护衣(C级)	2套	
	保护衣(A级)	2套	
3	保护衣(D级)包括: 保护袍,口罩,帽,护目镜		
4	冲洗装备包括但不限于:水源,抽水泵,水喉(喷淋),排水等等	1套	
5	更衣物品,包括: 干净浴袍,干毛巾,椅子,废物筐塑料袋,清洁的拖鞋	1套	
6	分流站包括: 柜,椅子,指示牌	1套	
7	检查站包括: 柜,椅子,指示牌	1套	
8	指示牌: 适当的伤者指示牌	1套	
9	通信设备,包括: 对讲机,扬声器	1套	

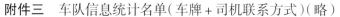

（黄　婕　陈　芳　韩小彤）

第二节　突发公共卫生事件

一、国家突发公共卫生事件应急预案

1　总则

1.1　编制目的

有效控制突发中毒事件及其危害，指导和规范突发中毒事件的卫生应急工作，最大限度地减少突发中毒事件对公众健康造成的危害，保障公众健康与生命安全，维护社会稳定。

1.2　编制依据

《中华人民共和国突发事件应对法》《中华人民共和国食品安全法》《突发公共卫生事件应急条例》《危险化学品安全管理条例》《中华人民共和国食品安全法实施条例》《国家突发公共卫生事件应急预案》《国家突发公共事件医疗卫生救援应急预案》等法律、法规和预案。

1.3　适用范围

各类突发中毒事件的卫生应急工作。致病微生物引起的感染性和传染性疾病按相关预案处置。

1.4　工作原则

以人为本，有效处置；统一领导，分工协作；信息共享，快速响应；加强管理，强化保障。

1.5　事件分级

根据突发中毒事件危害程度和涉及范围等因素，将突发中毒事件分为特别重大（Ⅰ级）、重大（Ⅱ级）、较大（Ⅲ级）和一般（Ⅳ级）突发中毒事件四级。食物中毒及急性职业中毒事件按照《国家突发公共卫生事件应急预案》的分级标准执行。

1.5.1　特别重大突发中毒事件（Ⅰ级）

有下列情形之一的为特别重大突发中毒事件：

1）一起突发中毒事件，中毒人数在 100 人及以上且死亡 10 人及以上；或死亡 30 人及以上。

2）在一个县（市）级行政区域 24 小时内出现 2 起及以上可能存在联系的同类中毒事件时，累计中毒人数 100 人及以上且死亡 10 人及以上；或累计死亡 30 人及以上。

3）全国 2 个及以上省（自治区、直辖市）发生同类重大突发中毒事件（Ⅱ级），并有证据表明这些事件原因存在明确联系。

4）国务院及其卫生行政部门认定的其他情形。

1.5.2 重大突发中毒事件（Ⅱ级）

有下列情形之一的为重大突发中毒事件：

1）一起突发中毒事件暴露人数 2 000 人及以上。

2）一起突发中毒事件，中毒人数在 100 人及以上且死亡 2~9 人；或死亡 10~29 人。

3）在一个县（市）级行政区域 24 小时内出现 2 起及以上可能存在联系的同类中毒事件时，累计中毒人数 100 人及以上且死亡 2~9 人；或累计死亡 10~29 人。

4）全省 2 个及以上市（地）级区域内发生同类较大突发中毒事件（Ⅲ级），并有证据表明这些事件原因存在明确联系。

5）省级及以上人民政府及其卫生行政部门认定的其他情形。

1.5.3 较大突发中毒事件（Ⅲ级）

有下列情形之一的为较大突发中毒事件：

1）一起突发中毒事件暴露人数 1 000~1 999 人。

2）一起突发中毒事件，中毒人数在 100 人及以上且死亡 1 人；或死亡 3~9 人。

3）在一个县（市）级行政区域 24 小时内出现 2 起及以上可能存在联系的同类中毒事件时，累计中毒人数 100 人及以上且死亡 1 人；或累计死亡 3~9 人。

4）全市（地）2 个及以上县（市）、区发生同类一般突发中毒事件（Ⅳ级），并有证据表明这些事件原因存在明确联系。

5）市（地）级及以上人民政府及其卫生行政部门认定的其他情形。

1.5.4 一般突发中毒事件（Ⅳ级）

有下列情形之一的为一般突发中毒事件：

1）一起突发中毒事件暴露人数在 50~999 人。

2）一起突发中毒事件，中毒人数在 10 人及以上且无人员死亡；或死亡 1~2 人。

3）在一个县（市）级行政区域 24 小时内出现 2 起及以上可能存在联系的同类中毒事件时，累计中毒人数 10 人及以上且无人员死亡；或死亡 1~2 人。

4）县（市）级及以上人民政府及其卫生行政部门认定的其他情形。

2 组织体系及职责

2.1 卫生行政部门

在国务院统一领导下，国务院卫生行政部门负责组织、协调全国突发中毒事件的卫生应急工作，负责统一指挥、协调特别重大突发中毒事件的卫生应急处置工作。国家卫生健康委员会卫生应急办公室负责突发中毒事件卫生应急的日常管理工作。

各级地方卫生行政部门在本级人民政府领导下，负责组织、协调本行政区域内突发中毒事件的卫生应急工作；配合相关部门，做好安全生产或环境污染等突发事件中，涉及群体中毒的卫生应急工作。按照分级处置的原则，省级、地市级、县级卫生行政部门分别负责统一指挥、协调重大、较大和一般级别的突发中毒事件的卫生应急工作。

2.2 医疗卫生机构

各级各类医疗卫生机构是突发中毒事件卫生应急的专业技术机构，结合各自职责做好应对突发中毒事件的各种准备工作，加强专业技术人员能力培训，提高快速应对能力和技术水平。发生突发中毒事件后，在本级人民政府卫生行政部门领导下，开展卫生应急处理工作。

2.2.1 化学中毒救治基地及指定救治机构

国务院卫生行政部门及地方各级政府卫生行政部门应当确立本级化学中毒救治基地或

指定救治机构,作为承担突发中毒事件卫生应急工作的主要医疗机构。化学中毒救治基地及指定救治机构应做好以下工作。

1)国家级化学中毒救治基地要根据需要承担特别重大级别的突发中毒事件现场卫生应急工作和中毒病人救治工作,以及指导和支持地方救治基地卫生应急工作;全面掌握突发中毒事件卫生应急处置技术,开展中毒检测、诊断和救治技术的研究;协助国家卫生健康委员会制订突发中毒事件卫生应急相关技术方案;负责全国突发中毒事件的毒物检测、救治技术培训和指导,以及开展全国化学中毒信息咨询服务工作。

2)省级化学中毒救治基地开展辖区内突发中毒事件现场医学处理工作;负责辖区内的突发中毒事件的救治技术指导和培训;开展中毒检测、诊断和临床救治工作,以及中毒信息咨询工作等。

3)市(地)级化学中毒救治基地或指定救治机构,负责辖区内突发中毒事件的现场处理和临床诊治技术指导;面向辖区提供中毒信息服务;承担本辖区内中毒事件现场医学处理工作。

4)县(市)级化学中毒救治基地或指定救治机构,负责辖区内突发中毒事件的现场处理和临床诊治技术指导;面向辖区提供中毒信息服务;承担本辖区内中毒事件现场医学处理工作。

2.2.2 相关医疗机构

1)开展突发中毒事件和中毒病例报告工作。

2)开展中毒病人的现场医疗救治、转运、院内诊疗工作。

3)向当地人民政府卫生行政部门报告中毒病人转归情况。

4)协助疾病预防控制机构开展中毒病人的流行病学调查,并采集有关生物样本。

2.2.3 疾病预防控制机构

1)开展突发中毒事件的监测、报告和分析工作。

2)开展突发中毒事件的现场调查和处理,提出有针对性的现场预防控制措施建议。

3)开展突发中毒事件的现场快速鉴定和检测,按照有关技术规范采集样本,开展中毒事件样本的实验室鉴定、检验和检测工作。

4)开展突发中毒事件暴露人群的健康监护工作。

5)开展突发中毒事件的健康影响评价工作。

2.2.4 卫生监督机构

1)在卫生行政部门领导下,协助对参与突发中毒事件处置的医疗卫生机构有关卫生应急措施的落实情况开展督导、检查。

2)协助卫生行政部门依据有关法律法规,调查处理突发中毒事件卫生应急工作中的违法行为。

3)根据"三定"规定明确的职责,对突发中毒事件肇事单位和责任单位进行卫生执法监督。

2.3 专家组

各级卫生行政部门设立突发中毒事件专家组,其主要职责:

对突发中毒事件应急准备提出咨询建议,参与制订、修订突发中毒事件相关预案和技术方案。

对确定突发中毒事件预警和事件分级及采取相应的重要措施提出建议,对突发中毒事件应急处理进行技术指导,对突发中毒事件应急响应的终止、后期评估提出咨询意见。

承担突发中毒事件应急指挥机构和日常管理机构交办的其他工作。

2.4 卫生应急专业队伍

各级卫生行政部门成立突发中毒事件卫生应急专业队伍,配备必要处置和保障装备,定期组织专业培训、演习和演练。

接受本级卫生行政部门调用,参与突发中毒事件应急处理工作。

3 监测、报告与风险评估

3.1 监测

各级卫生行政部门指定医疗卫生机构开展突发中毒事件的监测工作,建立并不断完善中毒实时监测分析系统,组织辖区医疗卫生机构开展突发中毒事件涉及的中毒病人相关信息的收集、整理、分析和报告等工作;组织开展针对特定中毒或人群的强化监测工作;组织同级中毒救治基地(或指定救治机构)和疾病预防控制机构开展毒物、突发中毒事件及其中毒病例的实时监测和数据分析工作。

3.2 报告

突发中毒事件的责任报告单位、责任报告人、报告时限和程序、网络直报均按照《国家突发公共卫生事件应急预案》执行。

突发中毒事件报告分为首次报告、进程报告和结案报告,应当根据事件的严重程度、事态发展和控制情况及时报告事件进程。

首次报告内容包括突发中毒事件的初步信息,应当说明信息来源、危害源、危害范围及程度、事件性质和人群健康影响的初步判定等,也要报告已经采取和准备采取的控制措施等内容。

进程报告内容包括事件危害进展、新的证据、采取的措施、控制效果、对事件危害的预测、计划采取的措施和需要帮助的建议等。进程报告在事件发生的初期每天报告,对事件的重大进展、采取的重要措施等重要内容应当随时口头及书面报告。重大及特别重大的突发中毒事件至少每日进行进程报告。

结案报告内容包括事件发生原因、毒物种类和数量、波及范围、接触人群、接触方式、中毒人员情况、现场处理措施及效果、医院内处理情况等,还要对事件原因和应急响应进行总结,提出建议。结案报告应当在应急响应终止后7日内呈交。

3.3 风险评估

县级及以上人民政府卫生行政部门应当组织专家,开展毒物及突发中毒事件对公众健康危害的风险评估,为政府相关部门开展中毒预警和制定防控对策提供参考。发生突发中毒事件或发现可能造成突发中毒事件的因素后,根据有毒物质种类、数量、状态、波及范围、接触人群以及人群中毒症状等,及时开展动态评估,提出预防和控制建议。

4 信息通报

各级卫生行政部门在处理突发中毒事件过程中,及时向环境保护、安全生产监督管理、公安等相关部门通报卫生应急处理情况;并及时获取其他相关部门处理突发中毒事件涉及的相关信息,以便及时掌握相关突发事件涉及的中毒卫生应急工作情况。

5 应急响应

5.1 应急响应原则

发生突发中毒事件时,各级卫生行政部门在本级人民政府领导下和上一级卫生行政部门技术指导下,按照属地管理、分级响应的原则,迅速成立中毒卫生应急救援现场指挥机构,组织专家制定相关医学处置方案,积极开展卫生应急工作。

5.2 分级响应

Ⅰ级响应:达到特别重大突发中毒事件后,国务院卫生行政部门立即启动Ⅰ级应急响应,迅速开展卫生应急工作,并将应急工作情况及时报国务院。省级卫生行政部门在本级政府领导和国务院卫生行政部门指导下,立即组织协调市(地)、县(市)级卫生行政部门开展卫生应急处理工作。

Ⅱ级响应:达到重大突发中毒事件后,省级人民政府卫生行政部门立即启动Ⅱ级应急响应,迅速开展卫生应急工作,并将应急工作情况及时报本级人民政府和国务院卫生行政部门。国务院卫生行政部门应当加强技术支持和协调工作,根据需要组织国家卫生应急救治队伍和有关专家迅速赶赴现场,协助开展卫生应急处理工作。

Ⅲ级响应:达到较大突发中毒事件后,市(地)级人民政府卫生行政部门立即启动Ⅲ级应急响应,迅速开展卫生应急工作,并将应急工作情况及时报本级人民政府和上一级卫生行政部门。省级卫生行政部门应当及时组织专家对卫生应急处理工作提供技术指导和支持。国务院卫生行政部门根据工作需要及时提供技术支持和指导。

Ⅳ级响应:达到一般突发中毒事件后,县(市)级人民政府卫生行政部门立即启动Ⅳ级应急响应,迅速开展卫生应急工作,并将应急工作情况及时报本级人民政府和上一级卫生行政部门。市(地)级卫生行政部门应当及时组织专家对卫生应急处理工作进行技术指导。省级卫生行政部门应当根据工作需要提供技术支持。

5.3 响应措施

5.3.1 组织协调

各级人民政府卫生行政部门在本级人民政府或其成立的突发事件应急指挥部统一领导,上一级人民政府卫生行政部门业务指导下,调集卫生应急专业队伍和相关资源,开展突发中毒事件卫生应急救援工作。

5.3.2 现场处置

具备有效防护能力、现场处置知识和技能的医疗卫生应急人员承担突发中毒事件卫生应急现场处置工作,并详细记录现场处置相关内容,按流程转运病人并做好交接工作。

5.3.2.1 脱离接触

国家卫生健康委员会积极配合公安、安全生产监督管理、环境保护等部门控制危害源,搜救中毒人员,封锁危险区域以及封存相关物品,防止人员继续接触有毒物质。

5.3.2.2 现场医疗救援区域设置

存在毒物扩散趋势的毒物危害事件现场,一般分为热区(红线内)、温区(黄线与红线间)和冷区(绿线与黄线间)。医疗救援区域设立在冷区,并可结合现场救援工作需要,在医疗救援区域内设立洗消区、检伤区、观察区、抢救区、转运区、指挥区、尸体停放区等功能分区。

5.3.2.3 样本采集和毒物快速检测

现场调查人员在了解事件发生过程和发生地情况后尽早进行样本采集工作。采集样本时应当注意根据毒物性质和事件危害特征采集具有代表性的样本,选择合适的采样工具和保存、转运容器,防止污染,采集的样本数量应当满足多次重复检测。

在有条件时,现场调查人员应当尽早开展现场应急毒物检测,以便根据毒物检测结果指导开展现场处置工作。

5.3.2.4 现场洗消

在温区与冷区交界处设立现场洗消点,医疗卫生救援人员协助消防部门对重伤员进行洗消,同时注意染毒衣物和染毒贵重物品的处理。

5.3.2.5 现场检伤及医疗救援

现场检伤区设立在现场洗消点附近的冷区内,医疗卫生救援队伍负责对暴露人员进行现场检伤。参照通用检伤原则以及毒物对人体健康危害特点,将中毒病人及暴露人员分为优先处置、次优先处置、延后处置和暂不处置四类,分别用红、黄、绿、黑四种颜色表示。标红色为必须紧急处理的危重症病人,优先处置;标黄色为可稍后处理的重症病人,次优先处置;标绿色为轻症病人或尚未确诊的暴露人员,可延后进行处置;标黑色为死亡人员,暂不处置。红标者应当立即送抢救区急救,黄标者和绿标者在观察区进行医学处理,黑标者送尸体停放区。

现场医疗救援工作由卫生行政部门指挥和调度。中毒病人和暴露人员经现场医学处理且病情相对平稳后,转运至指定的医疗机构等。现场医学处理人员要记录相关病人和暴露人员的现场医学处理措施,与转运病人的医务人员做好交接工作,并定期向卫生行政部门汇报相关信息。

5.3.2.6 病人转运

卫生行政部门要指定医疗机构接收救治病人,做到统一调度,合理分流。

转运过程中,医护人员必须密切观察中毒病人病情变化,确保治疗持续进行,并随时采取相应急救措施。负责转运的医护人员与接收病人的医疗机构要做好病人交接,并及时向卫生行政部门报告转运及交接情况。

5.3.2.7 病人救治

卫生行政部门根据需要组织制定突发中毒事件的诊疗方案,并组织开展指导检查工作。

接收病人的医疗机构,做好病人的接收、救治和医学观察工作,并及时向卫生行政部门报告相关信息。根据毒物特点及病人情况,必要时对病人进行二次洗消。

5.3.2.8 医疗卫生救援人员的防护

进入现场参与医疗卫生救援的人员,要了解各类防护装备的性能和局限性,根据毒物种类及危害水平选择适宜的个体防护装备,在没有适当个体防护的情况下不得进入现场工作。

5.3.2.9 公众健康防护和宣传教育

各级卫生行政部门根据突发中毒事件特点和卫生防护要求,向当地政府及有关部门提出公众健康防护措施建议,开展中毒自救、互救及其卫生防病知识等公众健康影响的宣传教育工作。

公众健康防护措施的建议主要包括:①发生有毒气体泄漏事件后,根据当地气象条件和地理位置特点,暴露区域群众应当转移到上风方向或侧上风方向的安全区域,必要时应当配备逃生防毒面具。②发生毒物污染水源、土壤和食物等中毒事件后,应当立即标记和封锁污染区域,及时控制污染源,切断并避免公众接触有毒物质。

5.3.2.10 心理援助

发生中毒事件后,各级卫生行政部门在同级人民政府领导下,配合相关部门和团体,开展心理援助工作。根据需要组织有关专业人员开展心理疏导和心理危机干预工作。

5.4 应急响应的终止

各级卫生行政部门要适时组织专家对是否终止突发中毒事件卫生应急响应进行评估,

并根据专家组的建议及时决定终止卫生应急响应。

突发中毒事件卫生应急响应的终止必须同时符合以下条件：突发中毒事件危害源和相关危险因素得到有效控制，无同源性新发中毒病例出现，多数中毒病人病情得到基本控制。

5.5 应急响应工作评估

突发中毒事件卫生应急响应结束后，承担应急响应工作的卫生行政部门应当组织有关人员对突发中毒事件卫生应急工作进行评估，及时总结卫生应急工作中的经验、教训。评估报告上报本级人民政府和上一级卫生行政部门。

5.6 非事件发生地区卫生应急措施

可能受到突发中毒事件影响地区的卫生行政部门，应当根据突发中毒事件的性质、特点、发展趋势等情况，分析本地区受波及的可能性和程度，重点做好以下工作：

1）密切关注事件进展，及时获取相关信息。

2）加强重点环节的人群健康监测，提出安全防护建议。

3）组织做好本行政区域的卫生应急处理所需的人员与物资准备。

4）有针对性地开展中毒预防控制知识宣传教育，提高公众自我保护意识和能力。

6　保障措施

各级卫生行政部门按照《国家突发公共卫生事件应急预案》《国家突发公共事件医疗卫生救援应急预案》要求，做好突发中毒事件卫生应急的体系、技术、队伍、资金及血液供应等保障，开展培训演练和公众健康教育等工作。

地方各级卫生行政部门根据相关预案和规范的要求，结合本地区实际，组织专家提出本级基本解毒药品及其他急救药品、器械（包括洗消等）、基本防护用品储备，以及基本现场检测设备和仪器配备的建议，并协调配合有关部门予以落实。

各级卫生行政部门与安全生产监督管理、环境保护等相关部门积极协调，做好突发公共事件涉及的中毒事件卫生救援工作；与工业和信息化等部门配合，协助其做好解毒药品及其他急救药品、医疗设备和器械、防护用品的生产、储备、调用等卫生应急保障工作。

县级以上各级人民政府、卫生行政部门及有关单位，为参加突发中毒事件应急处理的医疗卫生人员购买人身意外伤害保险，给予适当补助和保健津贴。

7　预案的制定与更新

本预案由国家卫生健康委员会制定并发布。

根据突发中毒事件的形势变化和实施中发现的问题，国家卫生健康委员会对本预案更新、修订和补充。

8　附则

名词术语

毒物：在一定条件下（接触方式、接触途径、进入体内数量），影响机体代谢过程，引起机体暂时或永久的器质性或功能性异常状态的外来物质。

中毒：机体受毒物作用出现的疾病状态。

突发中毒事件：在短时间内，毒物通过一定方式作用于特定人群造成的群发性健康影响事件。

同类事件：指事件的发生、发展过程及病人的临床表现相似的事件。

暴露者：发生突发中毒事件时，在一定时间内，处于毒物扩散区域范围内，并可能受到毒物危害或影响的人员。包括在事件发生初期，难以判定是否有明确的毒物接触史、是否有不适症状和异常体征的人员。

暴露人数：指一起突发中毒事件中暴露者数量的总和。

预案实施时间

本预案自印发之日起实施。

注：本预案引自中华人民共和国国家健康委员会应急办于 2006 年 1 月 10 日发布的公文。

二、××年××省重大突发公共卫生事件应急联合桌面演练方案——中东呼吸综合征疫情处置

（××版）

演练时间：××××年×月×日 15：00 至 16：30

参演单位：××省应急办

演练地点：××省应急指挥中心

模拟事件：重大突发公共卫生事件应急——中东呼吸综合征疫情处置

发生时间：××××年 11 月 1 日中午 11：00

发生地点：×××

发病人数：3 人

14：45-14：55 进场　播放音乐

【屏幕显示】××年××省重大突发公共卫生事件应急桌面演练

【主持人】各位领导、各位专家、各位嘉宾，下午好！

今天我们举行××年××省重大突发公共卫生事件应急联合桌面演练，即：中东呼吸综合征疫情协同处置演练。

这次演练由××承办。参演单位有：×××

本次演练按照《××省突发公共卫生事件应急预案》《××省中东呼吸综合征冠状病毒感染疫情防控应急预案》等预案开展。

演练分为五个阶段：一、先期处置；二、应急响应；三、应急处置；四、突发状况处置；五、应急结束。

担任今天桌面演练指挥长的是××省人民政府副秘书长×××同志，副指挥长是省卫生健康委副主任×××同志。

下面进入演练程序。

省卫生健康委×××副主任：报告指挥长，演练各项准备工作就绪，是否开始演练，请指示！

省政府×××秘书长：我宣布，××省突发公共卫生事件——中东呼吸综合征疫情应急联合桌面演练，现在开始。

科目一：先期处置

【屏幕显示】××省突发公共卫生事件——中东呼吸综合征疫情应急演练科目一：先期处置

【演练主持人】下面进入突发××省公共卫生事件——中东呼吸综合征疫情应急演练

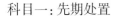

科目一：先期处置

【屏幕显示】演练目的：熟悉《××省突发公共卫生事件应急预案》《××省中东呼吸综合征冠状病毒感染疫情防控应急预案》各个主要环节的工作流程、应急响应的级别确定及启动步骤。

【播放视频资料1】

（一）病例发现

1. ××××年11月1日上午11时，××市××县××乡××村村民。××，男，38岁，因发热、畏寒、乏力、头痛、肌痛3天，自己购买药物服用后未见好转，由2名亲属陪送至××省人民医院急诊科就诊。

2. 经预检分诊护士（做好个人防护）给患者测量体温为39.0℃，询问患者有沙特阿拉伯务工的流行病学史，7天前回国（随后请患者戴上医用N95口罩）。于是，由医务人员护送，转发热专用诊室。

3. （在发热专用诊室内，医生按照二级防护要求，戴医用N95口罩，穿防护服等）经过详细的问询和相关的检查后，怀疑为"中东呼吸综合征"，遂将患者单独安置在疑似病例隔离区，将2名陪同人员安排在发热门诊的隔离室。

4. 接诊医生立即上报科室负责人、医院应急办、传染病管理科。医院应急办立即报告主管院长。副院长宣布启动《××省人民医院中东呼吸综合征防控应急预案》。应急办立即组织协调后勤、设备、药学等相关部门做好应急准备工作，院感科迅速到达现场指导消毒隔离等防控工作。

5. 应急办立即组织院防控专家组讨论会诊，专家组根据患者主诉、临床表现、流行病学史及影像学检查等，会诊后考虑病人为"中东呼吸综合征疑似病例"。医院应急办迅速向省卫生应急指挥部办公室和驻地疾控机构进行报告。

（二）流行病学调查

1. ××市××区疾控中心接到省人民医院报告中东呼吸综合征疑似病例后，对病人基本情况、临床表现，及发病前后的活动情况按照《中东呼吸综合征冠状病毒感染病例流行病学个案调查表》进行调查。同时××市疾控中心接到报告后，也派专业人员参与了流行病学调查。

2. 通过初步调查得知该患者××7天前从沙特打工回国，同他一起打工回国的共4人，均为××县××乡人。××市疾控中心向××市卫生健康委和省疾控中心报告初步调查结果。

（三）标本采集与检测

1. 11月1日12时30分，在隔离病房内，检验人员在三级防护下，采集患者3份血液标本和2份鼻咽拭子，标本为A类包装，分送××市疾控中心和省疾控中心检测。

2. 11月1日18时，××市疾控中心反馈患者鼻咽拭子中东呼吸综合征冠状病毒核酸阳性。

3. 11月1日19时，××省疾控中心分别反馈患者鼻咽拭子中东呼吸综合征冠状病毒核酸阳性。

4. ××省疾控中心于11月1日22时，通过民航渠道，安全将标本上送至中国疾控中心病毒病所复核检测。

（四）病例的诊断

根据国家《中东呼吸综合征病例诊断程序》，××省首例中东呼吸综合征病例由省卫生健康委组织省级临床专家组结合病例的流行病学史、临床表现、省疾控中心检测结果，判定为中东呼吸综合征临床诊断病例，并由省卫生健康委报告国家卫生计生委应急办。

省人民医院在《中国疾病预防控制系统》上将病例订正为"中东呼吸综合征临床诊断病例"。

××市××区疾控中心在《突发公共卫生事件报告系统》中对该起事件按突发公共卫生事件进行网络报告。

（五）专家紧急会商会

××省卫生健康委接到××省疾控中心有关该起突发公共卫生事件的报告后，省卫生健康委应急办立即组织专家进行紧急会商，评估疫情发展趋势，提出防控建议，撰写中东呼吸综合征输入疫情的专题突发公共卫生事件风险评估报告。

（六）中东呼吸综合征疫情背景资料

中东呼吸综合征（middle east respiratory syndrome，MERS）病毒与2003年肆虐的传染性非典型肺炎（"非典"）同属冠状病毒，传染性强，病死率高。WHO公布数据显示，截至2015年8月27日，全球累计实验室确诊病例共1 474例，其中515例死亡（病死率34%）。目前尚无可用的疫苗或特异性治疗方法。

近期，中东呼吸综合征病例在沙特等中东地区和部分欧洲国家不断增加，引起全球广泛关注。根据原国家卫生计生委通报，广东省惠州市发现我国首例输入性中东呼吸综合征确诊病例，患者为韩国确诊病例的密切接触者。

【视频结束】

【屏幕显示】疫情发生后，省突发公共卫生事件应急指挥部向省政府领导、国家卫生健康委应急办报告疫情，报送《××省卫生健康委值班信息》，并将情况通报给相关单位。

【演练主持人】11月2日12时，中国疾控中心卫生应急中心反馈：患者××的鼻咽拭子中东呼吸综合征冠状病毒核酸阳性，与××省疾控中心的检测结果一致。省卫生健康委组织省级临床专家结合病例的流行病学史、临床表现、中国疾控中心复核结果，判定为中东呼吸综合征确诊病例。

疫情发生后，省突发公共卫生事件应急指挥部办公室按照应急预案和上级要求，立即向省政府领导、国家卫生计生委应急办报告疫情，报送《××省卫生健康委值班信息》。

指挥部办公室×××主任：××副秘书长，您好！我是省卫生健康委副主任×××，现在向你报告一起中东呼吸综合征确诊病例。11月1日11时，××省人民医院接诊了1名从沙特务工回国的病人，结合病例的流行病学史、临床表现、中国疾控中心检测结果，省级专家组判定其为中东呼吸综合征确诊病例。患者于10月24日乘CZ1956航班入境，一同回国的还有我省××市4人。××省人民医院已按原国家卫生计生委制定的《中东呼吸综合征病例诊疗方案（2015版）》全力救治病例，并做好了院感防控。同时省、市、区疾控中心正在准备对相关人员安排相关的防控处置。根据《××省突发公共卫生事件应急预案》《××省中东呼吸综合征冠状病毒感染疫情防控应急预案》，建议省人民政府启动××省突发公共卫生应急Ⅱ级响应，汇报完毕，请指示。

省政府×××副秘书长：同意，请按照程序启动××省突发公共卫生应急Ⅱ级响应，

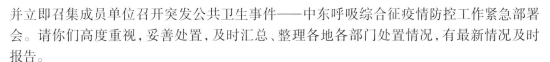

并立即召集成员单位召开突发公共卫生事件——中东呼吸综合征疫情防控工作紧急部署会。请你们高度重视,妥善处置,及时汇总、整理各地各部门处置情况,有最新情况及时报告。

省卫生健康委 ××× 主任:是。

科目二:应急响应

【屏幕显示】×× 省突发公共卫生事件——中东呼吸综合征疫情应急演练科目二:应急响应

【演练主持人】下面进入演练第二阶段:应急响应。本阶段主要是按照《×× 省人民政府突发公共事件总体应急预案》《×× 省突发公共卫生事件应急预案》规定的程序开展工作。

【屏幕显示】演练目的:各单位熟悉在《预案》中的职责,掌握突发公共卫生事件处置的基本步骤和重要环节。

【屏幕显示】×× 省突发公共卫生事件应急指挥部会议

【主持人】省政府接到疫情报告后,××× 副秘书长按照应急程序部署相关工作,启动了 ×× 省突发公共卫生应急Ⅱ级响应。省突发公共卫生事件应急指挥部办公室通知各成员单位负责人,迅速赶往省政府应急指挥中心召开突发公共卫生事件——中东呼吸综合征疫情防控工作部署会。为全面了解疫情的处置情况,部署下一阶段的工作。

省政府 ××× 副秘书长:同志们,现在召开 ×× 省突发公共卫生事件——中东呼吸综合征疫情防控工作部署会议,首先请省卫生健康委汇报前期工作情况。

省卫生健康委 ××× 副主任:报告指挥长,现在由我报告我省发生首例中东呼吸综合征疫情的处置情况,并就今后的工作提出建议:

(一)患者的情况

患者,××,男,38 岁,×× 省 ×× 市 ×× 县 ×× 乡 ×× 村村民。因发热、畏寒、乏力、头痛 3 天,自己购买药物服用后未见好转,×××× 年 11 月 1 日上午 11 时由 2 名亲属陪同至 ×× 省人民医院急诊科就诊。经询问:×× 7 天前从沙特阿拉伯务工回国,同他一起打工回国的共有 4 人,均为 ×× 县 ×× 乡人。患者鼻咽拭子经 ×× 市疾控中心、×× 省疾控中心检测为中东呼吸综合征冠状病毒核酸阳性,后经中国疾控中心复核,结果与 ×× 省检测结果一致。省卫生健康委组织省级临床专家结合病例的流行病学史、临床表现、中国疾控中心复核检测结果,判定 ×× 为中东呼吸综合征确诊病例。

(二)已采取的措施

疫情发生后,我委领导高度重视,主要做了以下工作:

1. 迅速启动了《×× 省突发公共卫生事件应急预案》《×× 省中东呼吸综合征冠状病毒感染疫情防控应急预案》。

2. 成立了以省卫生健康委主任 ×× 为组长的应对突发公共卫生事件应急领导小组。

3. 组织省级专家全力救治患者,并做好个人防护。

4. 开展流行病学调查,做好各项防控工作。

5. 追踪密切接触者,并开展医学观察。

6. 开展宣传教育,防止出现恐慌。

（三）建议

1. 根据《预案》要求，建议省人民政府启动重大突发公共卫生事件的 II 级响应。

2. 各相关部门，按照《预案》职责要求，迅速开展工作。

汇报完毕。

省政府 ×××副秘书长：下面请省政府新闻办汇报情况。

省新闻办 ×××：报告指挥长，根据预案要求，我办主要负责本次事件的信息发布和舆论引导工作。目前，已经根据省卫生健康委提供的疫情信息，拟定了第一篇新闻通稿，主要内容包括事件发生的时间、地点、波及人数，以及目前省委省政府和相关部门已采取的防控措施。我办将尽快通过新华社、中国新闻社、红网、移动客户端、省卫生健康委门户网站对外发布通稿，稍后，×× 等媒体也将进行报道。随后，我办将根据媒体和公众关注点做好舆情分析研判，滚动发布事件处置信息，掌握舆论引导主动权；并联合国安、公安等相关部门严厉打击网络谣言和不实炒作，维护社会稳定。同时，我们将通过 ×× 等省直媒体，及时发布预警、防范、避险和服务类信息，特别是做好有关中东呼吸综合征的健康教育宣传。

汇报完毕。

省政府 ×××秘书长：请 ×× 地区出入境检验检疫局汇报。

×× 地区出入境检疫检验局：报告指挥长，在疫情发生后，我局一是进一步加强了入境人员的体温监测、医学巡查、医学排查等检疫查验工作；二是在实际工作中，根据疫情发展动态，进行风险评估，突出重点，尽可能保持内紧外松的状态，在监测方式方法上科学有效，避免给公众造成不必要的恐慌；三是进一步追踪确诊病例同机人员信息，确定同机人员中的密切接触者，将相关信息及时通报给指挥部。

汇报完毕。

省政府 ×××秘书长：请省机场管理集团汇报。

省机场管理集团有限公司：报告指挥长，根据省卫生健康委的情况通报，我们主要做了以下几个方面的工作：一是迅速确定了当班航班的人员情况，并将其提供给了指挥部，以便开展后续工作；二是作为可能接触者的当班航班工作人员，我们已通知相应的航空公司，并要求按照卫生健康行政部门的要求，做好必要的隔离；三是进一步关注特别是来自疫区的航班情况，做好相应的防护工作；四是将根据指挥部的要求，随时做好应急处置人员、防治药品、器械等急用物资和有关标本的空运工作。

汇报完毕。

省政府 ×××秘书长：请 ×× 市人民政府汇报。

×× 市人民政府：报告指挥长，疫情发生后，我市立即按照疫情报告程序和要求，逐级报告疫情事件。同时，根据省指挥部要求和《×× 市突发公共卫生事件应急预案》，×× 市人民政府按照突发公共卫生事件 II 级应急响应，由市应急委迅速组织本次疫情应急处置工作，各级各部门按照预案规定职责立即开展疫情防控。我市疾控机构立即开展流行病学调查处置，采集病例标本，开展实验室检测并及时送上级复核确认。第一时间开展病例密切接触者追踪工作，调查掌握到与确诊病例共同回国的还有 4 人是 ×× 市居民，均为 ×× 县 ×× 镇人，现已对这 4 人采取居家隔离措施，对病例其他密切接触者均严格实施医学观察。按照省指挥部及市应急委的统一部署，市卫生健康委、市教育局、市商务局、市旅游局、市外事侨务办、出入境检疫检验局、×× 机场办事处、×× 国际机场分公司等部门和单位立即启动联防联控机制，加强疫区回市人员的信息掌握及疫情监测，切实做好与疫区国家及地区

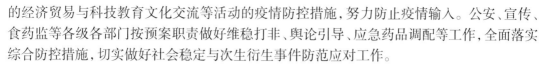

的经济贸易与科技教育文化交流等活动的疫情防控措施,努力防止疫情输入。公安、宣传、食药监等各级各部门按预案职责做好维稳打非、舆论引导、应急药品调配等工作,全面落实综合防控措施,切实做好社会稳定与次生衍生事件防范应对工作。

汇报完毕。

省政府××副秘书长:刚才,省卫生健康委报告了基本情况,几个与疫情较为密切的单位汇报了本单位的工作措施,应该说情况都不乐观,下面请省应急办提出防控和工作部署建议。

省政府应急办主任××:指挥长,我就当前疾病防控工作和下步工作提出建议:

1. 提请省政府主管领导宣布启动突发公共卫生事件Ⅱ级响应,各相关部门联防联控,各司其职。

2. 请卫生计生部门全力救治病人,全力做好疫情防控工作。

3. 请新闻办做好公众的宣传教育工作。

4. 请各成员单位及时报告相关工作进展情况,我办将及时进行汇总,为领导同志科学决策提供信息参考。

汇报完毕。

省政府×××秘书长:原则同意省应急办提出的措施建议,请各单位迅速开展相关工作。总体上而言,此次疫情不可轻视,但也不要引起不必要的恐慌。现在,我再强调几点:

1. 要高度重视,严防死守。各级各部门要以对人民高度负责的精神,重视中东呼吸综合征的防控工作。各部门要根据《预案》要求,认真搞好联防联控,密切合作,绝对不能出现第二代病例。

2. 要全力救治患者,开展流行病学调查,追踪密切接触者,搞好医学隔离观察,防止疫情蔓延。

3. 特别要注意的是所有的医护人员,一定要加强自身的防护措施,要严格按照相关要求开展救治工作。

4. 省政府新闻办及时举行新闻发布会,通报疫情防控情况,教育群众做好个人防护,防止造成恐慌。

最后,我宣布,启动重大突发公共卫生事件Ⅱ级应急响应。

请各单位迅速开展各项工作,指挥部紧急会议到此结束。

科目三:应急处置

【屏幕显示】××省突发公共卫生事件——中东呼吸综合征疫情应急演练科目三:应急处置

【演练主持人】现在进入演练第三阶段:应急处置阶段。

【屏幕显示】演练目的:本阶段主要是检验相关专业单位和政府行政部门开展病人救治、疾病防控的情况。

【屏幕显示】××省突发公共卫生事件指挥部第二次会议

疫情发生后,各单位根据《预案》要求,积极开展疫情防控工作。为了全面了解疫情和紧急部署会议的落实情况,部署下一阶段的防控工作,省指挥部召开了第二次会议。

副指挥长(省卫生健康委×××副主任):同志们,根据工作需要,现在召开指挥部第二次会议。

首先请省卫生系统介绍病人救治、流行病学调查以及宣传教育情况。并请出入境检验检疫局介绍联防联控情况。

【播放视频资料2】

（一）病例管理与救治

根据《××省中东呼吸综合征冠状病毒感染疫情防控应急预案》要求，我们要求医疗组坚持以人为本的原则，立即开展应急处置，加强病例管理及救治。

1. 医院应急处置（个人防护、隔离措施、环境清洁消毒、手卫生、医疗废物处置等）

（1）医护人员对患者按相应医疗救治程序进行处置，采取查体、输液等医疗救治措施。

（2）隔离病房隔离治疗。

（3）一般治疗与密切监测，维持水、电解质平衡。

（4）抗病毒治疗。

（5）加强细菌学监测。

（6）液体管理。

（7）中医中药治疗。

（8）密切监测病情变化。

2. 病情加重的救治

（1）入院后第二天，11月2日14时开始，因患者病情加重，出现咳嗽、胸痛、呼吸困难、呕吐、腹痛、腹泻等症状。影像检查，入院48小时内肺部浸润影扩大。

（2）将患者转到重症医学科（ICU）负压病房治疗。

3. 医院感染预防与控制

（1）诊疗疑似、临床诊断或确诊患者时应当戴医用N95防护口罩。

（2）在二级防护下，严格按照《医疗机构消毒技术规范》，做好清洁与消毒。

（3）医务人员每次接触患者前后，及时正确进行手卫生。

（4）按二级或三级防护要求，对参与救治的医护人员实施有效防护措施。

（5）医务人员进入或离开隔离病房时，遵循《医院隔离技术规范》的有关要求，正确穿脱防护用品。

（6）诊疗过程中产生的医疗废物，根据《医疗废物处理条例》和《医疗卫生机构医疗废物管理办法》的有关规定进行处置和管理。

（二）疾控中心应急处置

1. 沟通协调、联防联控

（1）省疾控中心与省出入境检疫检验局联系。

（2）省疾控中心向国家疾控中心报告。

（3）省疾控中心与××市疾控中心、××区疾控中心、××县疾控中心共同开展流行病学调查、积极追踪密切接触者，做好相关的防控工作。

2. 机动队的出动　机动队员整装出发，按顺序依次进入现场。

3. 现场流行病学调查　县区级疾控机构接到辖区内医疗机构或医务人员报告中东呼吸综合征疑似病例、临床诊断病例及确诊病例后，对病例及其密切接触者进行现场流行病学调查。

4. 采样与检测　检验人员携带标本采集管、灭菌植绒棉签拭子、一次性采血针具、采样单等物资，穿着三级防护服进入病房采样，送××市疾控中心和省疾控中心检测。

5. 疫点消毒 对污染区、运输工具及各种物品进行消毒。消杀人员背着喷雾器在对病人家庭的墙壁、地面、门窗进行喷雾消毒。消毒后采样,进行消毒效果评估。

6. 同机密切接触者的追踪 省出入境检验检疫局通过民航调查到与患者××同机人员的信息,并逐一联系上,所有相关信息通报给省疾控中心。

省疾控中心对所有同机人员中的密切接触者向所在地的市州疾控中心通报,各市州疾控中心向各县(市区)疾控中心通报,请其根据国家卫生健康委的相关要求组织对密切接触者的追踪和管理。

【视频结束】

副指挥长(省卫生健康委 ×××副主任): 下面请省政府新闻办汇报新闻宣传方面情况。

省政府新闻办: 报告指挥长:疫情发生后,我办第一时间通过新华社、中国新闻社、红网等媒体发布了新闻通稿。随后,根据事件处置进展,对事件处置整体情况、患者隔离治疗情况、医院管理控制情况、密切接触者观察监测情况等信息进行了滚动发布,并在移动客户端、红网、都市报、晨报等媒体开辟了中东呼吸综合征健康教育宣传专栏,全面介绍中东呼吸综合征的病因、症状和防护知识。截至目前,我办已发布新闻通稿6篇、各类健康教育宣传信息42条。此外,我办还积极为境外省外媒体记者采访提供便利,目前,提出采访请求的几家媒体基本都采用了我办提供的新闻通稿,没有来进行采访,也没有出现任何负面炒作。在此次事件处置过程中,信息发布及时、真实、准确、权威、统一,没有出现擅自发布、越权发布、不当发布等违规行为;网络谣言、不实炒作防控到位,网上网下舆论平稳可控。下一步,我办将继续做好信息发布工作,切实满足人民群众的知情权;继续做好舆论引导工作,为事件处置营造健康的舆论氛围。

汇报完毕。

副指挥长(省卫生健康委 ×××副主任): 请省教育厅汇报应对措施。

省教育厅: 报告指挥长,我厅获悉疫情后,高度重视,召开了专题会议,下发了《关于做好教育系统防控中东呼吸综合征的通知》,在全省教育系统部署了防控工作。一是督促各级各类学校遵循属地原则在当地政府的领导和卫生健康部门的指导下有序开展防控工作,落实好各项防控措施,配合做好突发公共卫生事件的应急处置。二是有针对性做好预防工作,我们已要求招有留学生的普通高校对有可能来自疫区的留学生加强医学观察和监测,如发现异常情况应按传染病疫情管理程序立即报告并迅速对疑似病例实施医学隔离。

汇报完毕。

副指挥长(省卫生健康委 ×××副主任): 请省经信委汇报。

省经信委: 报告指挥长,根据疫情的发展情况,我委主要做了以下两个方面的工作:一是依据省卫生健康委的需要,已紧急储备了中东呼吸综合征治疗所需的药品、医疗设备和器械、防护用品等物质,保障市场供应;二是协调有关单位,保障应急无线电通讯畅通。

汇报完毕。

副指挥长(省卫生健康委 ×××副主任): 请省公安厅汇报。

省公安厅: 报告指挥长,我厅于11月2日接到"××市发现首例输入性中东呼吸综合征病例"情报后,第一时间启动了《全省公安机关处置突发公共卫生事件应急预案》《××省公安机关联勤指挥调度工作机制》,成立了专项工作领导小组,开展联勤值守。并派出工作组赶赴××市指导事件处置。针对当前社会面情况,主要采取如下措施:

1. 指挥开启交通疏导管制工作,为患者前往医院救治开辟绿色通道。同时做好患者所在医院正常秩序维护,协助开展患者亲属的劝导、安抚工作。

2. 积极配合卫生健康委等部门查找甄别与患者密切接触人员,并协助做好此类人员的隔离措施,对不配合调查、检验、隔离的人员采取相应强制措施。

3. 严格社会面管控,加强社会治安状况的预警分析,依法打击造谣起哄、聚众滋事等违法犯罪行为,牢牢掌握工作主动权。

4. 对患者居住、生活区域进行重点监控,加强巡逻防控力度,及时排查各类矛盾纠纷,开展群众思想疏导工作。

5. 加大网络媒体的监控和查控力度,安排专人开展 24 小时不间断网络巡查,及时发现封堵各种苗头性、预警性信息,加大对恶意炒作、行动性的信息查处,合理引导网络舆情。

目前,全省社会治安秩序平稳,未发现因此疫情引发的各类不稳定因素。

汇报完毕。

副指挥长(省卫生健康委×××副主任):请省交通运输厅汇报。

省交通运输厅:报告指挥长,疫情发生后,我厅高度重视,重点做了以下两项工作:

一是在 ×× 市区周边所有高速公路出入口紧急开辟了专项应急通道,确保中东呼吸综合征应急处置人员和治疗所需药品器械、防护用品以及生物标本等能够得到快速运输。

二是通知 ×× 市各大汽车站和公交公司密切关注发现中东呼吸综合征疑似人员,协助做好疫情监控工作,必要时做好运输工具消毒工作。

汇报完毕。

副指挥长(省卫生健康委×××副主任):请省旅游局汇报。

省旅游局:报告指挥长,我局根据疫情通报,一是通过 ×× 省旅游网发布通知公告紧急提醒民众谨慎前往发生中东综合征疫情的国家和地区旅游,提醒已在发生疫情地的游客注意安全,避免接触疑似患者和带毒动物。二是为防止恐慌情绪蔓延,对旅游从业人员及旅游者进行了中东呼吸综合征的发病症状及防控知识的宣传教育。三是已下发通知,要求各地旅游部门及相关涉旅企业提高旅游安全警戒级别,做好应对疫情准备和相关防范工作;要求旅行社不要将发生中东综合征疫情的国家和地区作为旅游目的地组团出游。四是要求旅行社导游人员,发现游客发热,伴有咳嗽、呼吸困难等疑似症状的要立即就医,并及时报告,果断采取隔离措施,防止疫情扩散。

汇报完毕。

副指挥长(省卫生健康委×××副主任):请省武警总队发表意见。

省武警总队:报告指挥长,我总队对此次疫情高度重视,迅速采取了应对防范措施。一是立即启动《处置公共卫生事件应急预案》,组织召开动员部署会,向所属部队下达紧急指示;二是加强各级各类战备值班,密切关注社情、疫情动态,指定总队战备值班分队 300 名兵力全时备勤,确保遇有情况迅速出动,高效处置。三是根据公安机关的统一部署,严密组织公安武警联勤武装巡逻,加强社会面管控,维护社会大局稳定。四是通知总队直升机大队和医疗救援队随时做好空中输送、抢救重症患者的行动准备。

汇报完毕。

副指挥长(省卫生健康委×××副主任):请 ×× 市人民政府汇报。

×× 市人民政府:报告指挥长,在本次疫情处置中,×× 市人民政府高度重视,主要领导靠前指挥,积极部署,按照省指挥部和《×× 市突发公共卫生事件应急预案》及《×× 市中东呼吸综合征疫情防控方案》等要求,积极配合做好病例救治,全面落实防控措施,努力防止疫情扩散,保障人民群众健康安全,维护社会和谐稳定。一是在省级专家组的指导下,集中专家,集中资源,全力做好病例的隔离治疗,最大程度避免危重、死亡等病例情况出现。二是市、区二级疾控机构联合开展流行病学调查,指导医院做好院感控制及个人防护,对各疫点全面开展消毒,对密切接触者严格实施医学观察,对涉及其他地区信息及时通报,确保疫情处置科学、到位。三是明确 ×× 市一医院公共卫生救治中心为定点救治医院,明确 ×× 市 120 急救中心负责病例转运,分别按照预案要求做好定点收治与病例转运工作,确保各个环节衔接到位,并做好技术力量与人员力量储备,有序应对疫情的进一步发展,市人民政府做好临时征用救治场所及调配救治力量的工作准备。四是启动应急监测,全市各级各类医疗机构密切监测疫情,加强发热病例及疫区来 ×× 市人员就诊病例的询问和筛查,发挥哨点堡垒作用,切实做到早发现、早诊断、早隔离、早治疗。五是部门联防联控,做好疫区人员入境的有效管控和监测,切实抓好关键环节的重点防控,发挥各级政府的属地主导作用,切实抓好疫区务工人员较多的重点区域、高校等重点单位的疫情防控。六是全面做好社会层面的维稳工作,依法打击造谣传谣、聚众滋事等违法行为。七是充分利用主流媒体,做好防控知识宣传,引导居民正确对待,避免社会恐慌,同时,加强舆情监测,及时澄清事实,对疫情与防控动态按照突发事件信息发布相关规定实行归口管理,避免或消除疫情带来的负面影响。

汇报完毕。

副指挥长(省卫生健康委 ××× 副主任): 现在,请指挥长作指示。

指挥长(省政府 ×× 副秘书长): 同志们,刚才,预案中的各成员单位汇报了应对疫情的处置措施和工作情况,基本都能按照职责,快速有效应对,说明大家的应急准备工作抓得比较扎实。由于各单位(部门)密切配合,积极防控,此次疫情应该说是平稳可控,特别是宣传、稳控工作得力,没有在社会上造成恐慌。但目前而言,疫情还在发展,各单位绝不能松懈。为此,请大家认真做好以下工作:

1. 卫生健康部门要切实做好确诊病例的救治工作,确保万无一失,并同时要密切关注其他隔离对象的情况。

2. ×× 市要及时跟进当地社会稳定情况,及时发布相关信息。

3. 各相关单位做好本行业本单位的疫情防控之外,要切实服从指挥,做到相互配合,及时响应。

科目四:突发状况处置

【屏幕显示】 ×× 省突发公共卫生事件——中东呼吸综合征疫情应急演练科目四:突发状况处置

【演练主持人】 下面进入 ×× 省突发公共卫生事件——中东呼吸综合征疫情应急演练科目四:突发状况处置。

【屏幕显示】 演练目的:考察各单位应急预案制定及执行情况,提高各单位处置突发公共卫生事件和相互协作能力。

【播放视频资料3】

×× 市 ×× 县 ×× 乡报告:昨晚的暴雨引发山体滑坡,导致通往 ×× 乡卫生院的简易公路多处堵塞完全不能通车,也无其他道路能进入 ×× 乡卫生院,省卫生健康委接此意外情况的报告,考虑患者 ××× 病情发展很快,有生命危险,立即向省政府应急指挥中心请求直升机增援。并要求相关单位做好病例的会诊、转运和密切接触者的追踪。

省卫生健康委的处置措施

1. 远程会诊

与患者 ×× 一起回国的 ×××，是 ×× 省 ×× 市 ×× 县 ×× 乡 ×× 村村民。在 2 天前也出现了发热、咳嗽等症状。由于 ×× 乡本地医疗能力有限，需要上级医院和专家的尽快地指导和支援。目前，本省尚无移动的专业远程会诊系统，但事发地的公共通讯信号好，现场医务人员都有智能手机，并已开通"×× 卫生应急医疗救援微信圈"。

×× 县 ×× 乡卫生院的医生将患者 ××× 的病情通过微信与省卫生健康委应急指挥中心和上级医院专家会诊，会诊结果是患者 ××× 高度怀疑是中东呼吸综合征，并且病情发展很快，患者有生命危险，会诊决定尽快将患者 ××× 转运到 ×× 市公共卫生救治中心治疗。调度 ×× 市公共卫生救治中心的负压救护车赶往现场转运患者 ×××。

2. 迅速转运。

【演练主持人】突发状况发生后，为了挽救患者的生命，防治疫情扩散，省突发公共卫生事件指挥部办公室 ××× 主任向省政府指挥长 ××× 同志报告情况，并请求直升机支援。

省突发公共卫生事件指挥部办公室 ××× 主任：指挥长，你好！我是卫生健康委副主任 ×××，现在向你报告紧急情况：×× 县 ×× 乡 ×× 村村民 ×××，因与患者 ×× 一同回国，现已发病，经省专家组远程会诊，符合中东呼吸综合征的特征，病情十分危急，需要尽快转至 ×× 市公共卫生救治中心治疗，但 ×× 县 ×× 乡唯一外出公路昨晚因暴雨引发山体滑坡，导致通往 ×× 乡卫生院的简易公路多处堵塞，不能通行，特请求直升机转运，请指示。

省政府指挥长：好的，我们马上协调，请你们做好直升机转运患者的准备。

省突发公共卫生事件指挥部办公室 ××× 副主任：是。

省政府指挥长：参谋长，因 ×× 县 ×× 乡 ×× 村村民 ×××，经省专家组会诊，符合中东呼吸综合征的特征，病情十分危急，需从 ×× 乡卫生院转至 ×× 市公共卫生救治中心治疗，请你们支援。

省武警总队：是！我总队立即向武警总部报批。

报告指挥长，经报武警总部批准，我总队直升机大队 1 架直 -8 型飞机已经升空，正飞往 ×× 县 ×× 乡卫生院遂行空运任务。

直升机转运视频

【播放视频资料 4】

接到报告后省应急指挥中心当机立断，决定调动省武警空中救援大队的直升机增援。

在视频中体现出 ×× 市公共卫生救治中心的反应速度（时间）、急救人员、急救设备、个人防护配备、现场急救、快速运转、善后处理、终末消毒、病例交接、信息传递。

医疗救治专业人员转运病人演示。

1. 直升机及空勤人员做防护。

2. ×× 乡乡干部安排人员腾出空地，直升机到达，各方有条不紊配合将患者 ××× 送上直升机。直升机平稳远去。医务人员在直升机内控制患者 ××× 病情。

3. ×× 市公共卫生救治中心做好直升机降落的准备。

4. 直升机飞到临时降落点，×× 市公共卫生救治中心医务人员已在等候直升机平稳着

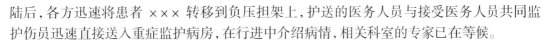

陆后，各方迅速将患者 ××× 转移到负压担架上，护送的医务人员与接受医务人员共同监护伤员迅速直接送入重症监护病房，在行进中介绍病情，相关科室的专家已在等候。

5. 追踪和管理密切接触者。

×× 县卫生局组织、协调密切接触者的追踪和管理。疑似病例的密切接触者要求居家观察，接受健康随访，密切接触者均实行居家医学观察，每日至少进行 2 次体温测定，并询问有无急性呼吸道症状或其他相关症状及病情进展。密切接触者医学观察期为与病例末次接触后 14 天。医学观察期内，一旦出现发热、咳嗽，或腹泻等非呼吸道感染症状，或有肺炎症状和体征等表现的病例，则立即将其转至当地的定点医疗机构进行诊断、报告、隔离及治疗。

×× 县疾控中心需要采集密切接触者的双份血清标本。第一份血清标本应当尽可能在末次暴露后 7 天内采集，第二份血清标本间隔 3 周后采集。双份血清标本按照要求及时送 ×× 市疾控中心和省疾控中心检测。

【视频结束】

科目五：应急结束

【屏幕显示】×× 省突发公共卫生事件——中东呼吸综合征疫情应急演练科目五：应急结束

【演练主持人】现在进入演练第五阶段：应急结束。本阶段主要是有关单位向省领导报告该次 ×× 省中东呼吸综合征疫情控制和患者病情救治的相关情况。

演练目的：熟悉突发公共卫生事件应急响应的终止的条件、程序和评估要求等。

【播放视频5】

（一）专题报告

省卫生健康委专题向省领导和省政府应急办报告。

（二）报告内容

1. 病人抢救的情况。2 名病情重的患者 ××、××× 在 ×× 省人民医院的全力救治下现病情平稳，特别是 ××× 由于省政府迅速派出直升机转运，为危重病情的控制赢得了很宝贵的时间使危及生命的病情得到及时的救治。经过 30 余天的治疗，两人体温基本正常、临床症状好转，病原学检测间隔 2~4 天，连续 2 次阴性，可以出院。

在 ×× 市公共卫生救治医院住院治疗 ××，患者情况良好，已经排除中东呼吸综合征。

2. 省疾控中心和 ×× 市疾控中心、×× 区疾控中心、×× 县疾控中心进行流行病学调查、密切接触者追踪、监护等预防控制工作。

3. 其他各相关疾控中心，对与患者同飞机密切接触人员开展流行病学调查和疫情防控工作。所有密切接触者中除 ×× 外，无其他人员出现发热、咽痛等异常情况。

4. 各医疗卫生单位认真开展院感控制，无医务人员感染中东呼吸综合征。

5. 根据《×× 省突发公共卫生事件应急预案》规定，建议终止Ⅱ级应急响应。

（三）展示病人康复情况

镜头展示患者康复情况。

（四）宣布应急响应终止

根据《×× 省突发公共卫生事件应急预案》规定，×× 省人民政府副省长同意，×× 省重大突发公共卫生事件Ⅱ级应急响应结束。

（五）向公众发布信息

新闻通稿2：

××省首例输入性中东呼吸综合征确诊病例已康复出院

我省输入性中东呼吸综合征疫情应对工作在××省、××市、××县三级县委、省政府的领导下，各部门联防联控、紧密配合，2例病例得到有效救治，达到出院标准，已经于12月3日康复出院。所有密切接触者均追踪观察到位，未发生续发病例，医务人员零感染。经请示省人民政府同意，终止突发公共卫生事件二级应急响应。

【视频结束】

【屏幕显示】××××年××省特别重大、重大突发公共卫生事件应急联合桌面演练

省卫生健康委×××副主任：尊敬的各位领导，同志们，××××年××省特别重大、重大突发公共卫生事件应急联合桌面演练所有科目已经完成，下面请演练指挥长、省人民政府副秘书长×××同志宣布演练结束。

省政府×××副秘书长：我宣布，××××年××省特别重大、重大突发公共卫生事件应急联合桌面演练结束！

科目六：点评与总结

【屏幕显示】××××年××省特别重大、重大突发公共卫生事件应急联合桌面演练：点评与总结

【演练主持人】现在进入演练点评与总结环节。

副指挥长（省卫生健康委×××副主任）：现在，请××省政府应急管理专家、广东省疾控中心×××副主任，对此次演练进行点评。

副指挥长（省卫生健康委×××副主任）：感谢×主任的点评，下面请国务院应急办副主任×××讲话。

副指挥长（省卫生健康委×××副主任）：感谢×主任对此次演练的评价与肯定，我们将认真落实×主任的讲话精神，切实加强突发公共卫生事件的防范与应对工作，确保人民群众的健康与安全。下面请××省人民政府×××副秘书长讲话。

省政府×××副秘书长：尊敬的×副主任，××省应急办的各位同仁：

在全体人员的共同努力下，在有关部门和单位的大力支持下，此次重大突发公共卫生事件应急联合桌面演练圆满结束了，在此我代表××省政府对你们付出的辛勤努力和给予的大力支持表示衷心的感谢！

突发公共卫生事件直接危害人民群众生命健康安全，社会影响重大，关系到经济改革发展稳定大局。科学、有效处置突发公共卫生事件，最大程度减轻和消除事件造成的危害，是政府部门行政能力的重要体现。近年来，随着各地区、各国经济活动的日益频繁，突发公共卫生事件、传染病疫情多发频发，动态防控的难度也越来越大。这次演练尽管准备时间较短，但演练整体来看组织严密、操作有序，在一些细节把握是比较准确；在推演事件的选择上，针对性强，贴近实战，尤其吸收了国内在应对中东呼吸综合征病例的实际经验，收到了良好的效果，达到了锻炼队伍、提升水平、熟练预案的目的，为有效应对跨地区突发公共卫生事件起到了积极作用。

当然，大家也看到，在组织演练的过程中由于经验不足，还存在很多亟待解决的问题，需要继续学习改进，我们将根据专家点评意见，认真落实国务院领导的讲话精神，进一步完

善突发公共卫生事件应急处置的联动长效机制。并以此次演练为契机,进一步增强卫生应急意识,明确各部门在处置突发公共卫生事件中的工作职责,建立科学的应急预案体系,强化工作机制,不断加强应急队伍建设,提高处置突发公共卫生事件的能力,为全面开创我省卫生应急工作的新局面,保障社会公众的健康和生命安全作出更大的贡献。

省卫生健康委×××副主任:……散会!

【屏幕显示】谢谢各位!

注:《××××年××省重大突发公共卫生事件应急联合桌面演练执行脚本》详见附录2。

（肖薇薇 张义雄 易大鹏）

第三节 核事故和辐射事故

一、卫生部核事故和辐射事故卫生应急预案

1 编制总则

1.1 编制目的

为迅速、有效、规范地开展核事故和辐射事故卫生应急工作,最大程度地减少事故造成的人员伤亡和社会影响,保障公众身体健康,维护社会稳定,制定本预案。

1.2 编制依据

《中华人民共和国突发事件应对法》《放射性同位素与射线装置安全和防护条例》《核电厂核事故应急管理条例》《国家突发公共事件医疗卫生救援应急预案》《国家核应急预案》等有关法律、法规和规范性文件。

1.3 适用范围

本预案主要适用于卫生部门开展核事故和辐射事故卫生应急工作。卫生部门开展其他核和辐射突发事件卫生应急工作参照本预案执行。

1.4 工作原则

统一领导、部门协作;属地管理、分级负责;依法规范,科学有序;反应及时、措施果断;平急结合、常备不懈;资源整合、公众参与。

2 组织体系及其职责

2.1 组织体系 核事故和辐射事故卫生应急组织体系如附图1所示(略)。

2.1.1 卫生部核事故和辐射事故卫生应急领导小组

卫生部核事故和辐射事故卫生应急领导小组由卫生部主管部领导任组长,成员由卫生部有关司局和单位共同组成(组成人员见附件1,略),其主要职责是:

(1)贯彻执行国家核事故和辐射事故应急工作方针和应急预案;

(2)审查卫生部核事故和辐射事故卫生应急预案及相关工作规范;

(3)指挥协调全国核事故和辐射事故卫生应急准备和响应工作;

(4)指导地方卫生部门核事故和辐射事故卫生应急准备和响应工作;

(5)组织协调核事故和辐射事故卫生应急国际救援工作。

2.1.2 卫生部核事故和辐射事故卫生应急领导小组办公室

卫生部核事故和辐射事故卫生应急领导小组办公室(以下简称卫生部核和辐射应急办)

是卫生部核事故和辐射事故卫生应急领导小组的常设办事机构,设在卫生部卫生应急办公室(组成人员见附件2,略),其主要职责是:

(1)负责卫生部核事故和辐射事故卫生应急领导小组的日常工作,承办卫生部核事故和辐射事故卫生应急领导小组交办的工作;

(2)组织编制卫生部核事故和辐射事故卫生应急预案及相关工作规范;

(3)组织开展国家核事故和辐射事故卫生应急准备和响应工作;

(4)组织协调或指导地方卫生部门开展核事故和辐射事故卫生应急准备和响应工作;

(5)负责与国家核事故应急协调委员会成员单位和国家核事故应急办公室(以下简称国家核应急办)的沟通联络和工作协调;

(6)负责卫生部核事故和辐射事故卫生应急专家咨询组的管理工作;

(7)组织开展核事故和辐射事故卫生应急国际救援工作。

2.1.3　卫生部核事故和辐射事故卫生应急专家咨询组

卫生部核事故和辐射事故卫生应急专家咨询组由国内放射医学、放射卫生、辐射防护和核安全等方面的专家组成,其主要职责是:

(1)提供核事故和辐射事故卫生应急准备与响应的咨询和建议,参与救援准备与响应;

(2)参与卫生部核事故和辐射事故卫生应急预案的制定和修订;

(3)参与和指导核事故和辐射事故卫生应急培训和演练;

(4)参与核事故和辐射事故卫生学评价。

2.1.4　卫生部核事故医学应急中心

卫生部核事故医学应急中心(以下简称卫生部核应急中心)设在中国疾病预防控制中心辐射防护与核安全医学所。卫生部核应急中心设临床部、监测评价部和技术后援部。第一临床部设在中国医学科学院放射医学研究所和血液病医院,第二临床部设在北京大学第三医院和人民医院,第三临床部设在解放军307医院,监测评价部设在中国疾病预防控制中心辐射防护与核安全医学所,技术后援部设在军事医学科学院。卫生部核应急中心的主要职责是:

(1)参与卫生部核事故和辐射事故卫生应急预案、工作规范和技术标准等的制订和修订;

(2)做好卫生部核事故和辐射事故卫生应急准备与响应技术工作;

(3)对地方卫生系统核事故和辐射事故卫生应急准备与响应实施技术指导;

(4)承办卫生部核事故和辐射事故卫生应急专家咨询组的日常工作;

(5)承办卫生部核事故和辐射事故卫生应急队伍建设和管理的日常工作;

(6)负责卫生部核事故和辐射事故卫生应急技术支持系统的管理和日常运行;

(7)承担卫生部核事故和辐射事故卫生应急备用指挥中心职责;

(8)组织开展核事故和辐射事故健康效应评价,指导对受到超过年剂量限值照射的人员实施长期医学随访。

2.2　省、市(地)、县级卫生行政部门

省、市(地)、县级卫生行政部门的主要职责是:

(1)制订辖区内的核事故和辐射事故卫生应急预案;

(2)组织实施辖区内的核事故和辐射事故卫生应急准备和响应工作,指导和支援辖区内下级卫生行政部门开展核事故和辐射事故卫生应急工作;

(3)指定相关医疗机构和放射卫生机构承担辖区内的核事故和辐射事故卫生应急工作;

(4)负责辖区内核事故和辐射事故卫生应急专家、队伍的管理工作;

（5）负责与同级其他相关部门的协调工作。

2.3 核和辐射损伤救治基地

2.3.1 国家级核和辐射损伤救治基地

国家级核和辐射损伤救治基地的主要任务是：承担全国核事故和辐射事故医疗救治支援任务，开展人员所受辐射照射剂量的监测和健康影响评价，以及特别重大核事故和辐射事故卫生应急的现场指导；开展辐射损伤救治技术培训和技术指导。

2.3.2 省级核和辐射损伤救治基地

省级核和辐射损伤救治基地的主要任务是：承担辖区内核事故和辐射事故辐射损伤人员的救治和医学随访，以及人员所受辐射照射剂量的监测和健康影响评价；协助周边省份开展核事故和辐射事故辐射损伤人员的救治和医学随访，以及人员所受辐射照射剂量的监测和健康影响评价；负责核事故和辐射事故损伤人员的现场医学处理。

2.4 相关医疗机构

各级卫生行政部门指定的有放射病、血液病、肿瘤或烧伤专科的专科医院或综合医院以及职业病防治院、急救中心等，承担辖区内的核事故和辐射事故医疗救治任务，负责事故伤病员的救治、转运和现场医学处理等任务。已建立核和辐射损伤救治基地的省、自治区、直辖市，由基地负责医疗救治任务。

2.5 放射卫生机构

各级卫生行政部门指定的承担放射卫生工作的疾病预防控制机构、职业病防治机构和卫生监督机构等，承担辖区内的核事故和辐射事故卫生应急放射防护和辐射剂量估算任务。

3　卫生应急准备

3.1 信息沟通与协调联动

各级卫生行政部门在同级人民政府的统一领导下，建立健全与核应急协调组织、环保、公安、交通、财政和工信等相关部门，以及军队和武警部队卫生部门的信息通报、工作会商、措施联动等协调机制。

3.2 健全卫生应急网络

依托国家级和省级核和辐射损伤救治基地，健全核事故和辐射事故卫生应急网络，加强核事故和辐射事故卫生应急机构和人员队伍建设，建立健全信息沟通和技术合作机制，不断提高核事故和辐射事故卫生应急能力。

卫生部负责国家级核和辐射损伤救治基地的运行和管理，有关省、自治区、直辖市卫生行政部门负责辖区内的省级核和辐射损伤救治基地的运行和管理。

3.3 队伍准备

卫生部负责卫生部核事故和辐射事故卫生应急队伍的建设和管理。省级卫生行政部门建立健全辖区内的核事故和辐射事故卫生应急队伍。核设施所在地的市（地）级卫生行政部门建立核事故卫生应急队伍。各级卫生行政部门要组织加强应急队伍培训和演练，不断提高应急队伍的救援能力，确保在突发核事故和辐射事故时能够及时、有效地开展卫生应急工作。

3.4 物资和装备准备

各级卫生行政部门负责建立健全核事故和辐射事故卫生应急仪器、设备装备和物资准备机制，指定医疗机构和放射卫生机构做好应急物资和装备准备，并及时更新或维护。核事故和辐射事故卫生应急物资和装备包括核和辐射应急药品、医疗器械、辐射防护装备、辐射测量仪器设备等。

3.5 技术储备

国家和省级卫生行政部门组织有关专业技术机构开展核事故和辐射事故卫生应急技术研究,建立和完善辐射受照人员的快速剂量估算方法、快速分类和诊断方法、医疗救治技术、饮用水和食品放射性污染快速检测方法等,加强技术储备。

3.6 通信与交通准备

各级卫生行政部门要在充分利用现有资源的基础上建设核事故和辐射事故卫生应急通信网络,确保医疗卫生机构与卫生行政部门之间,以及卫生行政部门与相关部门之间的通信畅通,及时掌握核事故和辐射事故卫生应急信息。核事故和辐射事故卫生应急队伍根据实际工作需要配备通信设备和交通工具。

3.7 资金保障

核事故和辐射事故卫生应急所需资金,按照《财政应急保障预案》执行。

3.8 培训

各级卫生行政部门定期组织开展核事故和辐射事故卫生应急培训,对核事故和辐射事故卫生应急技术人员和管理人员进行国家有关法规和应急专业知识培训和继续教育,提高应急技能。

3.9 演练

各级卫生行政部门适时组织开展核事故和辐射事故卫生应急演练,积极参加同级人民政府和核应急协调组织举办的核事故和辐射事故应急演练。

3.10 公众宣传教育

各级卫生部门通过广播、影视、报刊、互联网、手册等多种形式,对社会公众广泛开展核事故和辐射事故卫生应急宣传教育,指导公众用科学的行为和方式应对突发核事故和辐射事故,提高自救、互救能力,注意心理应激问题的防治。

3.11 国际合作

按照国家相关规定,开展核事故和辐射事故卫生应急工作的国际交流与合作,加强信息和技术交流,合作开展培训和演练,不断提高核事故和辐射事故卫生应急的整体水平。

4 核事故卫生应急响应

4.1 应急状态分级

核电厂的应急状态分为四级,即:应急待命、厂房应急、场区应急和场外应急(总体应急)。其他核设施的应急状态一般分为三级,即:应急待命、厂房应急、场区应急。潜在危险较大的核设施可实施场外应急(总体应急)。

(1)应急待命。出现可能危及核电厂安全的工况或事件的状态。宣布应急待命后,应迅速采取措施缓解后果和进行评价,加强营运单位的响应准备,并视情况加强地方政府的响应准备。

(2)厂房应急。放射性物质的释放已经或者可能即将发生,但实际的或者预期的辐射后果仅限于场区局部区域的状态。宣布厂房应急后,营运单位应迅速采取行动缓解事故后果和保护现场人员。

(3)场区应急。事故的辐射后果已经或者可能扩大到整个场区,但场区边界处的辐射水平没有或者预期不会达到干预水平的状态。宣布场区应急后,应迅速采取行动缓解事故后果和保护场区人员,并根据情况作好场外采取防护行动的准备。

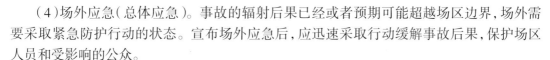

（4）场外应急（总体应急）。事故的辐射后果已经或者预期可能超越场区边界，场外需要采取紧急防护行动的状态。宣布场外应急后，应迅速采取行动缓解事故后果，保护场区人员和受影响的公众。

4.2 国家级卫生应急响应

4.2.1 厂房应急状态

在厂房应急状态下，卫生部核和辐射应急办接到国家核应急办关于核事故的情况通知后，及时向卫生部核事故和辐射事故卫生应急领导小组有关领导报告，并通知卫生部核应急中心。卫生部核应急中心加强值班（电话 24 小时值班）。各专业技术部进入待命状态，做好卫生应急准备，根据指令实施卫生应急。

4.2.2 场区应急状态

在场区应急状态下，卫生部核和辐射应急办接到国家核应急办关于核事故的情况通知后，卫生部核和辐射应急办主任和卫生部核事故和辐射事故卫生应急领导小组有关领导进入卫生部核事故和辐射事故卫生应急指挥中心指导应急工作。卫生部核应急中心各专业技术部进入场区应急状态，做好卫生应急准备，根据指令实施卫生应急。卫生部核事故和辐射事故卫生应急领导小组及时向国家核事故应急协调委员会（以下简称国家核应急协调委）报告卫生应急准备和实施卫生应急的情况。

4.2.3 场外应急（总体应急）状态

在场外应急（总体应急）状态下，卫生部核和辐射应急办接到国家核事故应急协调委员会关于核事故卫生应急的指令后，卫生部核事故和辐射事故卫生应急领导小组组长和有关人员进入卫生部核事故和辐射事故卫生应急指挥中心，指挥卫生应急行动。卫生部核应急中心各专业技术部进入场外应急状态，按照卫生部核和辐射应急办的指令实施卫生应急任务。卫生部核事故和辐射事故卫生应急领导小组及时向国家核事故应急协调委员会报告卫生应急的进展情况。

4.2.4 卫生应急响应终止

核事故卫生应急工作完成，伤病员在指定医疗机构得到救治，卫生部核事故和辐射事故卫生应急领导小组可宣布核事故卫生应急响应终止，并将响应终止的信息和书面总结报告及时报国家核事故应急协调委员会。

4.3 地方卫生应急响应

突发核事故，需要进行核事故卫生应急时，地方核事故卫生应急组织根据地方核事故应急组织或卫生部核事故卫生应急领导小组的指令，实施卫生应急，提出医疗救治和保护公众健康的措施和建议，做好核事故卫生应急工作，必要时可请求上级核事故卫生应急组织的支援。

（1）伤员分类：根据伤情、放射性污染和辐射照射情况对伤员进行初步分类。

（2）伤员救护：对危重伤病员进行紧急救护，非放射损伤人员和中度以下放射损伤人员送当地卫生行政部门指定的医疗机构救治，中度及以上放射损伤人员送省级卫生行政部门指定的医疗机构或核和辐射损伤救治基地救治。为避免继续受到辐射照射，应将伤员迅速撤离事故现场。

（3）受污染伤员处理：对可能和已经受到放射性污染的伤员进行放射性污染检测，对受污染伤员进行去污处理，防止污染扩散。

（4）受照剂量估算：收集可供估算人员受照剂量的生物样品和物品，对可能受到超过年剂量限值照射的人员进行辐射剂量估算。

（5）公众防护：根据需要发放和指导服用辐射防护药品，指导公众做好个人防护，开展心理效应防治；根据情况提出保护公众健康的措施建议。

（6）饮用水和食品的放射性监测：参与饮用水和食品的放射性监测，提出饮用水和食品能否饮用和食用的建议。

（7）卫生应急人员防护：卫生应急人员要做好个体防护，尽量减少受辐射照射剂量。

核事故卫生应急流程见附图1，卫生应急处理流程见附件3。

4.4 卫生应急响应评估

4.4.1 进程评估

针对核事故卫生应急响应过程的各个环节、处理措施的有效性和负面效应进行评估，对伤员和公众健康的危害影响进行评估和预测，及时总结经验与教训，修订技术方案。

4.4.2 终结评估

核事故卫生应急响应完成后，各相关部门应对卫生应急响应过程中的成功经验及时进行总结，针对出现的问题及薄弱环节加以改进，及时修改、完善核事故卫生应急预案，完善人才队伍和体系建设，不断提高核事故卫生应急能力。评估报告上报同级人民政府核事故应急组织和上级卫生行政部门。

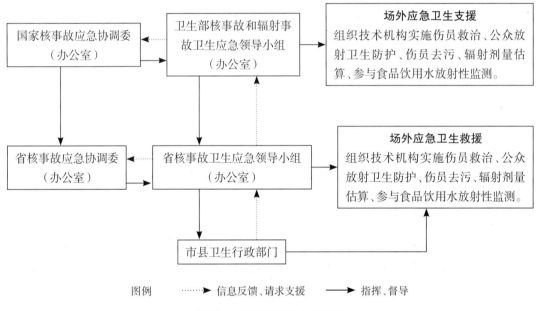

附图1　核事故卫生应急流程

5　辐射事故卫生应急响应

5.1 辐射事故的卫生应急响应分级

根据辐射事故的性质、严重程度、可控性和影响范围等因素，将辐射事故的卫生应急响应分为特别重大辐射事故、重大辐射事故、较大辐射事故和一般辐射事故四个等级。

特别重大辐射事故，是指Ⅰ类、Ⅱ类放射源丢失、被盗、失控造成大范围严重辐射污染后果，或者放射性同位素和射线装置失控导致3人以上（含3人）受到全身照射剂量大于8戈瑞。

重大辐射事故，是指Ⅰ类、Ⅱ类放射源丢失、被盗、失控，或者放射性同位素和射线装置失控导致 2 人以下(含 2 人)受到全身照射剂量大于 8 戈瑞或者 10 人以上(含 10 人)急性重度放射病、局部器官残疾。

较大辐射事故,是指Ⅲ类放射源丢失、被盗、失控,或者放射性同位素和射线装置失控导致 9 人以下(含 9 人)急性重度放射病、局部器官残疾。

一般辐射事故,是指Ⅳ类、Ⅴ类放射源丢失、被盗、失控,或者放射性同位素和射线装置失控导致人员受到超过年剂量限值的照射。

5.2　辐射事故的报告

医疗机构或医生发现有病人出现典型急性放射病或放射性皮肤损伤症状时,医疗机构应在 2 小时内向当地卫生行政部门报告。

接到辐射事故报告的卫生行政部门,应在 2 小时内向上一级卫生行政部门报告,直至省级卫生行政部门,同时向同级环境保护部门和公安部门通报,并将辐射事故信息报告同级人民政府;发生特别重大辐射事故时,应同时向卫生部报告。

省级卫生行政部门接到辐射事故报告后,经初步判断,认为该辐射事故可能属特别重大辐射事故和重大辐射事故时,应在 2 小时内将辐射事故信息报告省级人民政府和卫生部,并及时通报省级环境保护部门和公安部门。

5.3　辐射事故的卫生应急响应

辐射事故的卫生应急响应坚持属地为主的原则。特别重大辐射事故的卫生应急响应由卫生部组织实施,重大辐射事故、较大辐射事故和一般辐射事故的卫生应急响应由省级卫生行政部门组织实施。

5.3.1　特别重大辐射事故的卫生应急响应

卫生部接到特别重大辐射事故的通报或报告中有人员受到放射损伤时,立即启动特别重大辐射事故卫生应急响应工作,并上报国务院应急办,同时通报环境保护部。卫生部核事故和辐射事故卫生应急领导小组组织专家组对损伤人员和救治情况进行综合评估,根据需要及时派专家或应急队伍赴事故现场开展卫生应急,开展医疗救治和公众防护工作。

辐射事故发生地的省、自治区、直辖市卫生行政部门在卫生部的指挥下,组织实施辐射事故卫生应急响应工作。

5.3.2　重大辐射事故、较大辐射事故和一般辐射事故的卫生应急响应

省、自治区、直辖市卫生行政部门接到重大辐射事故、较大辐射事故和一般辐射事故的通报、报告或指令,并存在人员受到超剂量照射时,组织实施辖区内的卫生应急工作,立即派遣卫生应急队伍赴事故现场开展现场处理和人员救护,必要时可请求卫生部支援。

卫生部在接到支援请求后,卫生部核和辐射应急办主任组织实施卫生应急工作,根据需要及时派遣专家或应急队伍赴事故现场开展卫生应急。

辐射事故发生地的市(地)、州和县级卫生行政部门在省、自治区、直辖市卫生行政部门的指导下,组织实施辐射事故卫生应急工作。

(1)伤员分类:根据伤情、放射性污染和辐射照射情况对伤员进行初步分类。

(2)伤员救护:对危重伤病员进行紧急救护,非放射损伤人员和中度以下放射损伤人员送当地卫生行政部门指定的医疗机构救治,中度及以上放射损伤人员送省级卫生行政部门指定的医疗机构救治。为避免继续受到辐射照射,应尽快将伤员撤离事故现场。

(3)受污染人员处理:放射性污染事件中,对可能和已经受到放射性污染的人员进行放射性污染检测,对受污染人员进行去污处理,防止污染扩散。

（4）受照剂量估算：收集可供估算人员受照剂量的生物样品和物品，对可能受到超过年剂量限值照射的人员进行辐射剂量估算。

（5）公众防护：指导公众做好个人防护，开展心理效应防治；根据情况提出保护公众健康的措施建议。

（6）饮用水和食品的放射性监测：放射性污染事件中，参与饮用水和食品的放射性监测，提出饮用水和食品能否饮用和食用的建议。

（7）卫生应急人员防护：卫生应急人员要做好个体防护，尽量减少受辐射照射剂量。

辐射事故卫生应急流程见附图3，卫生应急处理流程见附件4。

5.4　卫生应急响应终止　辐射事故的卫生应急工作完成，伤病员在医疗机构得到救治，卫生部核事故和辐射事故卫生应急领导小组可宣布特别重大辐射事故的卫生应急响应终止，并报国务院应急办公室备案，同时通报环境保护部；省、自治区、直辖市卫生行政部门可宣布重大辐射事故、较大辐射事故和一般辐射事故的卫生应急响应终止，并报当地政府应急办公室备案，同时通报当地政府环保部门。

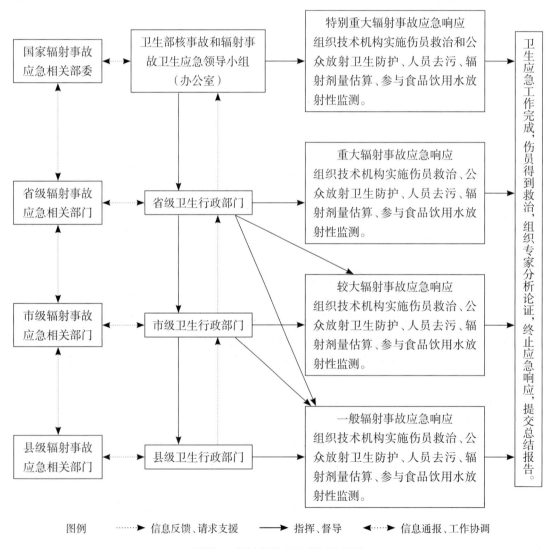

附图2　辐射事故卫生应急流程图

辐射事故卫生应急响应终止后,组织和参与卫生应急响应的地方卫生行政部门在一个月内提交书面总结报告,报送上级卫生行政部门,抄送同级环境保护部门和公安部门。重大辐射事故和较大辐射事故的卫生应急响应总结报告上报卫生部。

5.5 卫生应急响应评估

5.5.1 进程评估

针对辐射事故卫生应急响应过程的各个环节、处理措施的有效性和负面效应进行评估,对伤员和公众健康的危害影响进行评估和预测,及时总结经验与教训,修订技术方案。

5.5.2 终结评估

辐射事故卫生应急响应完成后,各相关部门应对卫生应急响应过程中的成功经验及时进行总结,针对出现的问题及薄弱环节加以改进,及时修改、完善辐射事故卫生应急预案,完善人才队伍和体系建设,不断提高辐射事故卫生应急能力。评估报告上报本级人民政府应急办公室和上级卫生行政部门。

6 附则

6.1 名词术语解释

核事故:核电厂或其他核设施中很少发生的严重偏离运行工况的状态;在这种状态下,放射性物质的释放可能或已经失去应有的控制,达到不可接受的水平。

辐射事故:放射源丢失、被盗、失控,或者放射性同位素和射线装置失控导致人员受到异常照射。

6.2 责任与奖惩

核事故和辐射事故卫生应急工作实行责任制和责任追究制。

各级卫生行政部门应对核事故和辐射事故卫生应急工作做出贡献的先进集体和个人给予表彰、奖励;对失职、渎职的有关责任人,依据国家有关法规追究责任,构成犯罪的,依法追究刑事责任。

6.3 预案制定与修订

本预案由卫生部修定并负责解释,自发布之日起实施。各地区可结合实际制订本地区的核事故和辐射事故卫生应急预案和实施程序。

本预案根据核事故和辐射事故卫生应急实施过程中发现的问题适时进行修订和补充。

附件:

附件 1 卫生部核事故和辐射事故卫生应急领导小组成员组成(略)

附件 2 卫生部核事故和辐射事故卫生应急领导小组办公室成员组成(略)

附件3 核事故卫生应急处理流程

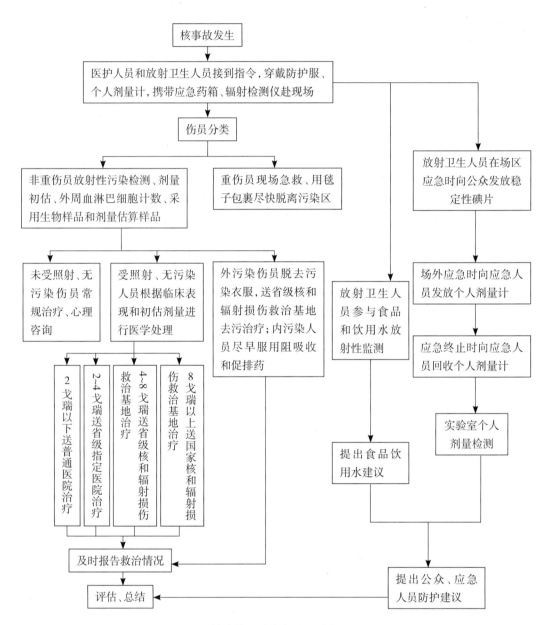

核事故卫生应急处理流程

附件4　辐射事故卫生应急处理流程

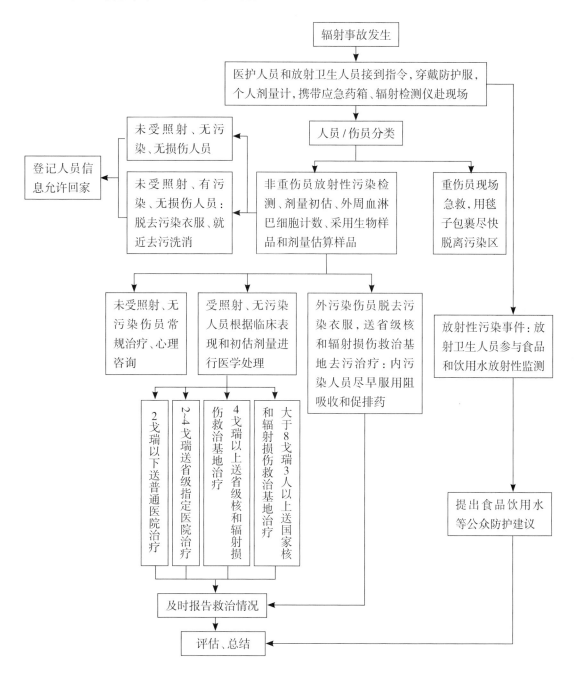

辐射事故卫生应急处理流程

注：本预案引自中华人民共和国国家卫生健康委2009年10月27日发布的卫应急发〔2009〕101号文件——《卫生部关于印发〈卫生部核事故和辐射事故卫生应急预案〉的通知》

二、××××年模拟核及核辐射事故卫生应急演练方案
（×× 版）

（一）演练时间

××××年×月×日××∶××

（二）演练地点

×× 核电厂

（三）参加演练单位

主办∶国家卫生健康委核与辐射应急办

承办∶×× 省卫生健康委核与辐射应急办

协办∶×× 核电厂

参演单位有∶×××、×××、×××、……×××等。

（四）演练观摩单位领导

×××、×××、××× 等相关领导,以及 ××× 等。

（五）演练目的

为规范和强化应对突发核与辐射事故的应急处理能力,将事故造成的后果降到最小,通过演练,增强各级部门及运营单位等对卫生应急预案的熟悉程度,发现各方面不足并加以改进,完善应急准备状况,提高突发核与核辐射事件的应急处置能力。

（六）演练内容

1. 核与辐射事故的信息报告与队伍集结出发;

2. 核和辐射事件现场分区;

3. 伤员分类;

4. 放射性污染人员的去污;

5. 伤员的现场急救;

6. 伤员生物等样品采集;

7. 事故现场地质、建筑、饮用水等样品采集及放射性污染检测与救援现场的质量控制;

8. 心理医疗组队现场人员进行心理疏导;

9. 救援队伍撤离。

（七）预算

（详见预算单）请根据各自实际情况拟定。

（八）转运救护车的分配

转运救护车	所属机构
A1	国家核与辐射应急中心
A2	国家核与辐射应急中心
A3	国家核与辐射应急中心
A4	省级核与辐射救治基地
A5	省级核与辐射救治基地

续表

转运救护车	所属机构
A6	指定 ×6 医院
A7	指定 ×7 医院
A8	指定 ×8 医院
A9	普通 ×9 医院
A10	普通 ×10 医院
A11	普通 ×11 医院

(九)其他参与车辆

洗消车	×××核与辐射专业医疗应急队
指挥车	省卫生健康委核与辐射应急办提供
物资车	省卫生健康委核与辐射应急办提供
现场样品存储车	省卫生健康委核与辐射应急办提供

(十)伤员情况

分区	伤员编号	伤情描述
危险区	1号伤员	照射剂量大,出现头晕目眩,四肢瘫软,恶心、呕吐
	2号伤员	照射剂量大,出现头晕目眩、恶心、呕吐
	3号伤员	照射剂量大,出现头晕目眩、恶心、呕吐
控制区	4号伤员	照射剂量中等,有头晕,偶有恶心
	5号伤员	照射剂量中等,有头晕,偶有恶心
监督区	6号伤员	照射剂量弱,偶有头晕
	7号伤员	照射剂量弱,偶有头晕
	8号伤员	照射剂量弱,无不适
非限制区	9、10、11号伤员	可疑受辐射

(十一)伤员转送分配

伤员编号	处置救护车编号	医院名称 (以下标注为医院代号)	转运救护车编号及转运方式
1号	A1	国家核与辐射应急中心	专用核与辐射转运救护车
2号	A2	国家核与辐射应急中心	专用核与辐射转运救护车
3号	A3	国家核与辐射应急中心	A3转运
4号	A4	省级核与辐射救治基地	A4转运
5号	A5	省级核与辐射救治基地	A5转运

续表

伤员编号	处置救护车编号	医院名称 （以下标注为医院代号）	转运救护车编号及转运方式
6号	A6	指定 ×6 医院	A6 转运
7号	A7	指定 ×7 医院	A7 转运
8号	A8	指定 ×8 医院	A8 转运
9号	A9	普通 ×9 医院	A9 转运
10号	A10	普通 ×10 医院	A10 转运
11号	A11	普通 ×11 医院	A11 转运

演 练 程 序

第一阶段　演练准备，宣布演练开始

09：00-09：20进场【暖场宣传片（1~2 分钟）】

宣传片主要内容：核与辐射事故卫生应急救援演练的重要性和意义等。

演练人员和车辆手持队伍标识和旗帜列队准备。

【屏幕显示】××××年模拟核及核辐射事故卫生应急演练

【1 号主持人词】

各位领导、各位专家、各位嘉宾，大家早上好，辛苦大家参与此次核与辐射卫生应急演练！

××××年模拟核及核辐射事故卫生应急演练，是由国家卫生健康委核与辐射应急办主办，×××省承办，×××等单位协办。

出席今天演练的领导和嘉宾：×××等。

参加演练观摩的单位和嘉宾有：×××等。

本次演练依照××，结合××等预案进行。

演练分为五个阶段：第一阶段，演练准备；第二阶段，信息报送、应急响应；第三阶段，应急处置；第四阶段，应急结束、响应终止；第五阶段，总结与讲评。

担任今天演练指挥长的是××主任××同志。副指挥长是××核与辐射应急办主任××同志。

下面进入演练程序。

××应急办主任：报告总指挥长，所有演练人员到位，演练准备工作就绪，是否开始，请指示！

××总指挥长：开始。

（各演练队伍在指定部位待命）

第二阶段　信息报送和应急响应事故的发生和发展

【播放视频 + 表演】

视频反映：核电厂核与辐射的时间、地点、现场状况、造成的危害、伤亡的初步情况以及

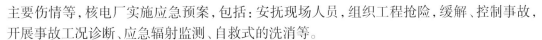

主要伤情等,核电厂实施应急预案,包括:安抚现场人员,组织工程抢险,缓解、控制事故,开展事故工况诊断、应急辐射监测、自救式的洗消等。

核与辐射现场展示: 现场布景,配合音效,人群的奔走喧哗,大声呼叫,制造气氛。11名伤者烟雾中出现在××核电厂不同地方。

【2号主持人词】

××××年××月××日××:××,××核电厂核反应堆发生放射源^{60}钴泄漏,造成多人受到核辐射,受辐射人员出现不同程度的头晕目眩,恶心、呕吐等症状,核反应堆暂时没有得到控制,核电厂人员目前都处于惊慌失措状态……

当核电厂发生放射源^{60}钴泄漏后,核电厂立即启动应急响应,核电厂负责人立即安抚厂内员工,并组织工作人员对核反应堆泄漏处进行抢救,对现场人员进行洗消,并对现场开展辐射监测,拉起警戒线。同时,核电厂安全员开始拨打省卫生健康委核与辐射应急办,国家核与辐射应急办等电话求助。

接到报告后,国家核与辐射应急办与省卫生健康委核与辐射应急办立即成立现场指挥部,并派××主任担任现场指挥部的指挥长,省卫生健康委核与辐射应急办、公安、武警、消防、医疗、公卫、环保、气象、交通等部门负责人,迅速赶往现场,成立临时现场救援指挥所,根据各自职责,立即开展工作。

下面医疗系统上报程序展示。

【屏幕显示】第二阶段信息报送和应急响应

第一环节　医疗系统接报和上报

【现场表演】
【工人安全员:拨打省卫生健康委核与辐射应急办电话】

核电厂安全员:(急切)是××省卫生健康委核与辐射应急办吗!我是××核电厂的安全员××,今天××:××左右我厂发生了核反应堆事故,主要是放射源^{60}钴泄漏,约有11名工作人员受到核辐射污染,具体伤情不详,现场核辐射污染情况不明,请求支援。我的电话是×××××××××××。

××省卫生健康委核与辐射应急办:好的,请保持电话畅通,负责组织场内核应急准备与应急处置工作,我们立即调派核与辐射专家组到场,我的工号00

核电厂安全员:收到,我们已启动厂内应急预案开展救援,保证配合国家救援工作。

【2号主持人词】××省核与辐射应急办立即向国家卫生健康委核与辐射应急办报告,并迅速组织省内核与辐射专家组赶赴现场开展先期处置。

【××省卫生健康委核与辐射应急办:拨打国家卫生健康委核与辐射应急办电话】

××省卫生健康委核与辐射应急办:你好!我是××省卫生健康委核与辐射应急办××,现向您紧急汇报,今天××:××左右,我省××核电厂发生核反应堆事故,主要是放射源^{60}钴泄漏,约有11名工作人员受到核辐射污染,具体伤情不详,现场核辐射污染情况不明,请求派遣国家核与辐射救援专家队前往支援,同时我省已派遣核工程与核技术、医学、环境保护、武警等部门专家第一时间前往现场。

国家卫生健康委核与辐射应急办电话:好的!立即启动应急预案,做好一切救援准备,随时等候下一步指令。国家将迅速组织核与辐射专家组赶赴现场。

第二环节　卫生应急响应

（××省内应急响应、国家应急支援）

【播放视频】

1. 国家卫生健康委画面　国家卫生健康委成立由国家核与辐射应急办负责的国家核事故应急指挥部,指派××领导担任总指挥长,并指派××省卫生健康委核与辐射应急办××主任担任核与辐射现场指挥官,并前往核与辐射事故现场,组织此次核与辐射事故的救援工作,同时就近召集核工程与核技术、核安全、辐射监测、辐射防护、环境保护、交通运输、医学、气象学、海洋学、应急管理、公共宣传、疾控中心等方面专家组成国家核与辐射救援队前往核与辐射事故现场开展救援工作。

【1号主持人词】国家核与辐射应急指挥部立即拨打了核工程与核技术、核安全、辐射监测、辐射防护、环境保护、交通运输、医学、气象学、海洋学、应急管理、公共宣传、疾控中心等方面专家的电话,说明了现场的情况,并要求立即组成专家救援队,做好个人防护,前往事故现场处置。同时给国家核与辐射救护中心打电话,要求腾空医疗床位,做好个人防护,立即派出医疗救治小组前往事故现场处置。

2. 省卫生健康委核与辐射应急办画面　省卫生健康委遵从国家指示,派遣××主任立即前往核与辐射事故现场,调动武警、交通、气象等部门协作此次救援辅助工作。

【2号主持人词】××省卫生健康委核与辐射应急办给××省核与辐射救治基地,××三甲医院拨打电话,要求腾空医疗床位,立即集结人员,做好个人防护,立即派出医疗救治小组前往事故现场处置。

3. ××省卫生健康委××主任赶赴现场。

4. 交通部门开启绿色通道配合救援队伍畅通无阻赶赴现场,武警部门赶赴现场维持秩序,疏离附近人民群众,气象部门随时监测天气、风向报告。

5. 核工程与核技术、核安全、辐射监测、辐射防护、环境保护、交通运输、医学、气象学、海洋学、应急管理、公共宣传、疾控中心等方面专家队伍行进。

【视频播放】各救治中心、基地、医院、专家组开始准备+出发的视频。

下面进入第三阶段卫生应急处置

【屏幕显示】第三阶段　卫生应急处置救援专家组到达现场,设置临时指挥部

【场景：现场】

核工程与核技术、核安全、辐射监测、辐射防护、环境保护、交通运输、医学、气象学、海洋学、应急管理、公共宣传、疾控中心等方面专家,国家核与辐射救护中心,××省核与辐射救治基地,××三甲医院共11台救护车33名医护人员,鸣笛入场,设置临时指挥部,由××主任担任现场指挥长。

【2号主持人】

核工程与核技术、核安全、辐射监测、辐射防护、环境保护、交通运输、医学、气象学、海洋学、应急管理、公共宣传、疾控中心等方面专家,国家核与辐射救护中心,××省核与辐射救治基地,××三甲医院共11台救护车陆续到达现场。

由××主任临时担任现场指挥官,立即对核与辐射救援专家组下达指令。

【场景】所有医疗救援人员整队接受指令

（对话表演）××主任（面对所有医疗救援人员）（戴耳麦）：所有救援人员应进行现场辐射检测，在巡测仪器读数为100~Sv/h的地方用红线布设安全界线。在安全界线外用黄线布设警戒界线，在此区域内上风向开展现场抢救治疗，并设置出入控制污染检测，所有出此区域的人员在此线上进行去污洗消。在分区后，对伤员进行分类、去污、急救，同时对现场样品进行采集，疾控人员协助现场地质、食品和饮用水放射性污染检测及去污洗消，心理专家对现场人员进行心理疏导。

全部救援人员回答：是！

【屏幕显示】应急处置——核与辐射事故现场分区与检伤分类

【场景】所有救援人员散开，开展工作

【对话】（耳麦）

××核与辐射应急办主任××（面对伤员，第一次口令）：我是××核与辐射应急办主任××，请大家保持镇定、不要慌张、服从安排，这是一场没有硝烟的战争，需要我们一起努力打赢它，请你们配合国家的救援工作。（重复一遍）。

【场景】救援队人员穿戴个人防护设备（防放射性沾染防护服、防护手套、防护靴和防护面罩等个人防护装备）携带场所辐射监测仪、多用途γ/β巡测仪、β/γ表面污染监测仪和α/β表面污染监测仪等辐射防护检测设备等，开始进行现场人员辐射检测，根据巡测仪器读数将事故现场分成危险区、控制区、监督区及非限制区，各区界限分明，拉起警戒线，并在监督区的上风向设置医学应急救援区。在分类区，救援人员利用各种核与辐射检测设备根据受辐射剂量将伤员进行分类，同时利用电子仪器设备做好登记记录，现场伤员被分为辐射、内污染伤员，辐射无污染伤员，可疑辐射人员，未受辐射人员。根据辐射剂量及症状发现8名受辐射人员，3名可疑受辐射人员，25名未受辐射人员。

【注】1号、2号、3号伤员照射剂量大，出现头晕目眩，四肢瘫软，恶心、呕吐；4号伤员照射剂量中等，有头晕，偶有恶心；5号、6号、7号伤员照射剂量弱，偶有头晕；8号照射剂量弱，无不适；9号、10号、11号伤员可疑受辐射。

【1号主持人词】经初步检伤，有4名伤员收辐射污染较重。救援人员对现场人员进行分类并做好登记，统一在医学应急救援区进行相应的医学处理。

【2号主持人词】经快速判断：1号、2号、3号伤员，照射剂量大于30戈瑞，有头晕目眩，四肢瘫软，恶心、呕吐的症状，考虑受辐射污染严重；4号伤员，照射剂量大于4戈瑞，有头晕目眩，偶有恶心、呕吐的症状，考虑受辐射污染较严重；5号、6号、7号伤员照射剂量在2~4戈瑞，偶有头晕，考虑有轻度核辐射污染；8号照射剂量在2戈瑞以下，无不适，考虑有轻度核辐射污染；9号、10号、11号伤员无任何不适，可疑受辐射。

【屏幕显示】对损伤人员进行早期分类的方法

损伤的严重程度取决于受照剂量和剂量率、身体的受照范围、有关组织的辐射敏感性以及器官系统的重要性。最重要的早期临床症状有头晕、恶心、呕吐、腹泻、皮肤和黏膜红斑、颜面充血、腮腺肿大、发热等。

1. 无症状，照射剂量小于1戈瑞，可在普通医院就诊观察；

2. 有头晕，照射剂量在1~2戈瑞之间，可在指定医院住院观察治疗；

3. 有头晕、呕吐，照射剂量在2~4戈瑞之间，可在专科医院或放射性疾病治疗中心治疗；

4. 有头晕、呕吐或其他严重症状，照射剂量大于6戈瑞，尽快到专科医院或放射性疾病治疗中心治疗。

【场景展示】

现场指挥官（××核与辐射应急办主任××）（耳麦）：事故现场分区、伤员分类负责人，你好！我是××核与辐射应急办××主任，请你们分别简要报告各区现场情况。

事故现场分区组（向现场总指挥员汇报）：报告指挥员同志，我是事故现场分区组××，经救援队员对现场辐射剂量检测，已完成事故现场各区划分，分成危险区、控制区、监督区及非限制区，各区界限分明，已拉起警戒线，请指示。

【屏幕显示】经救援队员事故现场分区，事故现场各区界限分明，在巡测仪器读数为100μSv/h的地方用红线布设安全界线。在安全界线外用黄线布设警戒界线，在此区域内上风向搭建救护帐篷、洗消帐篷，设置伤员分类区、侦查区、洗消区及后送区，各区设立标识牌界限分明连通，快速有序地开展现场抢救治疗。

现场总指挥员（耳麦）：收到，辛苦了！请继续维持各区秩序，并协助做好转运伤员准备。

事故现场分区组：是。

伤员分类区（向现场总指挥员汇报）：报告指挥员同志，我是伤员分类区××，目前正在有序开展伤员分类，目前现场已确定8名受辐射人员，其中5名人员受辐射情况严重，3名可疑受辐射人员。

现场总指挥员（耳麦）：收到，辛苦了！请继续进行伤员分类并做好信息登记。

伤员分类区：是。

【屏幕显示】意外状况处理

【场景表演】

未受辐射人员（用耳麦）："医生、医生！请你们马上将（手指3号伤员）他先送往医院抢救！麻烦你们啦！"。

检伤医生（用耳麦）：同志，你好，请不要着急，我们正在按照受辐射轻重进行优先救治，也需要处理现场的其他伤员，同时也需要控制现场和监测大家的伤势变化，所以现场不可以没有救护人员。请你理解并保持冷静和配合救援行动，其他救护人员很快就会到场。

【2号主持人词】由于现场环境复杂，伤员较多，救援人员在检伤分类时，一名未受辐射人员拉着检伤医生求助，在现场救护人员的安慰下，伤员很快安静了下来。

【屏幕显示】对伤员进行检查及生物样品采集

【1号主持人词】现在大家看见的是现场所有人员进行分类后进入侦查区，进行下一步受辐射人员的检查与生物样品采集。

【场景展示】伤员进行分类后，陆续接受救援人员对其的外周的淋巴结检查，并对耳、鼻、皮肤等分泌物收集采样，并抽血送检。每一个伤员做好检查及采样的同时，进行信息登记。

伤员侦查区（向现场总指挥员汇报）：报告指挥员同志，我是伤员侦查区××，目前正在有序开展伤员侦查同时采集生物样品，目前现场工作配合较好。

现场总指挥员（耳麦）：收到，辛苦了！请继续进行伤员侦查并做好信息登记。

侦查分类区：是。

伤员洗消区（向现场总指挥员汇报）：报告指挥员同志，我是伤员洗消区××，目前洗消帐篷已搭建好，各种洗消设施都已准备好，随时对送过来的伤员进行去污洗消。

现场总指挥员（耳麦）：收到，辛苦了！请一定保证对伤员做好彻底洗消，有任何困难请随时向我报告!

伤员洗消区(耳麦):是!保证完成任务!

【屏幕显示】对现场人员进行去污洗污

【1号主持人词】所有伤员进行侦查后,进入洗消区。对受到放射性核素污染的人员进行体表放射性去污:测量污染程度,脱去受污染的外衣,用特定局部伤口洗消器擦洗污染局部,检测去污效果,然后按指定路线用淋浴设施消除放射性污染(去污),达到去污标准后统一撤离事故现场,进一步对上述人员的放射性核素内污染进行相应的医学观察和处理。

【现场场景】

让受辐射伤员先进入洗消帐篷利用各种医疗设备对现场人员进行去污洗消。脱去受污染的外衣,用特定的局部伤口洗消器洗去污染局部,检测去污效果,然后按指定程序用特定高压淋浴设施及核污染皮肤洗消剂消除放射性污染(去污)。一名呕吐伤员先进入救护帐篷给予促排、缓解胃肠道症状等处理后再送入洗消帐篷进行去污洗消。救援人员在对现场人员进行去污洗消后,收集其衣物,用黄色塑料袋装好,并写上"勿动,有辐射"。

【2号主持人词】事故现场人员有序进行去污洗消,分别收集去污洗消后现场人员衣物,同时做好标记。在达到去污标准后统一撤离事故现场进入清洁安全区,接受下一步的救治工作,同时接受心理专家的心理疏导,并尽快安排撤离。

【屏幕显示】现场洗消环节

【屏幕显示】

洗消目的:去除以及中和身体上的辐射污染物。

洗消装备:洗消车与2顶核辐射应急洗消专用帐篷,高压供水泵,洗消液均混罐,高压水管,高压喷嘴或手持喷头;洗消剂,冷热水高压洗消设备,600L/2 000L储水袋、2 000L×2废水回收袋,便携式洗消枪,洗消防护服,暖风发生器,局部伤口洗消器,核污染皮肤洗消剂,洗消粉,洗消床、洗消担架。

废水处理:洗消池积水后用自动排污泵将废水抽至废水回收袋运走处理。

【2号主持人词】现在为大家展示的是伤员进行洗消的环节

洗消程序分为六步:

(1)第一步初步分流

救援人员为患者进行首次分诊,登记伤员个人信息。

辐射特别严重的伤者,先进行洗消。

(2)第二步救援人员指导(非卧床)或协助(卧床)伤员脱除衣服及收取患者个人物品,活动自如的伤者可自行脱除衣物,活动受限的伤者由救援人员协助脱除衣物,所有物品用黄色塑料袋装好,并写上"勿动,有辐射"。

(3)第三步救援人员指导(非卧床)或协助(卧床)伤员进行洗消。一般洗消需时3~5分钟/人次。

活动自如的伤者:有条理的从头到脚进行喷淋,每个人洗消时间约在3~5分钟。

活动受限的伤者:每位伤员需要2~3名工作人员协助洗消,从头到脚进行冲洗,每个人洗消时间约在3~5分钟。

(4)第四步救援人员提供毛巾给伤员擦干身体及指引进入更衣间换上洁净衣服。

活动受限的伤者:清洗后更换干净的衣物并转移到清洗担架或轮椅。

(5)第五步救援负责护送伤员到清洁安全区。

【备注】

具体洗消演练说明:

1 人进入洗消帐篷,然后张开双手顺时针转两圈,帐篷内部的喷淋装备会从不同角度喷淋,然后进入更衣室更换干净的衣服。

所有从现场出来的受伤人员以及救援人员都需要经过洗消环节,通过洗消清除和中和身上大部分的危害污染物,洗消后再进行分诊、分流。

经过洗消的污物水需要用储存罐体存放,然后输送到规定的地方进行排放。

【屏幕显示】受辐射人员接受进一步救治

【1 号主持人词】现场受辐射人员经过去污洗消后进入清洁安全区,根据之前的辐射检测剂量信息,核与辐射专家讨论后建议根据不同辐射剂量服用不同剂量稳定性碘剂及促排药。

【对话】

核辐射专家:报告指挥长,目前检测 8 名受辐射人员照射剂量较大,建议发放碘剂,请批准。

指挥长:同意,注意登记信息,密切观察伤员反应,需要支援请随时报告。

核辐射专家:是!

【现场场景】

3 名核与辐射专家经过慎重讨论后请示指挥长,建议根据辐射程度给受辐射的伤员服用不同剂量稳定性碘剂及促排药。指挥长同意后救援人员安排 8 名确定受辐射人员服用不同剂量的稳定性碘剂及促排药,并做好登记。

【2 号主持人词】核与辐射事故时,服用一定量的碘剂可以防止吸收放射性污染,也预防和缓解核辐射,但需在专家指导下服用。大量服用碘片,会产生一定的副作用,可能促进甲状腺结节、甲状腺功能亢进症、甲状腺癌,诱发甲状腺功能亢进危象,从而危及生命。因此救援人员对现场 8 名确定受辐射人员进行碘剂发放,并做好服用量、服用时间登记。同时对受到辐射伤员服用促排药物,并做好记录。

【屏幕显示】伤员生物等样品采集

【1 号主持人词】现场受辐射污染严重,需对现场样品进行采集登记。

【现场场景】

救援人员采集现场可能受到内污染人员的耳道、鼻孔、口角及伤口等的擦拭物样品,检测是否受到放射性污染;收集的样品贴上标签,并进行登记,用塑料袋和合适的容器收集保存现场所有的衣物、被单和金属物件,并在醒目地方标明:"放射性——勿扔掉"。同时登记受照史、体表放射性核素污染测量和去污效果,填写记录单。

【2 号主持人词】救援人员仔细对事故现场样品进行采集,同时检测是否受到放射性污染,并做好登记,统一集中后进行下一步处理。

【屏幕显示】事故现场地质、建筑、饮用水等样品采集及放射性污染检测与救援现场的质量控制

【1 号主持人词】对可能造成食品和饮用水放射性污染的事故,在事故发生若干时间后,疾控中心的救援队员应对事件发生地周边地区蔬菜、种植基地的露天蔬菜、地质、建筑、饮用水进行放射性监测,采集有关样品并送至专业移动现场实验室或固定实验室进行快速放射性分析。

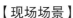

【现场场景】

救援人员携带生物样品采样箱和标本转运箱,采用向心侦查的方式,对核与辐射事故区及周围的空气、水、土壤、植物和食物等有代表性样品进行收集采样后,同时进行放射性污染检测,并做好登记检测信息登记单,将现场收集的各种样品分装保存,对辐射剂量超过安全标准做好登记。国家疾控中心对已经检测登记的区域进行复检,对某区域的剂量检测与救援队不一致的地方,双方进行再次检测,最后达成一致登记最终数据。

【2号主持人词】在疾控中心人员的质量监测下,救援人员对核与辐射事故区进行空气、水、土壤、植物和现场食物污染测量及核素分析,同时进行取样,做好标记,确认事故现场辐射超过安全标准,下一步疾控人员是协助洗消队对现场进行去污洗消及质量监测。

【屏幕显示】核与辐射事故现场去污洗消

【1号主持人词】经过事故现场样品采集,土地、饮用水等放射性污染检测,事故现场人员转运后,因此次核与辐射污染严重,需对现场的设备、建筑物和道路进行洗消处理,以降低环境辐射污染。

【场景】

救援人员携带洗消喷枪分布在事故现场,对事故现场的设备、建筑物和道路进行仔细洗消,由里向外,逐层喷洒液体洗消剂,每层清洗后再次用辐射剂量检测仪检测,达到去污标准后再清洗下一层,最后拉起警戒线隔离。国家疾控中心人员在去污洗消完成后用核辐射检测仪再次对清洗区域进行辐射剂量检测,对于某处区域剂量检测不达标,协助洗消队再次对该区域进行洗消复测,最终辐射剂量检测达标后拉起警戒线。

【1号主持人词】经过现场的去污洗消后,疾控监测队对现场环境进行放射性监测后达到安全标准,周围空气环境无污染。

【屏幕显示】对事故现场人员进行心理疏导

【场景】

【1】现场人员在进行分类侦查、去污洗消过程中,大家情绪依然很慌张失措,A伤员甚至吵闹,不配合救援工作,大声要求"我没事,我要离开这",B伤员沉默拒绝所有人靠近"你们别过来,我受辐射很严重,马上就要死了"

【1号主持人词】一些伤员在核与辐射事故发生后,心理受到较严重的创伤,情绪不稳定,难以配合救援处理工作,亟须心理疏导。

【对话】

×救援组长:报告指挥员,我们这有几名伤员情绪不稳定,心理创伤严重,请求心理专家支援。

现场指挥官:收到,立即派心理专家增援。

现场指挥官:心理专家组,你好!我是现场指挥官××,现在事故现场有伤员出现事故后心理创伤,请立即到场给予心理疏导。

心理专家组组长××:是!

【场景】

【2】3名心理专家到达现场分类侦查、去污洗消区,对A、B伤员进行心理安抚与疏导"请不要紧张,我是医生××,现在核泄漏事故已得到控制,政府已经派遣大量专家救援组进行救援处置,大家都会没事的""不要怕,只要配合治疗,一定会没事的"……

【2号主持人词】通过3名心理专家安抚,2名伤员最终情绪稳定,配合救援工作。

【对话】

心理专家组组长 ××： 报告指挥官，我是心理专家组组长 ××，通过心理疏导，目前伤员心理已得到安抚，正配合去污洗消工作。考虑事故突然，现场人员心理可能会受到不同程度的创伤，请求对现场人员进行集体晤谈及个人心理干预。

现场指挥官： 辛苦了！同意你的建议，请做好事故现场人员的心理疏导工作。

心理专家组组长 ××： 是。

【场景】

【3】 心理专家组在事故现场与伤员进行个体交流，利用各种心理干预，鼓励当事人表达自己的情感、合理释放情绪。在清洁安全区，组织集体晤谈，现场人员聚集在一起，倾诉内心感受；相互支持和安慰……。

【2号主持人词】 通过心理专家的心理干预，事故现场人员情绪逐渐趋于稳定，事故现场救援工作有序进行。

【屏幕显示】 伤员转运

【1号主持人词】 伤员根据受辐射程度不同，在经过分类侦查、生物样品采集、去污洗消后可安排转运至不同医疗机构接受进一步治疗。

【对话】

救援组长 ××： 报告指挥官，我是现场救援组组长 ××，此次核事故有 3 名伤员受辐射污染严重，建议转运至国家核与辐射中心进行进一步治疗；2 名伤员受辐射污染较严重，建议转运至省级核与辐射救治基地进行进一步治疗；3 名伤员受轻度核辐射污染，建议转运至 ×× 三甲医院进行进一步治疗；3 名伤员可疑受辐射，建议转运至普通医院就诊。25 名未受到辐射的人员建议登记后做好随访，可让其回家。请指挥官指示！

现场指挥官： 同意！请有序转送至各医疗机构救护车，进行下一步治疗；同时做好未辐射人员的登记随访。

【场景】

救援人员用担架将 1 号伤员、2 号伤员及 3 号抬至 A1、A2、A3 救护车，送至国家核与辐射应急中心；救援人员用担架将 4 号、5 号分别抬至 A4、A5 号救护车，转运至 ×× 省级核与辐射救治基地，救援人员将 6 号、7 号、8 号伤员扶至 A6、A7、A8 号救护车，转运至 ×× 省三甲医院；9 号、10 号、11 号伤员步行至 A9、A10、A11 号救护车，转运至普通三甲医院。25 名未受到辐射的人员登记姓名、性别、住址、联系方式后，嘱咐如有不适，及时报告，可放其自行回家，并做好随访。

【2号主持人词】 现场处置完毕的伤员，根据辐射剂量后送至不同的救治中心进行救治。各级医疗中心已接到命令，立即开辟绿色通道，预留收治床位，做好医疗器械和药品准备，组织精干医护力量全力救治伤员。未受到辐射的人员已做好登记，后期随访跟踪。

【屏幕显示】第四阶段 应急结束、响应终止

现场总指挥： 各救援人员，请你们检查现场是否还有伤员。

各救援组队长： 是。

【场景】 经过查看现场，伤员已全部转送完毕。将收集汇总后的相关表格交现场指挥。现场指挥请救援小组核对伤员人数和收治情况。

现场总指挥： 主任同志，这是伤员人数和各医院收治情况，请核对。

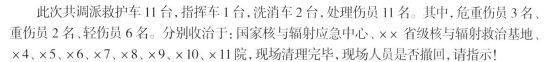

此次共调派救护车 11 台,指挥车 1 台,洗消车 2 台,处理伤员 11 名。其中,危重伤员 3 名、重伤员 2 名、轻伤员 6 名。分别收治于:国家核与辐射应急中心、××省级核与辐射救治基地、×4、×5、×6、×7、×8、×9、×10、×11 院,现场清理完毕,现场人员是否撤回,请指示!

××主任:现场医疗救治任务圆满结束,收集物品,组织救护人员有序撤离。

现场总指挥:收到!尽快处理现场,收集装备撤离。

【屏幕显示】救援队伍撤离

【1 号主持人词】在现场伤员分类和急救、放射性污染去污、现场样品采集等现场救援工作完成后,按照现场演练指挥者指令,结束现场救援活动。救援队员应在撤离前做好需带离现场样品、物品、设备的放射性污染检测和防护工作,救援人员按照防护要求脱去防护服装,进行人体放射性污染检测,确定无污染后撤离现场。

【对话】

救援组长××:报告指挥官,我是现场救援组组长××,目前各小组已完成现场救援工作,受辐射伤员已转运,事故现场已得到去污洗消,并已拉起警戒线,核事故现场样品已采集,核反应堆已得到控制,请指示!

现场指挥官:辛苦了!救援工作结束,做好检测和防护工作,请准备撤离!

【场景】

救援人员按照放射性水平的高低,分类现场样品、物品,搬运至核辐射防护车,将所有使用过的防护用品、器具和仪器放入密闭仪器内搬入核与辐射专用物资车内。救援队员按防护要求脱去防护服装,并进行去污洗消,疾控检测人员最后对撤离的每一位救援人员进行放射性检测,确定无污染后有序上车撤离现场。

【2 号主持人词】在现场伤员分类和急救、放射性污染去污、现场样品采集等现场救援工作完成后,总指挥下令撤离,救援人员按照防护要求脱去防护服装,进行去污洗消及人体放射性污染检测,疾控人员逐一对其进行放射性检测确定无污染后,整理现场样品、物品及设备撤离现场。根据《国家核应急预案》,经请示国家核与辐射应急指挥部总指挥长××同意,终止Ⅱ级应急响应。由卫生健康委宣传部向媒体发布了相关信息。

【屏幕显示】影响评估

【2 号主持人词】核电厂运营单位已终止放射性源 ^{60} 钴,已消除危险,对泄漏物质的洗消结束。根据检测结果,现场领队向指挥部报告了以下情况:空气、泥土、水的辐射剂量在 1 戈瑞,抢险成功,下风向居民区无核辐射剂量检出。

【播放转场背景音乐,所有参与演练人员列队入场】

【1 号主持人词】在国家、省及各级部门统一领导下,各级医疗卫生机构和应急、武警、环境保护、气象等的共同努力,成功终止了放射源 ^{60} 钴的继续污染,救治了受辐射人员,目前,所有受伤人员生命体征平稳。根据《国家核应急预案》,经请示国家卫生健康委领导同意,终止突发事件紧急医学救援Ⅱ级响应。国家卫生健康委专题向政府报告了这次核与辐射事故的受伤人员的救治情况,并向媒体发布信息。

列队完毕,指挥长、副指挥长各自就位。

副指挥长:尊敬的各位领导,同志们,××××年模拟重大核与辐射事故卫生应急演练所有科目已经完成,下面请演练指挥长宣布演练结束。

指挥长:我宣布,演练结束!

第五阶段　点评与总结

【屏幕显示】点评与总结

【2号主持人词】现在进入演练点评与总结环节。

领导1点评总结

领导2点评总结

领导3点评总结

【1号主持人词】××年模拟重大核与辐射事故卫生应急演练活动至此已经圆满结束了,明年的应急演练再见。

以下附件名目仅供参考,可根据各自的实际情况拟定

附件一　救援物资清单

附件二　洗消物资清单

附件三　车队信息统计名单(车牌+司机联系方式)

附件四　演练人员联系名单

附件五　后勤工作人员联系名单

附件六　后勤工作人员工作分配表

附件七　新闻媒体接待安排

附件八　物料准备清单

附件九　场内布局图

注:《××年模拟核及核辐射事故卫生应急演练执行脚本》详见附录3

（宋兴月）

第四节　洪　水　灾　害

一、洪水灾害卫生应急预案（模拟预案）

1　总则

1.1　编制目的

为保障在洪水发生后,医疗机构能迅速、高效、有序地开展卫生应急工作,不断提高抗洪灾的卫生应急能力,有效保障灾区公众的生命安全和身心健康,维护社会稳定,明确医疗机构在应对突发事件中的职责和任务,指导、规范和加强医疗机构卫生应急处置工作,特制定本预案。

1.2　编制依据

依据《中华人民共和国突发事件应对法》《中华人民共和国水法》《中华人民共和国防洪法》《中华人民共和国传染病防治法》《中华人民共和国食品安全法》《突发公共卫生事件应急条例》等法律法规,《全国洪灾卫生应急预案》《国家突发公共事件总体应急预案》《国家突发公共卫生事件应急预案》《国家突发公共事件医疗卫生救援应急预案》《国家抗洪救灾救助应急预案》《国家防汛抗旱应急预案》等预案。

1.3 适用范围

全国范围内发生洪水灾害的卫生应急工作均适用于本预案。突发性洪水灾害包括：江河洪水、内涝灾害、山洪灾害（指由降雨引发的山洪、泥石流、滑坡 灾害）、台风暴潮灾害等多种类型洪灾。

1.4 工作原则

以人为本，预防为主；统一领导，分级负责；条块结合，属地为主；部门协作，明确职责；依法规范，快速反应；社会动员，依靠群众。

2 组织机构及职责

2.1 组织机构

2.1.1 国家抗洪救灾卫生应急指挥机构

在必要时国务院成立抗洪救灾总指挥部，负责统一领导、指挥和协调全国抗洪救灾工作；中华人民共和国国家卫生健康委在国务院的统一领导下负责抗洪救灾卫生应急工作。成立国家抗洪救灾卫生应急领导小组。

国家卫生健康委抗洪救灾卫生应急领导小组负责全国抗洪救灾卫生应急指挥、协调工作。领导小组组长由国家卫生健康委主管卫生应急工作的部领导担任，小组成员由国家卫生健康委卫生应急办公室、办公厅、规划发展与信息化司、财务司、疾病预防控制局、基层卫生健康司、妇幼健康司、医政医管局、食品安全标准与检测评估司、国际合作司，中国疾病预防控制中心、国家卫生健康委卫生健康监督中心、健康报社，国家市场监督管理总局、国家中医药管理局等部门负责人组成。

2.1.2 地方抗洪救灾卫生应急指挥机构

地方各级人民政府卫生行政部门在本级人民政府统一领导下，成立抗洪救灾卫生应急领导小组，负责指挥、协调本行政区域内抗洪救灾卫生应急工作。

对于灾情比较严重的地区，根据卫生应急工作需要，领导小组可以决定采取以下措施：

1）整合灾区卫生应急指挥组织，在灾区成立抗洪救灾卫生应急工作前方指挥部，统一指挥、组织前方卫生应急工作。

2）派出联络组或联络员，深入灾区及时了解灾情、伤病情、疫情和突发公共卫生事件发生情况以及各项卫生应急措施落实情况，指导灾区卫生应急工作，并向派出部门报告和提出工作建议。

2.2 指挥机构

常态情况下，各级卫生行政部门的卫生应急办公室（或承担卫生应急管理职责的其他内设机构）负责抗洪救灾卫生应急准备和日常管理工作。洪灾发生后，卫生应急办公室（或承担卫生应急管理职责的其他内设机构）作为领导小组办公室开展各项工作。

2.3 专家咨询组

各级卫生行政部门负责组建抗洪救灾卫生应急专家咨询组。专家咨询组负责洪涝灾害卫生应急准备和现场处置的技术咨询和指导，对应急响应启动和终止提出建议等。

2.4 应急处理专业技术机构

医疗机构、疾病预防控制机构、卫生监督机构和采供血机构等卫生机构是卫生应急处理的专业技术机构。洪灾发生后，按照同级卫生行政部门的统一指挥和部署，开展各项卫生应急处理工作。

2.4.1 医疗机构

各级各类医疗机构负责灾区和群众临时安置点的紧急医疗救援、基本医疗服务、妇幼保健服务、心理援助等工作,并负责伤病员伤情、病情、疫情和突发公共卫生事件信息报告工作。

2.4.2 疾病预防控制机构

疾病预防控制机构负责灾区和群众临时安置点传染病疫情和突发公共卫生事件的监测、收集、报告、调查与处理工作、重点人群预防接种、环境卫生学评价、指导开展污染源无害化处理、消杀灭工作和健康教育等工作。

2.4.3 卫生监督机构

卫生监督机构负责对灾区饮用水卫生、食品卫生、公共场所卫生和传染病防治、突发公共卫生事件防控等依法进行卫生监管。

2.4.4 采供血机构

采供血机构负责血液及血液制品紧急采集、储备、调配、供应和相关信息报告等工作。

3 应急准备

3.1 应急管理制度

地方各级卫生行政部门为做好卫生应急日常管理和应急响应工作,各级卫生行政部门、医疗机构、疾控机构应事先建立各项卫生应急管理制度,确保各项工作顺利开展。

应急管理制度内容包括:要建立和完善预案管理、应急值守、信息报送、风险评估、队伍管理、物资管理、培训演练、现场处置工作、经费管理、通讯与信息保障管理、风险沟通、总结与评估、科研与国际交流等。

3.2 预案制定

地方各级卫生行政部门结合本地区实际情况,参照本预案,组织制定本地区抗洪救灾卫生应急预案和工作方案。各地方疾控机构在地方各级卫生行政部门的领导下,根据疾控机构职责任务,结合本单位实际情况,依据有关法律、行政法规和制度制定抗洪救灾卫生疾病防控预案方案及技术指南,同时也有职责和义务协助卫生健康委行政部门制定、修订相关预案,或提出完善应急预案工作的建议。

各级医疗卫生机构制定本单位的抗洪救灾卫生应急预案、洪灾后院内疾病防控预案和工作方案,建立相关应急工作制度。

应急预案、工作方案、技术规范和工作制度应适时修订。

3.3 风险评估

卫生行政部门应及时组织对本行政区域内可能出现的洪灾所引发的伤病风险和传染病疫情等健康危害进行评估,检查卫生应急工作准备情况,要求有关单位落实卫生应急防范措施。医疗卫生机构要评估本单位抵御洪灾的能力,提高防灾减灾水平,并对可能出现的因洪灾导致水、电、气等能源供应中断而严重影响医疗卫生服务的情况提前采取防范措施。各级疾控机构应定期对本单位卫生应急能力进行评估,及时发现问题与不足,有针对性地完善自身能力建设,制定并实施卫生应急工作发展规划。

3.4 卫生应急队伍管理

各级卫生行政部门要按照"平急结合、因地制宜、分类管理、分级负责、统一管理、协调运转"的原则建立抗洪救灾卫生应急专业队伍,加强管理、培训和演练,提高抗洪救灾卫生应急能力。

根据灾情特点和洪灾卫生应急的需要,为各类卫生应急队伍配备相应技术和物资装备

（包括医疗设备、快速检测设备和试剂、药品及疫苗、消杀灭药品和工具，个人防护装备、卫生应急服装和标识，交通工具，通讯、办公、后勤和生活物资等）。各级卫生行政部门或有关单位应当为卫生应急专业救援人员购买人身意外伤害保险，必要时接种相关疫苗，降低应急救援人员发生人身伤害带来的损失，并预防相关疾病的感染。

3.5 培训与演练

建立健全抗洪救灾卫生应急培训和演练制度，对各级卫生部门承担洪灾卫生应急处置职责的队伍和工作人员定期举办培训和演练，不断提高卫生应急处置能力。

3.6 经费保障

各级卫生行政部门协调有关部门，安排抗洪救灾卫生应急工作所需经费，按照国家有关规定，负责经费的使用和管理。

3.7 物资保障

各级卫生行政部门协调有关部门，应根据洪灾的特点建立健全抗洪救灾卫生应急物资（药品和疫苗、医疗器械和设备、快速检测设备和试剂、消杀灭药品和器械、个人防护用品等）储备机制，在区域性中心城市和洪灾多发地建立储备基地或供应点（储备物资的品种和数量要满足需要），保障卫生应急物资的运输和配送。

各级医疗卫生机构做好本单位的应急物资储备计划和管理工作，根据本地区洪灾情况，储备适量的卫生应急物资，定期检测、维护卫生应急救援设备和设施，使其处于良好备用状态，确保正常使用。

3.8 基础设施保障

新建、改建、扩建医疗卫生机构建设项目时，责任单位和部门在项目设计和设施配套方面，要符合抗洪标准，要满足医疗卫生机构开展抗洪卫生应急工作的需要。

3.9 交通运输保障

各级卫生行政部门和医疗卫生机构配备的抗洪卫生应急工作交通工具，要与承担的卫生保障任务相适应。洪灾事件发生后，卫生行政部门要主动协调铁道、交通、民航、公安、军队、武警等有关部门，尽量优先安排、优先调度、优先放行、优先运输卫生应急人员、物资和伤病员。在特殊情况时，协调开设应急救援"绿色通道"，保证卫生应急工作顺利开展。

3.10 通信与信息保障

各级卫生行政部门要结合国家应急体系建设，充分利用国家通讯基础设施和资源，建立健全国家、省、市（地）、县、乡五级抗洪卫生应急信息网络体系，保障通信和信息通畅，确保及时掌握和报告洪灾卫生应急工作信息及远程医疗指导工作。

3.11 建立协调机制

卫生行政部门在当地政府的统一领导下，建立健全与民政、气象、水利、农业、林业、质检、环保、建设、交通、铁道、电力、公安、发展改革和财政等相关部门，以及军队和武警部队卫生部门的信息通报、工作会商、措施联动等协调机制。

3.12 健康教育

各级卫生部门要根据本地区洪灾特点和工作实际，利用各种媒体向社会广泛宣传洪灾卫生应急常识，提高社会公众的卫生防病意识和抗洪自救互救能力。协调媒体向社会宣传抗洪卫生应急的科学知识。

3.13 科研和国际交流

有计划地开展应对洪灾卫生应急相关科学技术研究。按照国家相关规定，开展抗洪卫生应急工作的国际交流与合作,总结和借鉴经验,引进适宜技术和装备,不断提高抗洪卫生应急的整体水平。

4 应急响应

发生洪灾事件后,灾害发生地卫生行政部门接到当地政府或民政等部门的灾情通报后,应迅速组织医疗卫生救援人员赶赴事发地,开展先期处置工作,对当地灾情和医疗卫生服务需求及能力作出评估。

各级卫生行政部门按照本级人民政府的统一部署,根据灾情、伤情、病情、疫情进行分级响应,并根据实际情况及事件发展趋势,及时调整响应级别。

根据洪灾的危害程度等因素,卫生应急响应分为特别重大(Ⅰ级响应)、重大(Ⅱ级响应)、较大(Ⅲ级响应)、一般(Ⅳ级响应)四级。Ⅰ级应急响应由卫生部组织实施。Ⅱ级、Ⅲ级、Ⅳ级响应分别由省、市(地)、县级卫生行政部门组织实施。

超出本级应急处置能力时,应及时向上一级卫生行政部门申请支援。上级卫生行政部门根据灾区应急工作需要,可以对响应级别作出调整。对卫生应急能力薄弱的地区可适当调高响应级别。

对跨区域发生的洪水灾害,或者洪灾将影响到邻近行政区域的,由两个区域的卫生行政部门协同指挥,或者由两个区域的上一级卫生行政部门指挥抗洪卫生应急工作。

4.1 响应条件

4.1.1 Ⅰ级响应

符合下列条件之一的,卫生部启动Ⅰ级响应。

1)某一省(区、市)行政区域内发生特别重大洪灾,一次灾害过程出现下列情况之一的,启动Ⅰ级响应:

a)死亡200人以上(含本数,下同);

b)紧急转移安置或需紧急生活救助200万人以上;

c)倒塌和严重损坏房屋30万间或10万户以上。

2)国务院认定需要开展卫生应急工作的洪灾。

3)卫生部认定需要开展卫生应急工作的洪灾。

响应启动后,卫生部负责组织协调开展抗洪救灾卫生应急工作,及时向国务院报告,并向有关部门通报。根据灾区医疗卫生救援工作需要,调动国家级抗洪救灾卫生应急队伍和全国医疗卫生力量,协助灾区开展卫生应急工作。必要时,可制定对口支援方案,组织支援地区与受灾地区协同开展工作。

4.1.2 Ⅱ级响应

符合下列条件之一的,卫生部启动Ⅱ级响应。

1)某一省(区、市)行政区域内发生重大洪灾,一次灾害过程出现下列情况之一的,启动Ⅱ级响应:

a)死亡100人以上、200人以下(不含本数,下同);

b)紧急转移安置或需紧急生活救助100万人以上、200万人以下;

c)倒塌和严重损坏房屋20万间或7万户以上、30万间或10万户以下。

2)省级人民政府认定需要开展卫生应急工作的洪灾事件。

3)省级卫生行政部门认定需要开展卫生应急工作的洪灾事件。

响应启动后,省级卫生行政部门负责组织协调开展灾害卫生应急工作,并及时向卫生

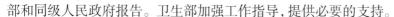

部和同级人民政府报告。卫生部加强工作指导,提供必要的支持。

4.1.3　Ⅲ级响应

符合下列条件之一的,市(地)级卫生行政部门启动Ⅲ级响应。

1)某一省(区、市)行政区域内发生重大洪灾,一次灾害过程出现下列情况之一的,启动Ⅲ级响应:

a)死亡50人以上、100人以下;

b)紧急转移安置或需紧急生活救助50万人以上、100万人以下;

c)倒塌和严重损坏房屋10万间或3万户以上、20万间或7万户以下。

2)市(地)级人民政府认定需要开展卫生应急工作的洪灾事件。

3)市(地)级卫生行政部门认定需要开展卫生应急工作的洪灾事件。

响应启动后,市(地)级卫生行政部门负责组织协调开展灾害卫生应急工作,并及时向上一级卫生行政部门和同级人民政府报告。省级卫生行政部门加强工作指导,提供必要的支持。

4.1.4　Ⅳ级响应

符合下列条件之一的,县级卫生行政部门启动Ⅳ级响应。

1)某一省(区、市)行政区域内发生重大洪灾,一次灾害过程出现下列情况之一的,启动Ⅳ级响应:

a)死亡20人以上、50人以下;

b)紧急转移安置或需紧急生活救助10万人以上、50万人以下;

c)倒塌和严重损坏房屋1万间或3 000户以上、10万间或3万户以下。

2)县级人民政府认定需要开展卫生应急工作的洪灾事件。

3)县级卫生行政部门认定需要开展卫生应急工作的洪灾事件。

响应启动后,县级卫生行政部门负责组织协调开展灾害卫生应急工作,并及时向上一级卫生行政部门和同级人民政府报告。市级卫生行政部门加强工作指导,提供必要的支持。

4.2　响应措施

4.2.1　信息收集、报告、通报和评估

灾区卫生行政部门根据《国家救灾防病信息报告管理规范(试行)》,实行洪灾卫生应急信息日报告制度,将本行政区域内的灾情、伤情、病情、疫情、灾害相关突发公共卫生事件、卫生应急工作开展情况和卫生系统因灾损失情况等信息,在规定的时间内,报告上级卫生行政部门和当地人民政府。要加强与有关部门和有关方面的信息沟通,及时通报相关信息。

所有救灾防病信息均应通过"国家救灾防病报告管理信息系统"进行网络报告,不具备条件的地方要使用传真、电话等方式及时报告。

灾害发生后,卫生行政部门负责组织专家对灾害对人的健康的危害程度、伤亡损失情况及发展趋势等进行卫生学评估,研究提出应重点开展的救援措施以及医疗卫生人力、物资、外援等需求意见。各级疾病预防控制机构应定期编写灾区传染病疫情与突发公共卫生事件监测报告,对灾区疫情和突发公共卫生事件发生情况进行分析并预测发展趋势,报送同级卫生行政部门和有关部门参考。

4.2.2　医疗救援

参与医疗救援的医疗机构和人员在能确保救援环境安全的前提下要以最快速度赶赴灾区,开展现场医疗急救、检伤分类、伤病员转运和院内救治等工作,在群众临时安置点、交通站点、抢险工地等人群聚集的地点设立临时医疗点,组织医疗队开展巡回医疗服务,确保伤病员和抢险工作人员得到及时、有效救治。

如因灾伤病人员的数量较多,超过本地医疗机构救治工作负荷,为及时、有效对伤病员进行救治,可根据情况,在上级卫生行政部门统一协调和交通运输、财政等相关部门支持下,将伤病员集中运送至外地(省)治疗。如果在洪灾的基础上并发传染病病例,立即依照《中华人民共和国传染病防治法》,迅速启动《急性传染病应急预案》;如因洪灾造成大量危重伤员,为提高救治成功率,可按照"集中伤员,集中专家,集中资源,集中救治"的原则,将危重伤员集中在医疗条件好、救治质量高的医院救治。

4.2.3　传染病疫情、突发公共卫生事件监测与报告

洪灾区医疗卫生机构要加强灾区传染病疫情、突发公共卫生事件监测工作,实行灾害相关传染病疫情和突发公共卫生事件日报告和零报告制度。因停电等原因不能通过网络直报系统报告信息的医疗卫生机构,可临时改用电话或人工报送的方式报告。

4.2.4　传染病疫情和突发公共卫生事件防控

洪灾后如防控不及时、不到位极易产生各种传染病特别是肠道传染病、虫媒和自然疫源性传染病、经密切接触的传染病等,同时重大、特别重大洪灾常常伴随有山体滑坡、崩塌、泥石流、房屋坍塌等次生灾难,同样可造成大量人员伤亡。各级卫生行政部门应该根据受灾地区可能发生的洪灾后传染病疫情和突发公共卫生事件风险,及时开展健康教育、预防性服药和应急接种等工作。一旦发生传染病疫情和突发公共卫生事件,卫生行政部门要组织疾病预防控制和卫生监督机构开展核实诊断、现场流行病学调查、标本采集与检测、疫情和突发公共卫生事件控制等工作。

4.2.5　食品、饮用水和公共场所卫生监督监测

加强灾区食品卫生、饮用水卫生和公共场所卫生监督监测工作,依据《洪涝灾害饮水卫生和环境卫生技术指南》及时、有序、规范、高效地开展洪涝灾害饮水卫生和环境卫生应急工作,对饮用水供水单位供水活动和公共场所卫生实施监管。综合协调各有关部门加强食品安全监督检查,指导群众临时安置点集中配餐的食品卫生和饮用水卫生工作,防止食物中毒、介水传染病等发生。

4.2.6　环境卫生处理

指导灾区及时清除和处理垃圾,依据《洪水灾害粪便无害化处理知识要点》加强粪便管理,指导做好人畜尸体的无害化处理工作,对住房、公共场所和安置点及时采取消毒、杀虫和灭鼠等卫生措施。根据工作需要,在灾区组织开展爱国卫生运动。

4.2.7　卫生知识宣传和风险沟通

充分利用各种宣传手段和传播媒介,与宣传部门密切配合,有针对性地开展自救、互救及卫生防病科普知识宣传。向媒体和公众做好洪灾风险沟通工作。

4.2.8　心理援助

灾区卫生行政部门根据实际需要,组织专业人员开展心理疏导和心理危机干预工作,消除民众心理焦虑、恐慌等负面情绪。在同级人民政府领导下,协调教育、民政、工会、共青团、妇联等部门和团体,协同开展心理援助工作。

4.2.9　重点人群、安置点和流动人口的医疗卫生服务

加强对重点人群、群众临时安置点和流动人口的医疗卫生服务工作,采取有效措施及时向因灾滞留在车站、码头、机场和公路的人员和抢险救灾工作人员提供医疗卫生服务,做

好孕产妇、老人、婴幼儿、残疾人等特殊人群的医疗卫生保障工作,重点做好饮用水和食品卫生监督监测、非职业性一氧化碳中毒防控等工作,指导设置和修建临时厕所,开展环境卫生监测、消杀灭处理、卫生宣教和必要的预防接种等工作。

4.2.10　自救与防护

受灾的医疗卫生机构迅速开展自救工作,尽快恢复医疗卫生服务功能。对因电、水、油、热、气(汽)等能源供应中断造成医疗卫生服务无法正常开展的医疗卫生机构,灾区卫生行政部门要及时协调有关部门,调拨发电机、净水器等仪器设备和有关能源,尽快恢复能源供应。

参加一线抗洪抢险的人员,必须穿救生衣,注意做好个体防护,保障自身安全。当现场受到污染时,应按要求为抢险人员配备防护设施,撤离时应进行消毒、去污处理。事发地防汛抗旱指挥机构应按照当地政府和上级领导机构的指令,及时发布通告,防止人、畜进入危险区域或饮用被污染的水源。

4.3　响应终止

灾情稳定,经启动响应的卫生行政部门组织评估,确定应急阶段的医疗救治和卫生防疫工作结束,已经进入恢复重建和灾后防疫阶段,可以做出终止应急响应的决定。

5　恢复重建与总结评估

5.1　恢复重建

要科学制定医疗卫生机构灾后恢复重建工作方案,将灾区医疗卫生机构的恢复重建项目纳入当地政府灾后恢复重建整体规划,争取优先进行安排,确保灾区医疗卫生机构尽快恢复医疗卫生服务能力,保障灾区尽快恢复正常的医疗卫生服务秩序。

在灾后恢复重建阶段,要继续做好灾后防病、心理和肢体康复工作,开展灾民回迁前的卫生学评价,广泛开展爱国卫生运动,加强饮用水和公共场所卫生监督监测和技术指导。

5.2　善后处置

各级卫生行政部门要积极协调财政、民政、劳动保障等部门,做好善后处置工作。对参与洪灾卫生应急工作的伤亡人员、应急处置工作人员,以及紧急调集、征用的有关单位及个人的物资等,要按照规定向有关部门申请给予抚恤、补助或补偿。

5.3　总结与评估

在抗洪救灾卫生应急工作过程中,灾区卫生行政部门要及时组织对卫生应急准备和处置工作进行总结,评估工作效果,不断改进和完善工作措施。

在卫生应急响应终止后,各级卫生行政部门要组织开展总结评估,认真分析工作中好的做法、困难和经验教训,并向上一级卫生行政部门报告总结评估情况。

6　责任与奖励

6.1　责任

对洪灾卫生应急工作中有玩忽职守、失职、渎职等行为的,依据相关法律法规和规定追究其责任。

6.2　奖励

对参加抗洪救灾卫生应急处理工作做出突出贡献的先进集体和个人,依据相关法律法规和相关规定给予表彰和奖励。

(黄　婕　韩小彤)

二、××××年模拟洪水暴发卫生应急联合演练方案
（××版）

（一）演练时间

××××年×月×日××：××

（二）演练地点

××××

（三）参加演练单位

主办：×××

承办：×××

协办：×××

参演单位有：×××、×××、×××、……×××等。

（四）演练观摩单位领导

×××、×××、×××等相关领导，以及×××等。

（五）演练目的

×××××××××

（六）演练内容

1. 灾情报告与先期处置；

2. 卫生应急响应；

3. 现场医疗急救；

4. 移动医院救治（含直升机转运伤员）和应急心理援助；

5. 灾后卫生防疫；

6. 次生危化品泄漏事故卫生应急处置。

（七）预算

（详见预算单）请根据各自实际情况拟定

（八）伤员情况及转运车辆安排

分区	伤员编号	伤情描述	转运车辆
红区	1号伤员	颈椎损伤	S省3号车
	2号伤员	腹部开放损伤	S省4号车
	7号伤员	腹部开放损伤	J省2号车
	8号伤员	溺水窒息	J省1号车
	9号伤员	腹部开放损伤	J省3号车
	17号伤员	驾驶员胸部创伤	T省1号车
	18号伤员	胸部创伤	T省2号车
黄区	3号伤员	左上肢骨折	S省5号车
	10号伤员	左小腿骨折	J省4号车
	19号伤员	右上肢骨折	T省3号车

分区	伤员编号	伤情描述	转运车辆
绿区	4 号伤员	右前臂擦伤	S 省 6 号车
	5 号伤员	左锁骨骨折	
	6 号伤员	右下肢擦伤出血	S 省 2 号车
	11 号伤员	右前臂骨折	J 省 5 号车
	12 号伤员	前额出血	
	13 号伤员	左前臂擦伤	
	14 号伤员	左脚扭伤	
	15 号伤员	右脚扭伤	
	16 号伤员	头晕	
	20 号伤员	头晕	T 省 4 号车
	21 号伤员	头晕	
	22 号伤员	头晕	T 省 5 号车

演 练 程 序

第一环节　灾情报告与先期处置

【播放录播视频(×分钟)】

录播视频主要内容：暴雨、洪涝、泥石流、房屋和电力等基础设施受损的画面

【播音员】(洪水画面)2019 年 6 月中旬，S 省宁静的夏日被多地频现的暴雨打破，持续一夜的狂风暴雨，让 × 市地处山区的 A、B、C 县发生严重内涝、山洪和泥石流灾害。多处房屋倒塌，供气、电力等基础设施遭到严重损坏，大量人员伤亡、失踪。

【屏幕显示】××××年模拟洪水暴发卫生应急演练

【视频播放】

1. 医疗卫生机构被水淹没，医疗设施严重受损画面。

2. A 县、B 县卫生健康局向市卫生健康委电话报告，市卫生健康委向省卫生健康委报告画面。

3. 当地医疗机构和人员救治伤员画面。

【参演力量】县卫生健康局局长、市卫生健康委主任、省卫生健康委主任

【播音员】S 省卫生健康委连续接到多地卫生健康部门的灾情报告。其中，× 市 A 县、B 县的主要医疗卫生机构分别被洪水和泥石流冲毁，已经不能开展医疗卫生服务，当地医疗机构人员迅速开展伤员救治等卫生应急工作，而伤病员数量在不断增加，急需医疗卫生力量支援！

第二环节　卫生应急响应
（S省内应急响应、三省应急协作、国家应急支援）

【播放录播视频】

视频内容：

1. 省卫生健康委画面　省卫生健康委成立由委主要负责同志任组长的救灾卫生应急领导小组，成员会商画面。

2. S省各支队伍行进画面。

3. S省卫生健康委副主任赶赴现场画面。

【播音员】 灾害发生后，S省迅速启动救灾Ⅰ级响应。按照省委、省政府统一部署，S省卫生健康委启动卫生应急响应，成立救灾卫生应急领导小组，组织开展全省灾害紧急医学救援工作；调派省级卫生应急队伍支援各灾区；同时派出一名副主任带领工作组赶赴受灾严重的×市成立救灾卫生应急现场指挥部。

【播放录播视频】

视频内容：

1. S省卫生健康委主任与J/T两省卫生健康委主任电话沟通或视频会商画面。

2. J省、T省各支院前、疾控、监督、心理救援队伍集结画面。

【播音员】 由于多地受灾、灾情严重，S省内医疗卫生力量严重不足。受灾最重的×市位于三省交界地带。S省卫生健康委立即与J/T两省卫生健康委会商，启动三省卫生应急协作机制。J/T两省迅速组织队伍，派出院前急救、卫生防疫、卫生监督和心理救援等多支卫生应急力量，驰援灾区。

【播放录播视频】

视频内容：

1. S省卫生健康委向国家卫生健康委应急办电话画面。

2. 国家卫生健康委卫生应急办公室组织视频会议商讨、研判和指挥决策（指挥大厅）画面。

3. 展示国家突发公共事件卫生应急指挥系统及其调派队伍的示意画面。

【播音员】 与此同时，S省卫生健康委向国家卫生健康委报告灾情及救灾卫生应急工作情况，申请调派国家卫生应急力量给予支援。

经请示国家卫生健康委领导同意，国家卫生健康委卫生应急办公室就近从J省调派Z×××医院承建的国家紧急医学救援队和J省疾控中心承建的国家突发急性传染病防控队，从T省调派T省人民医院承建的中国国际应急医疗队，紧急赶赴灾区驰援。

同时，派出卫生应急办公室负责同志带领国家医疗卫生专家组赶赴灾区，协调指导工作。

一方有难，八方支援，S省周边的相关省份卫生健康委、其他国家卫生应急队伍也积极请战，并按照国家卫生健康委指令做好准备，随时待命。

第三环节　现场医疗急救

【参演力量】 现场指挥长、通讯人员

【灾区布景】 建立现场指挥部（S省疾控视频会商车）

【场景】

（对话表演）

现场指挥长（A主任）持手机："报告×××同志，现场指挥部成立，请指示。"

画外音（B主任）："好，请立即组织开展伤员救治工作。"

现场指挥长（A主任）持手机："是"。

【播音员】已经赶到灾区的省卫生健康委副主任立即在现场成立了救灾卫生应急指挥部，并受命担任现场指挥长。

下面进入现场演练。

【A区现场演练】

【屏幕显示】院前急救

【参演人员】院前急救车队

【视频播放】播放灾害现场伤员横躺竖卧的场景

【现场场景】S省、J省、T省院前急救车辆顺序入场

【播音员】无情的洪水吞噬了秀丽的家园，失去家园的百姓牵动着所有人的心。接到现场指挥部指令后，S省、J省、T省院前急救队伍一路疾驰，从不同方向陆续赶到灾区。

【现场场景】1号车指挥员迅速跑向现场指挥部报道，领受任务。

指挥员："报告现场指挥部，院前急救队伍奉命到达，请指示。

现场指挥部："请迅速开展检伤分类和救治转送"

S省指挥员："是"。

【屏幕显示】检伤分类和救治转送演练

【现场场景】

1. 检伤分类挂牌 医务人员呼叫判断人员神志、压手指甲判断血液灌流情况……

2. 2号车建立救治分区（在空旷平坦位置铺分区地毯/树立标识牌）。

【现场救治场景】

【屏幕显示】红区现场处置展示

【播音员】在红区，急救队员分别对红标危重患者进行抢救治疗。

【A】S省3号车—颈椎损伤（红）

【操作+播音员】急救队员用颈托、脊柱板为一名颈椎损伤的红标危重患者进行固定、搬运，救治过程中通过各种手锁稳定头颈部、轴式翻身等操作，避免扭曲造成二次脊髓损伤

【B】S省4号车—腹部开放损伤（红）

【操作+播音员】同时，在红区救援队员正在为一名肠管外露的腹部开放伤患者进行包扎、固定，肠管外露不能还纳，需要进行保湿、扣碗保护和外固定，同时要屈膝屈髋放松腹部。

【C】T省1号车—救治17号伤员（驾驶员胸部创伤）（红）

【操作+播音员】这是一位驾驶员，胸部挤压伤，多发肋骨骨折导致连枷胸，医护人员正在对他进行加压包扎，并用呼吸机正压通气稳定胸壁，保证呼吸。

【D】J省2号车（全地形越野救护车）开赴冲毁河道内现场展示车辆性能。

【操作+播音员】指挥部获悉，冲毁的河道内，发现一名溺水者，普通车辆现场无法通行，J省院前急救队派出适用于雨雪、泥石流、地震等恶劣环境的四轮驱动全地形越野救护车前往救治。

【E】救治转运 8 号伤员（溺水窒息，重点展示心肺复苏机应用）

【操作 + 播音员】经现场评估，溺水患者意识丧失、呼吸心跳停止，急救队员立即应用全自动心肺复苏系统实施高质量心肺复苏。这一系统不仅节约人力，更能提高复苏成功率。

【屏幕显示】黄区和绿区现场急救处置

【操作 + 播音员】其余急救队员分别在黄区、绿区紧张有序地对中度伤和轻伤患者进行现场救治。（各自急救操作演练）

【屏幕显示】转运流程

各伤员分配和救护车转运顺序及去向如下表，分层分批按序转运：

伤员编号	处置救护车编号	医院名称
红 1 号	S 省 3 号车	T 省人民医院
红 2 号	S 省 4 号车	不转送（T 省医院自备）
黄 3 号	S 省 5 号车	T 省人民医院
绿 4 号 5 号	S 省 6 号车	T 省人民医院
绿 6 号	S 省 2 号车	J 省 Z××× 医院
红 7 号伤员	J 省 2 号车	Z××× 医院
红 8 号伤员	J 省 1 号车	Z××× 医院
红 9 号伤员	J 省 3 号车	不转送（Z××× 医院自备）
黄 10 号	J 省 4 号车	T 省人民医院
绿 11~16 号	J 省 5 号车	Z××× 医院
红 17 号	T 省 1 号车	T 省人民医院
红 18 号	T 省 2 号车	T 省人民医院
黄 19 号伤员	T 省 3 号车	T 省人民医院
绿 20~21 号	T 省 4 号车	T 省人民医院
绿 22 号	T 省 5 号车	T 省人民医院

【播音员】在绿区出现了大批轻伤员聚集，J 省急救中心调用了拥有一个轮椅位、2 个担架位、9 个座椅位、并配有医疗器械、供氧及输液固定装置的成批伤员转运车，对聚集轻伤员进行救治和转运，该型车辆适用于群体伤亡现场，大大提高现场转运效率。

【屏幕显示】院前院内信息化传输

【屏幕同步传输】IPAD 心电图信息传输

【播音员】信息化技术助力突发事件紧急医疗救援，J 省 120 应用 5 G 技术第一时间将伤员心电图等检查信息和救治情况共享到接收医院，院内专家随时随地对伤员进行会诊，提前介入治疗，实现伤员信息院前院内的高效衔接和及时、有效救治。

第四环节　移动医院救治和应急心理援助
（含直升机转运伤员）

【B 区现场演练】T 省 EMT- 移动医院

【屏幕显示】T 省 EMT- 移动医院紧急救援展示

【参演力量】T 省 EMT，T 省人民医院队员，检查车 1~2 人，另 4 名负责手术。

【视频播放】中国国际应急医疗队(T省EMT)搭建情况

【播音员】 为了让更多的伤病人员能够第一时间在现场得到有效救治,国家卫生健康委调派的中国国际应急医疗队在现场迅速搭建起一座帐篷医院。

这支应急医疗队依托T省人民医院建设,于2019年4月通过了世界卫生组织认证,成为Ⅱ类国际应急医疗队(简称EMT),是我国第4支、全世界第24支国际应急医疗队。

【视频播放】帐篷医院生活、工作保障功能模块画面

【播音员】帐篷医院可满足最低14天的医疗服务和自给自足需求,包括洁净水、能源照明、食物、通讯、住宿、卫生设施、交通运输、医疗设备耗材及药品供应、消毒灭菌、医疗和生活废物处理等全方位保障。

【视频播放】EMT救治能力介绍

【播音员】帐篷医院根据现场地形和医疗救援实际需求,进行科学合理布局,设立了门急诊、病房、药房、化验室、影像检查室和1间独立的手术室、1间麻醉复苏室,能够提供检伤分类、高级生命支持、伤口处理、骨折管理、麻醉、急诊手术治疗、产科急症治疗、儿科急诊治疗、实验室检测、安全输血、基础检查等医疗卫生服务;每天至少可为100名门诊病人,20名住院患者提供服务,可实施7台大手术和15台小手术。

【现场直播】(跟拍)腹部外伤肠管外露手术

【播音员】现在正在处理的是一名下腹部外伤肠管外露的伤者,危及生命,立即补液、抽血检查,并查腹部彩超。送手术室急诊手术。

【录制视频播放】急诊剖宫产手术,产房画面

【播音员】这是一名高龄产妇,怀孕39周,出现胎儿宫内窘迫,为保障产妇和胎儿的安全,决定在帐篷医院中施行紧急剖宫产手术。

【录制视频播放】胸部挤压伤,多发肋骨骨折,严重肺挫伤手术ECMO手术画面。

【播音员】这是一名胸部挤压伤伤员,多发肋骨骨折,严重肺挫伤。在使用呼吸机辅助通气后,情况仍无明显改善,为抢救生命,决定采取体外人工心肺治疗方案(也就是ECMO,体外膜肺氧合),替代心肺功能。

【录制视频播放】儿科病房及人文关怀展示,儿科病房画面

【播音员】紧急医学救援既需要高水平的医疗技术,也需要秉持尊重生命的理念。这支国际应急医疗队在建设管理中,全方位,多角度体现了人文关怀的理念和高效安全的宗旨,包括简单实用的室内设计、轻巧便携的仪器设备、精细入微的物品管理、舒适的诊疗环境和无微不至的贴心服务。

【C区现场演练】Z×××移动医院

【屏幕显示】Z×××移动医院紧急救援展示

【参演力量】Z×××医院队员,检查车1~2人,另4名负责手术

【播音员】这是Z×××医院承建的国家紧急医学救援队,在现场建立了一座车载化移动医院。这支队伍是2010年建设的第一批国家卫生应急队伍之一,配备有专业医疗救援车、通讯指挥车和后勤保障车,能够开展门诊、住院、化验和影像检查、手术等医疗救援工作,并在灾害现场实现自我保障。现场移动医院还可实现与后方医院的远程实时互通。这支队伍先后多次执行重大灾害事故现场救援和大型活动医疗保障任务。

【录制视频播放】移动医院院内救治内容和展示画面。下肢开放性骨折并休克体格检查、辅助检查、生化检查、手术画面。

【播音员】现在医护人员正在救治一名下肢开放性骨折伴休克的伤者,伤者失血多,危及生命。立即补液、抽血化验、X线检查,确定伤者为右胫腓骨开放骨折伴神经血管损伤,头部外伤,失血性休克。开展急诊手术治疗。

【C区转D区】直升机转运

【屏幕显示】直升机转运展示

【参演力量】Z×××医院医护人员护送伤者转车

【现场展示】(Z×××营地后方)

[0~30秒]航空转运

[30秒至1.5分钟]院内病人转救护车

[1.5~2.5分钟]救护车转运

[2.5~3分钟]救护车患者转运到飞机

【播音员】在开放性骨折伤者一般状态趋于稳定后,需要进行输血和进一步治疗,因地面交通受阻,为了用最短的时间安全地将伤员转至后方医院治疗,医生向现场指挥部申请使用医疗直升机转运后送。

现场指挥部迅速通过联动机制,调用J省专业航空医疗救援直升机执行此次航空转运任务,专业救援人员保证空地接驳作业的无缝化衔接,全力保证伤员救治的安全性和连续性。

【B区现场演练】T省EMT-移动医院

【屏幕显示】心理干预救援

【参演力量】J省饰治疗师,S省饰伤员

【录制视频播放】集体晤谈场景镜头

【播音员】救援在一刻不停地进行,灾难给当地人民造成巨大的生命财产损失,也使身处灾区经历和目睹无数悲惨情景的灾区群众遭受巨大心理创伤。

心理救援队员对灾区民众和救援人员随即展开心理疏导工作。分别采取集体晤谈与个人心理干预方式。

集体晤谈,是在心理专业人员指导下,受灾人群聚集在一起,倾诉内心感受;相互支持和安慰;发现自身的资源……这一方式能够很好地帮助人们在心理上化解灾后的创伤体验。

【录制视频播放】个人心理咨询场景镜头

【播音员】个人心理干预,是心理专业人员通过交流与沟通,鼓励当事人表达自己的情感、合理释放情绪,建立自信和正确的自我评价,促进同伴之间相互交流、关爱,防止过激行为的发生。

第五环节　灾后卫生防疫

【屏幕显示】灾后卫生防疫

【录制视频播放】国家突发急性传染病防控队(S省)建设情况。

【播音员】伤员救治和心理抚慰工作已经迅速展开,灾后传染病疫情防控也刻不容缓。卫生防疫队伍已经进驻灾区全面开展工作。

国家突发急性传染病防控队(S省)是按照国家卫生健康委统一安排部署,由S省承建的一支国家级卫生应急队伍。

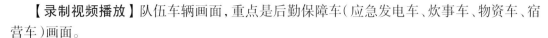

【录制视频播放】队伍车辆画面，重点是后勤保障车(应急发电车、炊事车、物资车、宿营车)画面。

【播音员】国家突发急性传染病防控队分为指挥会商、采样检测、现场处置、后勤保障等功能模块。由应急指挥车、通讯会商车、样品采集运输车、微生物检测车、理化检测车、现场处置车、防疫消杀车、应急发电车、炊事车、物资车、宿营车等13辆特种作业车组成。配备现场采样箱组、快速检测设备、个体防护装备、办公通信设备等，同时，后勤营地、供电照明等设备一应俱全，可满足现场卫生应急处置需要。

【E区现场演练】居民安置点场景，卫生防疫

【参演力量】S省疾控中心，J省疾控中心2人，S省疾控中心2人

【现场展示动作】各环节卫生防疫、监督人员同时进入场地准备

2名队员乘沙漠摩托前往车辆不能到达的地区探查。

1名队员背负单兵系统绕演练背景墙区域侦查。

1名队员操控侦查无人机探查整个演练现场。

【播音员】这次洪灾受灾区域广，转移安置的群众多，居民安置点生活环境和卫生条件差，饮用水供应中断，传染病防控形势异常严峻，卫生防疫人员抵达灾区后，立即开展现场风险评估、症状监测、饮用水监测消毒、病媒生物监测防制、外环境消杀、防病知识宣传、爱国卫生运动等工作。

卫生防疫人员驾驶沙漠摩托或徒步，使用单兵系统，探查车辆不能进入的区域，使用无人机探测危险区域，迅速将事件现场情况回传，报告现场指挥部，为现场指挥部实时了解灾区情况，及时分析识别公共卫生风险，制订完善卫生防疫策略提供依据。

【A-E区现场演练】

【参演力量】S省、J省、T省疾控中心各派3人。

【现场展示】3辆消杀车按照S省、J省、T省的顺序依次从主席台北侧入场，南侧退场。途中使用车载的超低容量喷雾器和常量喷雾器进行消杀展示。

【播音员】防疫消杀车可以对重点区域开展环境消毒、杀虫，控制病媒生物密度。车载式超低容量喷雾器远程风送式喷药，雾化效果好，喷药范围广，流动性强。大量增加了消杀面积、提高了工作效率，降低了劳动强度，最大限度的减少身体与药物的接触，保障操作人员的身体健康。

【E区现场演练】

【现场展示】(演练布景区)

1. S省、J省疾控流行病学调查员开展工作。

2. S省疾控人员放置宣传牌，张贴宣传画，向居民发放宣传材料。

【参演力量】S省、J省、T省疾控中心各派3人(合计9人)。

【播音员】在受灾地区传染病疫情和突发公共卫生事件信息网络直报系统完全瘫痪的情况下，卫生防疫人员立即启用了手机疫情应急报告系统，确保疫情的及时报告和有效处置。

为提高灾区群众卫生防病知识，有效减少传染病疫情发生，卫生防疫人员向安置点内居民发放洪涝灾害后传染病预防知识宣传资料并进行健康宣教。

【现场展示】(临时供水点或模拟水井)

1. 卫生监督员开展居民安置点生活饮用水卫生和传染病防控制度落实情况监督检查；

2. 卫生监督员开展供水单位水质现场快速检测;

3. 卫生监督员现场打印检查照片和执法文书。

【参演力量】S省、J省、T省监督局各2人(合计6人),群众演员1人。

【播音员】卫生监督人员迅速展开了灾区生活饮用水隐患排查;对居民安置点生活饮用水进行现场快速检测;使用移动执法终端、4G执法记录仪、无线打印设备,现场拍照、录音、录像取证并同步上传,制作电子执法文书,实现可视化执法场景定位,执法全过程留痕、检查结果追溯查询,确保灾后各项传染病防控措施得到有效落实,依法保障饮用水卫生安全。

【现场展示】(居民安置点布景)居民安置点陆续出现不明原因腹泻患者,卫生防疫人员携带流行病学调查箱行进至居民安置点,对患者询问。

【参演力量】J省疾控2人,群众演员3名。

【播音员】在某居民安置点,卫生防疫人员进行主动监测时,发现4名腹泻患者,立即对病人进行隔离治疗,并开展流行病学调查,判定密切接触者、划定疫点,分析污染涉及范围,对密切接触者进行隔离观察。

【现场展示】(居民安置点布景)携带生物样品采样箱和标本转运箱,进行病例标本采集。对食品、临时供水点水样进行采集。

样品送至S省移动微生物检测车。

样品送至J省移动微生物检测车。(群众演员退场)

【参演力量】J省疾控2人(采样),群众演员3名。

【播音员】采样人员采用生物安全三级防护,穿一次性生物防护服、佩戴医用防护口罩、乳胶手套、防护眼罩等。对病人及密切接触者均采集了呕吐物、大便、肛拭子等相关标本,同时采集食品样本,通过生物安全转运箱,转运至微生物检测车,移交给实验室人员。

【现场展示】(居民安置点布景,现场切换镜头或分屏显示不同镜头)

S省2人和T省1人在S省移动微生物检测车进行病原检测。

J省2人和T省1人在J省移动微生物检测车进行水质检测。

【参演力量】J省疾控2人,T省疾控2人,S省疾控2人。

【播音员】微生物检测车能达到生物安全二级实验室标准,配有以二氧化碳培养箱、移动荧光PCR基因扩增仪、核酸全自动提取仪、酶标仪为主,其他设备为辅的专业设备,能够对人、动物、媒介生物和水、空气、土壤等样本,通过核酸检测等方法,开展70余种病原微生物检测,基本满足灾害和疫情现场应急检测需求。

实验室人员对采集样本进行全自动核酸提取,对提取物进行多重荧光PCR快速筛查检测。同时采用选择性培养基,对标本进行病原体的分离培养。2小时后,多重荧光PCR检测结果显示:粪便样本和水样中志贺氏菌种属特异性基因阳性。培养物经过分离鉴定,得到志贺氏菌10株,经诊断血清鉴定为宋内氏志贺菌,确定此次突发疫情为宋内氏志贺菌感染引起的细菌性痢疾疫情。

【现场展示】(对话)

(S省)**队长:**"报告现场总指挥,经过流行病学调查结合实验室检测结果,判断本次疫情是由宋内氏志贺菌感染引起的细菌性痢疾疫情,病人均已隔离治疗。"

现场总指挥:"要关注整个区域疫情防控情况,高度重视各个安置点的症状监测,及时发现苗头性事件,及时报告,及时处理。"

队长:"是。"

【播音员】经有效治疗和防控,4 名病人症状好转,继续隔离治疗。现场监测显示该居民安置点再未发现新的腹泻病例。

<h2>第六环节　次生危化品泄漏事故卫生应急处置</h2>

【屏幕显示】次生危化品泄漏事故卫生应急处置

【录制视频播放】(化工厂布景)

画面 1:黄绿色液氯泄漏和喷溅出黄绿色气体升腾画面,化工园区内事故现场相关画面。

画面 2:国家中毒应急处置队行进画面。

【播音员】逐渐平静下来的灾区潜藏着更大的风险,新的情况正急需处置。C 县化工园区因洪水冲刷导致地面塌陷,园区内氯碱厂 30 吨储存液氯的输送管路变形开裂,高压的液氯喷出生成浓烈黄绿色气体向周围升腾,并朝下风向扩散。

S 省当地缺乏危化品事故卫生应急处置力量。接到 S 省卫生健康委请求,国家卫生健康委迅速调派中国疾控中心和 J 省承建的 2 支国家突发中毒事件处置队伍,共同组成国家突发中毒事件处置队,迅速赶赴现场开展卫生应急处置工作。

【F 区现场演练】

【现场展示一】

画面 1:队伍车辆顺序驶入中毒演练区。演练人员各自就位,在相应工作区域内进行准备工作。

〈动作 1:车辆按规定路线入场。〉

〈动作 2:队员下车,进入指定工作区域进行准备。〉

画面 2:队长向现场指挥部报告。

【播音员】国家突发中毒事件处置队是高度专业化的队伍,在危化品事故现场承担样品采集、毒物快速检测、人群健康危害评估、伤员去污洗消和现场紧急救治等任务。

【现场展示二】(对话)

队长:"报告现场总指挥,国家中毒处置队奉命到达,请指示。"

现场总指挥:"立即开展中毒现场处置!"

队长:"是!"

【现场展示三】(化工厂布景)

画面 1:队员设备调试。

〈动作:2 名操作人员在指定区域内组装、调试设备。〉

画面 2:无人机起飞,进入热区侦测毒物。

〈动作:一名操作人员操控飞机进入无人区侦测毒物,另一名人员进行数据读取。〉

画面 3:现场侦查画面。

画面 4:远拍飞行器飞行,拍摄屏幕显示检测数据。

〈动作:飞行器回传数据,侦测任务完成,飞行器回收。人员返回车辆。〉

画面显示相关检测仪器和所显示的数据。

【参演力量】中国疾控中心 2 人(同评估环节人员)

【播音员】两名队员穿戴 C 级防护装备,携带智能应急监测飞行器,在安全区域,遥控无人机开展现场毒物应急监测,该设备由无人机、直读式毒物测定仪器和传输控制模块构成,能直接将实时测定结果显示在操控端屏幕上,通过遥控方式深入事故现场,减少人员进入热区造成伤害的风险。

无人机这次搭载了摄像头和包含氯气在内的多种气体检测模块,图像和检测结果通过无线网络实时显示,为防护措施采取、风险评估、隔离疏散和患者救治等应急措施提供数据支持。

回传图像和数据显示泄漏现场上空主要有害成分为氯气,从回传图像看到事故现场还有部分人员昏倒在地。泄漏核心区上空 10m 现场检测,氯气、挥发性有机物、一氧化碳严重超标。

画面 1:工作人员进入热区,特写 A 级防护服。

〈动作:两名队员身着 A 级防护,手持采样工具,从冷区出发,经温区工作通道进入热区指定区域〉

画面 2:采样人员使用采集设备采集空气。

【现场展示四】(化工厂布景)

〈动作:架设采样装备,开始进行空气采样〉

画面 3:采样工作结束,整理装备,离开工作区域。

〈动作:采样结束后,整理采样设备,经温区工作通道,离开工作区域,进入个人洗消点〉

画面 4:工作人员洗消。

〈动作:洗消点工作人员身着 C 级防护服,佩戴过滤式空气呼吸器,为采样人员洗消〉

【参演力量】J 省中毒队 2 人

【播报员】两名采用 A 级个体防护的队员进入事故核心区开展现场样本采集工作。A 级个体防护由气密性防护服、携气式空气呼吸器和气体报警器构成,是危化品事故处置最高等级个体防护。队员使用空气采样泵,用吸收液法采集现场空气样本供实验室分析。

在洗消区,两名队员穿戴 C 级个体防护装备,协助从事故核心区撤出的两名采样人员对防护服、采样工具等所有进入现场物品进行洗消并脱除防护装备。

【现场展示五】(指挥帐篷内)

画面 1:特写两台电脑屏幕上分别显示"毒物数据库"和"突发中毒事件卫生应急信息平台"结果。

〈动作:队员电脑查阅"毒物数据库"和"突发中毒事件卫生应急信息平台"〉

画面 2:中毒事件区域指挥帐篷中 5 人风险评估组进行研讨。

〈动作:组员间进行讨论〉

【参演力量】中国疾控中心 2 人、J 省中毒队 3 人(队员服装)

【播报员】根据现场毒物检测结果和伤情报告,风险评估组结合气象部门报告的风力、风向等综合数据,国家突发中毒事件处置队对该事件进行了风险等级评估并提出处置建议。

【现场展示】(对话)

评估员 1:测定现场主要毒物为氯气,查询毒物数据库,现场氯气浓度已超过立即致死浓度,短时间内吸入可引起以呼吸系统损害为主的全身性疾病,液氯还会引起皮肤黏膜化学性烧灼伤。

评估员 2:本次事故现场溢出的液氯浓度高、泄漏量大,并且已有 10 名工人伤亡,现场毒物危害健康风险等级高。

评估员 3:S 省中毒救治基地为 S 省人民医院和 S 省医科大学第二医院。建议重症患者立即送往这两家医院进行救治。

【播报员】国家突发中毒事件处置队队长将现场快速风险评估结果向现场指挥部进行报告。

画面3：队长汇报。

队长："报告指挥部！经评估，我队建议：①迅速组织和引导村民和厂区工人转移至上风向3km外空旷处；②此化工厂存有大量强酸和强碱性物质，事故工人身体受到有毒有害液体污染，需立即开展检伤分类、并对伤员进行皮肤黏膜洗消，清除毒物后尽快转诊；③持续监测现场毒物危害环境直至全部人员撤离。报告完毕！"

【指挥部】：指挥部收到，请中毒处置队立即严格按规程对身体受到污染的人员进行洗消处理！

【屏幕显示】现场洗消

【现场展示】（中毒处置现场检伤分类区）

画面1：自助洗消帐篷。

〈动作：在消防员指导下，绿标轻伤员（群众演员，有咳嗽、皮肤灼伤等）进入自主洗消帐篷洗消。〉

画面2：重伤员洗消。

〈动作1：4名消防员用担架将检伤后的重伤员（人体模型）抬入伤员洗消帐篷进行毒物清除。包括保存贵重物品、脱除污染衣物、毒物表面吸附。〉

〈动作2：6个部位皮肤洗消。〉

〈动作3：清洁区洗消检查，保温，移至清洁担架，盖上棉毯保温，送出洗消帐篷。〉

【参演力量】J省中毒队（朝阳医院2人，其中检伤登记各1人）

【播报员】

画面1：经过快速检伤分类，绿标轻伤员在消防员指导下进入自助洗消帐篷进行洗消。

画面2：重伤员须由医护人员进行洗消，首先在去污区，保存伤员贵重物品、脱除污染衣物、用吸附敷料去除面部、肢体黏附的污染物。重病人洗消要严格按规程进行。洗消帐篷分为3个相互隔离的区域，分别为污物去除区、清洗区和洁净穿衣区，以及人、物2个通道，以确保污染不会带到事故现场外。

〈动作：医护人员将伤员移交到清洁区，通过救护车转运至医院进一步救治。〉

第七环节　国家卫生应急力量撤离

【屏幕显示】国家卫生应急力量撤离

【录播视频播放】受灾严重医疗卫生机构恢复工作、移动医院收治伤员陆续出院和转送当地医院画面。

【屏幕显示】（以打字机方式字幕显示）

医学救援相关数据展示："应急响应阶段，在×市A县、B县灾区，国家卫生应急队伍建立的两个移动医院累计诊治1 209名伤病员，收住院268人，开展各种手术197台；国家突发急性传染病防控队和三省卫生防疫人员采集检测水样等各种样本335份，开展环境消杀11万余平方米，发放防病宣传资料4万余份；三省心理专业人员累计开展心理咨询和辅导2 000余人次，对22人进行了心理危机干预。"

【播报员】面对突如其来的巨大灾难，在各级党委、政府的坚强领导下，三省和国家救援力量通力合作,各项救灾工作有序、有力、有效开展。

× 市 A 县、B 县医疗卫生机构服务能力和工作秩序快速恢复,移动医院收治伤员及时转送当地医院继续治疗。C 县液氯泄漏事故现场卫生应急处置工作结束。

经 S 省卫生健康委请示国家卫生健康委同意,救灾卫生应急现场指挥部安排各支国家卫生应急队伍与当地做好工作交接后有序撤离。S 省医疗卫生力量继续开展相关医疗服务和卫生防疫等工作,确保所有伤病员均得到有效救治,实现"大灾之后无大疫"的目标。

本次救灾卫生应急工作,快速反应、有效应对、指挥协调、综合保障,充分体现了近年来卫生应急体系和能力建设成效。

卫生应急工作是我国新时代卫生健康事业的重要内容之一,是健康中国的重要组成部分。卫生应急人将继续弘扬"敬佑生命、救死扶伤、甘于奉献、大爱无疆"的崇高精神,续写感人诗篇,保护人民群众生命健康安全,为我国社会经济持续发展保驾护航!

注:《××年模拟洪水爆发卫生应急联合演练执行脚本》详见附录4。

（卢 明 范 斌）

第五节 火 灾 灾 害

一、火灾卫生应急预案
（模拟预案）

1 总则
1.1 编制目的
为确保火灾扑救过程中能够科学规范、高效有序的开展卫生应急救治工作,保障人民群众的身体健康和生命安全,特制订本预案。

1.2 编制依据
根据我国《中华人民共和国突发事件应对法》《中华人民共和国传染病防治法》《中华人民共和国食品安全法》《中华人民共和国消防法》《突发公共卫生事件应急条例》等法律法规,《国家突发公共事件总体应急预案》《国家突发公共卫生事件应急预案》《国家突发公共事件医疗卫生救援应急预案》《国家自然灾害救助应急预案》等预案。

1.3 适用范围
全国范围内发生火灾扑救过程中的卫生应急工作均适用于本预案。根据国家《火灾分类》(GB/T4968-2008),火灾根据可燃物的类型和燃烧特性,分为 A-K7 类:固体物质火灾、液体或可熔化的固体物资火灾、气体火灾、金属火灾、带电火灾、烹饪器具内的烹饪物火灾。

1.4 工作原则
1.4.1 预防为主、常备不懈
提高全社会防火的意识,按照预防为主,平战结合的原则,落实各项防范措施。建立并实行对可能引发火灾因素的监测、分析、预测、预警制度,做到早发现、早报告、早处置。

1.4.2 统一指挥、分级负责
在各级政府统一领导指挥及当地消防救援部门的配合下,各级卫生行政部门要按照预案规定的职责开展工作。发生火灾区域内的任何单位和个人都有义务配合政府、街道办事

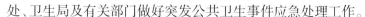

处、卫生局及有关部门做好突发公共卫生事件应急处理工作。

1.4.3 快速有效、减少损失

在火灾事件发生时，要不失时机地做出快速反应，采取有效的救援措施，尽最大努力和可能，最大限度地减少人员伤亡和社会影响。

1.4.4 依靠科学、加强合作

火灾卫生应急救援工作要充分尊重和依靠科学，积极引进先进技术和方法，积极开展救火、防火科学研究，开展联合医疗救援，要充分与各有关部门和单位通力合作、资源共享，有效应对。要广泛组织、动员公众参与抗击火灾的应急处理。

2 组织机构及职责

2.1 组织机构

2.1.1 国家火灾扑救卫生应急指挥机构

中华人民共和国国家卫生健康委在国务院的统一领导下负责火灾扑救卫生应急工作。成立国家火灾扑救卫生应急领导小组，负责全国火灾扑救卫生应急指挥、协调工作。领导小组组长由国家卫生健康委主管卫生应急工作的部领导担任，小组成员由国家卫生健康委卫生应急办公室、办公厅、规划发展与信息化司、财务司、疾病预防控制局、基层卫生健康司、妇幼健康司、医政医管局、食品安全标准与检测评估司、国际合作司，中国疾病预防控制中心，国家卫生健康委卫生健康监督中心、健康报社，国家市场监督管理总局，国家中医药管理局等部门负责人组成。

2.1.2 地方火灾扑救卫生应急指挥机构

地方各级人民政府卫生行政部门在本级人民政府统一领导及当地消防救援部门的积极配合下，成立火灾扑救卫生应急领导小组，负责指挥、协调本行政区域内火灾扑救卫生应急工作。

对于灾情比较严重的地区，根据卫生应急工作需要，领导小组可以决定采取以下措施：

1）整合灾区卫生应急指挥组织，在灾区成立火灾扑救卫生应急工作前方指挥部，统一指挥、组织前方卫生应急工作。

2）派出联络组或联络员，深入灾区及时了解灾情、伤病情、疫情和突发公共卫生事件发生情况以及各项卫生应急措施落实情况，指导灾区卫生应急工作，并向派出部门报告和提出工作建议。

2.2 日常管理机构

常态情况下，各级卫生行政部门的卫生应急办公室（或承担卫生应急管理职责的其他内设机构）负责抗击火灾卫生应急准备和日常管理工作。火灾发生后，卫生应急办公室（或承担卫生应急管理职责的其他内设机构）作为领导小组办公室开展各项工作。

2.3 专家咨询组

各级卫生行政部门负责组建火灾扑救卫生应急专家咨询组，并适情吸纳消防救援部门专家入组。专家咨询组负责火灾后卫生应急准备和现场处置的技术咨询和指导，对应急响应启动和终止提出建议等。

2.4 应急处理专业技术机构

医疗机构、疾病预防控制机构、卫生监督机构和采供血机构等卫生机构是卫生应急处理的专业技术机构。火灾发生后，按照同级卫生行政部门的统一指挥和部署，开展各项卫生应急处理工作。

2.4.1 医疗机构

各级各类医疗机构负责灾区和群众临时安置点的紧急医疗救援、基本医疗服务、妇幼保健服务、心理援助等工作,并负责伤病员伤情、病情、疫情和突发公共卫生事件信息报告工作。

2.4.2 疾病预防控制机构

疾病预防控制机构负责灾区和群众临时安置点突发公共卫生事件和传染病疫情的监测、收集、报告、调查与处理工作、重点人群预防接种、环境卫生学评价、指导开展污染源无害化处理、消杀灭工作和健康教育等工作。

2.4.3 卫生监督机构

卫生监督机构负责对灾区饮用水卫生、食品卫生、公共场所卫生和传染病防治、突发公共卫生事件防控等依法进行卫生监管。

2.4.4 采供血机构

采供血机构负责血液及血液制品紧急采集、储备、调配、供应和相关信息报告等工作,保证大量烧伤患者的救治需要。

3　应急准备

3.1　应急管理制度

地方各级卫生行政部门为做好卫生应急日常管理和应急响应工作,各级卫生行政部门、医疗机构、疾控机构应事先建立各项卫生应急管理制度,确保各项工作顺利开展。

应急管理制度内容包括:要建立和完善预案管理、应急值守、信息报送、风险评估、队伍管理、物资管理、培训演练、现场处置工作、经费管理、通讯与信息保障管理、风险沟通、总结与评估、科研与国际交流等。

3.2　预案制定

地方各级卫生行政部门结合本地区实际情况,参照本预案并积极沟通当地消防救援部门,组织制定本地区火灾扑救卫生应急预案和工作方案。各级医疗卫生机构制定本单位的火灾扑救卫生应急预案和工作方案,建立相关应急工作制度。

应急预案、工作方案、技术规范和工作制度应适时修订。

3.3　风险评估

卫生行政部门应及时组织对本行政区域内可能出现的火灾后伤亡情况进行评估,检查卫生应急工作准备情况,要求有关单位落实卫生应急防范措施。医疗卫生机构要评估本单位应对院内初期火灾的扑救能力、消防隐患的清除能力、承载救治灾民的能力和物资的储备供应情况,并对可能出现的因火灾导致水、电、气等能源供应中断而严重影响医疗卫生服务的情况提前采取防范措施。各级疾控机构应定期对本单位卫生应急能力进行评估,及时发现问题与不足,有针对性地完善自身能力建设,制定并实施卫生应急工作发展规划。

3.4　卫生应急队伍管理

各级卫生行政部门要按照"平急结合、因地制宜,分类管理、分级负责,统一管理、协调运转"的原则针对火灾后伤员的特点建立抗击火灾卫生应急专业队伍,加强管理、培训和演练,提高火灾扑救卫生应急救援能力。

根据灾情特点和火灾卫生应急的需要,为各类卫生应急队伍配备相应技术和物资装备(包括医疗设备、快速检测设备和试剂、药品及疫苗、消杀灭药品和工具,个人防护装备、卫生应急服装和标识,交通工具,通讯、办公、后勤和生活物资等)。各级卫生行政部门或有关单位应当为卫生应急专业救援人员购买人身意外伤害保险。

3.5 培训与演练

积极取得当地消防救援部门的支持与协助,建立健全火灾扑救卫生应急培训和演练制度,对各级卫生部门承担火灾后卫生应急处置职责的队伍和工作人员定期举办培训和演练,不断提高卫生应急处置能力。

3.6 经费保障

各级卫生行政部门协调有关部门,安排火灾扑救卫生应急工作所需经费,按照国家有关规定,负责经费的使用和管理。

3.7 物资保障

火灾易导致诸多次生灾害的发生,例如:爆炸、坍塌、中毒等,因此,各级卫生行政部门应协调有关部门,根据火灾的特点建立健全广而宽的火灾扑救卫生应急物资的储备机制,卫生应急物资包括:药品(尤其是中毒的特效解毒药等)、血制品、医疗器械和设备(尤其是高流量氧气机和各类呼吸机的准备,以及各类创伤所需要的急救物资)、快速检测设备和试剂(包括现场毒物检测)、个人防护用品等,在区域性中心城市和火灾多发地建立储备基地或供应点(储备物资的品种和数量要满足需要),保障卫生应急物资的运输和配送。

各级医疗卫生机构做好本单位的应急物资储备计划和管理工作,根据本地区火灾情况,储备适量的卫生应急物资,定期检测、维护卫生应急救援设备和设施,使其处于良好备用状态,确保正常使用。

3.8 基础设施保障

新建、改建、扩建医疗卫生机构建设项目时,责任单位和部门在项目设计和设施配套方面,要符合《中华人民共和国消防法》及国家消防规范、地方性法规,要满足医疗卫生机构开展火灾扑救卫生应急工作的需要。

3.9 交通运输保障

各级卫生行政部门和医疗卫生机构配备的火灾扑救卫生应急工作交通工具,要与承担的卫生保障任务相适应。火灾事故发生后,卫生行政部门要主动协调消防、铁道、交通、民航、公安、军队、武警等有关部门,尽量优先安排、优先调度、优先放行、优先运输卫生应急人员、物资和伤病员。在特殊情况时,协调开设应急救援"绿色通道",保证卫生应急工作顺利开展。

3.10 通信与信息保障

各级卫生行政部门要结合国家应急体系建设,充分利用国家通讯基础设施和资源,建立健全国家、省、市(地)、县、乡五级防火卫生应急信息网络体系,保障通信和信息通畅,确保及时掌握和报告火灾卫生应急工作信息及远程医疗指导工作。

3.11 建立协调机制

卫生行政部门在当地政府的统一领导下,建立健全与民政、气象、水利、农业、林业、质检、环保、建设、交通、铁道、电力、公安、发展改革和财政等相关部门,以及军队和武警部队卫生部门的信息通报、工作会商、措施联动等协调机制。

3.12 宣传培训

各级卫生部门要根据本地区火灾特点和工作实际,主动接受当地消防救援部门的消防安全培训,并利用各种媒体向社会各界广泛宣传防灭火知识和防火卫生应急常识,不断提高社会公众的消防安全意识和自救互救能力。

3.13 科研和交流

有计划地开展应对火灾卫生应急相关科学技术研究。要加强与消防救援部门的合作和交流,并且按照国家相关规定,开展火灾卫生应急工作的国际交流与合作,总结和借鉴经验,引进适宜技术和装备,不断提高火灾扑救卫生应急的整体水平。

4 应急响应

发生火灾事故期间,灾害发生地卫生行政部门接到当地政府或民政等部门的灾情通报后,应迅速组织医疗卫生救援人员赶赴事发地,在广泛征求当地消防救援部门意见建议后,开展先期处置工作,对当地灾情和医疗卫生服务需求及能力作出评估。

各级卫生行政部门按照本级人民政府的统一部署,根据灾情、伤情、病情进行分级响应,并根据实际情况及事件发展趋势,及时调整响应级别。

根据火灾的危害程度等因素,卫生应急响应分为特别重大(Ⅰ级响应)、重大(Ⅱ级响应)、较大(Ⅲ级响应)、一般(Ⅳ级响应)四级。Ⅰ级应急响应由卫生健康委组织实施。Ⅱ级、Ⅲ级、Ⅳ级响应分别由省、市(地)、县级卫生行政部门组织实施。

超出本级应急处置能力时,应及时向上一级卫生行政部门申请支援。上级卫生行政部门根据灾区应急工作需要,可以对响应级别作出调整。对卫生应急能力薄弱的地区可适当调高响应级别。

对跨区域发生的火灾,或者火灾将影响到邻近行政区域的,由两个区域的卫生行政部门协同指挥,或者由两个区域的上一级卫生行政部门指挥卫生应急工作。

4.1 响应条件

4.1.1 Ⅰ级响应

符合下列条件之一的,国家卫生健康委启动Ⅰ级响应。

1)火灾造成30人以上死亡,或者100人以上重伤,或者1亿元以上直接财产损失的火灾;

2)国务院认定需要开展卫生应急工作的火灾事件;

3)国家卫生健康委认定需要开展卫生应急工作的火灾事件。

响应启动后,国家卫生健康委负责组织协调开展火灾扑救卫生应急工作,及时向国务院报告,并向有关部门通报。根据灾区医疗卫生救援工作需要,调动国家级火灾扑救卫生应急队伍和全国医疗卫生力量,协助灾区开展卫生应急工作。必要时,可制定对口支援方案,组织支援地区与受灾地区协同开展工作。

4.1.2 Ⅱ级响应

符合下列条件之一的,国家卫生健康委启动Ⅱ级响应。

1)造成10人以上30人以下死亡,或者50人以上100人以下重伤,或者5 000万元以上1亿元以下直接财产损失的火灾;

2)省级人民政府认定需要开展卫生应急工作的火灾事件;

3)省级卫生行政部门认定需要开展卫生应急工作的火灾事件。

响应启动后,省级卫生行政部门负责组织协调开展灾害卫生应急工作,并及时向国家卫生健康委和同级人民政府报告。国家卫生健康委加强工作指导,提供必要的支持。

4.1.3 Ⅲ级响应

符合下列条件之一的,市(地)级卫生行政部门启动Ⅲ级响应。

1)造成 3 人以上 10 人以下死亡,或者 10 人以上 50 人以下重伤,或者 1 000 万元以上 5 000 万元以下直接财产损失的火灾;

2)市(地)级人民政府认定需要开展卫生应急工作的火灾事件;

3)市(地)级卫生行政部门认定需要开展卫生应急工作的火灾事件。

响应启动后,市(地)级卫生行政部门负责组织协调开展灾害卫生应急工作,并及时向上一级卫生行政部门和同级人民政府报告。省级卫生行政部门加强工作指导,提供必要的支持。

4.1.4　Ⅳ级响应

符合下列条件之一的,县级卫生行政部门启动Ⅳ级响应。

1)造成 3 人以下死亡,或者 10 人以下重伤,或者 1 000 万元以下直接财产损失的火灾;

2)县级人民政府认定需要开展卫生应急工作的火灾事件;

3)县级卫生行政部门认定需要开展卫生应急工作的火灾事件。

响应启动后,县级卫生行政部门负责组织协调开展灾害卫生应急工作,并及时向上一级卫生行政部门和同级人民政府报告。市级卫生行政部门加强工作指导,提供必要的支持。

4.2　响应措施

4.2.1　信息收集、报告、通报和评估

灾区卫生行政部门根据《国家救灾防病信息报告管理规范(试行)》,实行火灾扑救卫生应急信息日报告制度,将本行政区域内的灾情、伤情、病情、疫情、灾害相关突发公共卫生事件、卫生应急工作开展情况和卫生系统因灾损失情况等信息,在规定的时间内,报告上级卫生行政部门和当地人民政府。要加强与有关部门和有关方面的信息沟通,及时通报相关信息。

所有救灾防病信息均应通过"国家救灾防病报告管理信息系统"进行网络报告,不具备条件的地方要使用传真、电话等方式及时报告。

灾害发生后,卫生行政部门负责组织专家对灾害对人的健康的危害程度、伤亡损失情况及发展趋势等进行卫生学评估,研究提出应重点开展的救援措施以及医疗卫生人力、物资、外援等需求意见。各级疾病预防控制机构应定期编写灾区传染病疫情与突发公共卫生事件监测报告,对灾区疫情和突发公共卫生事件发生情况进行分析并预测发展趋势,报送同级卫生行政部门和有关部门参考。

4.2.2　医疗救援

参与医疗救援的医疗机构和人员再能确保救援环境安全的前提下要以最快速度赶赴灾区,开展现场医疗急救、检伤分类、伤病员转运和院内救治等工作,在群众临时安置点、交通站点、抢险工地等人群聚集的地点设立临时医疗点,组织医疗队开展巡回医疗服务,确保伤病员和抢险工作人员得到及时、有效救治。

如因灾伤病人员的数量较多,超过本地医疗机构救治工作负荷,为及时、有效对伤病员进行救治,可根据情况,在上级卫生行政部门统一协调和交通运输、财政等相关部门支持下,将伤病员集中运送至外地(省)治疗。如果在火灾的基础上并发中毒病例,迅速启动《卫生部突发中毒事件卫生应急预案》;如因火灾造成大量危重伤员,为提高救治成功率,可按照"集中伤员,集中专家,集中资源,集中救治"的原则,将危重伤员集中在医疗条件好、救治质量高的医院救治。

4.2.3　突发公共卫生事件监测与报告

火灾区医疗卫生机构要加强突发公共卫生事件监测工作,实行突发公共卫生事件日报

告和零报告制度。因停电等原因不能通过网络直报系统报告信息的医疗卫生机构,可临时改用电话或人工报送的方式报告。

4.2.4 传染病疫情和突发公共卫生事件防控

火灾可能伴有爆炸、坍塌、化学危险品泄漏等次生灾害,如防控不及时、准备不充分,极易造成更大伤亡,对于人畜尸体要及时无害化处理,否则亦会引发传染疫情,因此各级卫生行政部门应该根据受灾地区可能发生的火灾后突发公共卫生事件和可能的传染病疫情风险,及时开展健康教育和中毒、防疫知识普及等工作。一旦发生次生公共卫生事件,卫生行政部门要组织中毒专家组、疾病预防控制和卫生监督机构开展核实诊断、现场流行病学调查、气体和水样标本采集与检测、疫情和突发公共卫生事件控制等工作。

4.2.5 食品、饮用水和公共场所卫生监督监测

加强灾区食品卫生、饮用水卫生和公共场所卫生监督监测工作,依法对饮用水供水单位供水活动和公共场所卫生实施监管。综合协调各有关部门加强食品安全监督检查,指导群众临时安置点集中配餐的食品卫生和饮用水卫生工作,防止中毒、介水传染病等发生。

4.2.6 环境卫生处理

指导做好人畜尸体的无害化处理工作,依据《卫生部突发中毒事件卫生应急预案》做好环境监测和处理,及时指导居民疏散。

4.2.7 卫生知识宣传和风险沟通

充分利用各种宣传手段和传播媒介,与宣传部门密切配合,有针对性地开展自救、互救及中毒科普知识宣传。向媒体和公众做好火灾风险沟通工作。

4.2.8 心理援助

灾区卫生行政部门根据实际需要,组织专业人员开展心理疏导和心理危机干预工作,消除民众心理焦虑、恐慌等负面情绪。在同级人民政府领导下,协调教育、民政、工会、共青团、妇联等部门和团体,协同开展心理援助工作。

4.2.9 重点人群、安置点和流动人口的医疗卫生服务

加强对重点人群、群众临时安置点和流动人口的医疗卫生服务工作,采取有效措施及时向因灾滞留在车站、码头、机场和公路的人员和抢险救灾工作人员提供医疗卫生服务,做好孕产妇、老人、婴幼儿、残疾人等特殊人群的医疗卫生保障工作,重点做好饮用水和食品卫生监督监测、中毒防控等工作,指导设置和修建临时厕所,开展环境卫生监测、消杀灭处理、卫生宣教和必要时的预防接种等工作。

4.2.10 自救与防护

受灾的医疗卫生机构迅速开展自救工作,尽快恢复医疗卫生服务功能。对因电、水、油、热、气(汽)等能源供应中断造成医疗卫生服务无法正常开展的医疗卫生机构,灾区卫生行政部门要及时协调有关部门,调拨发电机、净水器等仪器设备和有关能源,尽快恢复能源供应。

4.3 响应终止

灾情稳定,经启动响应的卫生行政部门组织评估,确定应急阶段的医疗救治和卫生防疫工作结束,已经进入恢复重建和灾后防疫阶段,可以做出终止应急响应的决定。

5 恢复重建与总结评估

5.1 恢复重建

要科学制定医疗卫生机构灾后恢复重建工作方案,将灾区医疗卫生机构的恢复重建项

目纳入当地政府灾后恢复重建整体规划,争取优先进行安排,确保灾区医疗卫生机构尽快恢复医疗卫生服务能力,保障灾区尽快恢复正常的医疗卫生服务秩序。

在灾后恢复重建阶段,要继续做好灾后防病、心理和肢体康复工作,开展灾民回迁前的卫生学评价,广泛开展爱国卫生运动,加强饮用水和公共场所卫生监督监测和技术指导。

5.2 善后处置

各级卫生行政部门要积极协调财政、民政、劳动保障等部门,做好善后处置工作。对参与火灾卫生应急工作的伤亡人员、应急处置工作人员,以及紧急调集、征用的有关单位及个人的物资等,要按照规定向有关部门申请给予抚恤、补助或补偿。

5.3 总结与评估

在火灾扑救卫生应急工作过程中,灾区卫生行政部门要及时组织对卫生应急准备和处置工作进行总结,评估工作效果,不断改进和完善工作措施。

在卫生应急响应终止后,各级卫生行政部门要组织开展总结评估,认真分析工作中好的做法、困难和经验教训,并向上一级卫生行政部门报告总结评估情况。

6　责任与奖励

6.1 责任

对火灾卫生应急工作中有玩忽职守、失职、渎职等行为的,依据相关法律法规和规定追究其责任。

6.2 奖励

对参加火灾扑救卫生应急处理工作做出突出贡献的先进集体和个人,依据相关法律法规和相关规定给予表彰和奖励。

（刘　智）

二、火灾卫生应急联合实战演练实施方案
（××版）

（一）培训、演练时间

××××年×月×日-×月×日(共2天)

（二）演练地点

××××

（三）参加演练单位

主办:×××

承办:×××

协办:×××

参演单位有:×××、×××、×××、……×××等。

（四）演练目的

通过演练,考核救援队的实际联防联控能力,组织开展能力和技术救援能力。

（五）培训、演练内容

1. 第一天专项培训内容　预案启动、装备准备、现场集结、区域划分、洗消、灭火营救、复合伤伤员营救、中毒伤员营救、联合培训、移动医院、航空救援、卫生防疫、心理干预。

2. 第二天火灾现场联合实战演练。

（六）组织机构、负责人

队长　　　　××（单位）

副队长 1　　××（单位）

副队长 2　　××（单位）

......

总教官　　　××（单位）

安全官　　　××（单位）

（七）任务分工

1. 医疗组

外科组：人员分配（略）

内科组：人员分配（略）

烧伤组：人员分配（略）

疾病防控：人员分配（略）

心理咨询：人员分配（略）

2. 行政后勤组［负责运输、生活保障等］　人员分配（略）

3. 设备管理组　人员分配（略）

4. 培训组　人员分配（略）

5. 教官组　人员分配（略）

6. 财务、信息报道、后勤管理　人员分配（略）

（八）注意事项

1. 车辆编号及人员乘车安排（详见附件一），安全官全权负责本次演练安全，车队按编号依次行进，保持足够安全距离，严禁超车，注意行车安全。

2. 参加卫生应急联合演练队员必须服从上级的统一领导、统一指挥，服从工作安排，不得擅自行动；及时报告在演练中发现的问题；队员要保持 24 小时通讯畅通，应急响应时及时回应；无特殊情况不得请假。

3. 参加卫生应急联合演练所有应急车辆设备严禁用于应急演练以外的任何人乘坐及游玩，如违规，一切后果由驾驶人员承担。

4. 对讲机使用（详见附件二、三）

附件一　车辆编号及人员乘车安排（略）

附加二　模拟对讲机、卫星电话使用名单及编号（略）

附加三　普通对讲机使用名单及编号（略）

附件四　队员通讯录（略）

附件五　伤情设置站点分布图（略）

附件六　后勤保障、餐饮安排（略）

附件七　作息时间安排表（略）

附件八　转运伤病员登记表（略）

附件九　紧急医疗救援信息报告卡（略）

注：以上附件具体内容省略，请根据各自演练实际情况拟定。

附件十　救援分区布局示意图

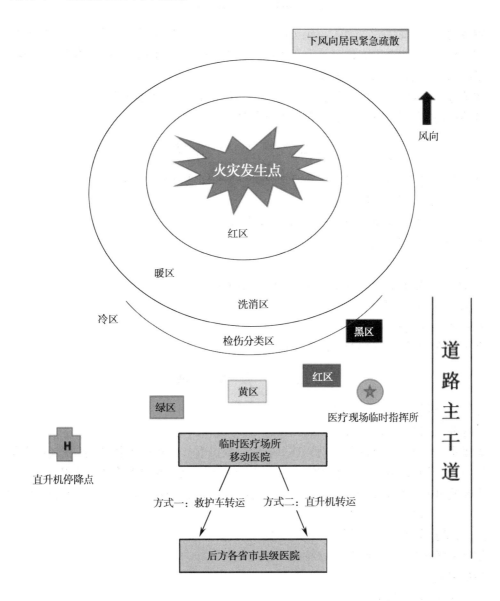

火灾现场联合实战演练执行流程

演练时间: 9:30-11:00

演练规则与要求: 各救援队伍领取路线图和伤情设置位置站点分布图后模拟真实救援情况自行组织开展救援工作,每个站点均有教官对救援工作进行考核,救援结束后全体集合接受总结点评。

演练观摩要求: 按启动指令、现场指挥、营救搜救、紧急救助、医疗救治、伤员转运、卫生防疫顺序观摩演练。

第一部分　启 动 指 令

解说词：本次演练背景201×年10月×日×时，S省×市×县×乡工业园发生特大火灾，据报告工业园内大约有工人及家属7万人，火灾后30%以上房屋垮塌，厂房停水停电，相距最近的医院机构离火灾现场大约有30km距离。

演练考核内容：各队伍应急启动进入工作岗位，启动相应救援程序。

考核提问：我国火灾救援的体系是怎样的情况？

第二部分　现 场 指 挥

演练考核内容：各队伍自行有序开展工作（以下仅供观摩参考）

1. 现场指挥部的搭建；
2. 分工（指挥、协调、新闻、安全、医学救援）；
3. 通讯系统的建立；
4. 评估灾区情况，信息报送；
5. 收集各队伍人员、装备、专业人员能力情报；
6. 决策应急医疗秩序，下达救援指令；
7. 接纳救援物资和人员。

考核提问：现场指挥部的功能有哪些？

第三部分　营 救 搜 救

【第一场景】消防灭火搜救

演练考核内容：消防灭火搜救能力

解说词：火灾核心区域被称为红区，由消防救援人员负责灭火救援、搜救受灾人员、查找可疑危险；防化部队进入，协助检测气体和有毒物质，协助消防划分红区范围。

考核提问：火灾发生，已明确有大量危化品泄漏，灾区救援灾情评估，伤员救援十分困难，救援队伍可以开展哪些工作？

【第二场景】医疗紧急救援-冷区临时医疗救护区建立

演练考核内容：冷区临时医疗救护工作的开展

考核提问：

1. 建立临时医疗救护区的作用？
2. 临时医疗救护区如何设置位置？

【第三场景】医疗紧急救援-一级救治-复合伤

演练考核内容：冷区临时医疗救护区复合伤救治的能力

解说词：火灾可造成许多次生灾害，大量房屋建筑垮塌，大批人群受伤，伤情复杂，医疗救援队开展一级救治。

考核提问：

1. 火灾造成次生灾害大量房屋建筑垮塌，大量人群受伤，在救援的初期如何开展有序的工作？
2. 救援工作中常常提到的三级救治是什么？

【第四场景】医疗紧急救援 - 一级救治 - 中毒

演练考核内容:冷区临时医疗救护区中毒伤员的救治能力

解说词:此工厂内存放有大量危险化学品,消防救援人员发现可疑危化品有泄漏,立即上报,经防护部队的采样和检测后明确危化品泄漏。

考核提问:

1. 灾难发生时,发现有危险化学品泄漏,现场医疗救援区域如何设置?

2. 样本采集和毒物快速检测原则是什么?

3. 现场洗消如何开展?流程是什么?

【第五场景】医疗紧急救助 - 二级救援 - 移动医院批量伤员收治

演练考核内容:冷区移动医院批量伤员收治、救治能力

解说词:特重大救援中,二级救治的移动医院短时间内面对批量伤员的处置,根据自身资源情况,对批量伤员进行分流、收容和分类救治,污染伤员的处理和尸体处理;优先处置危及生命的伤员,快速进行多科协作,制定救治方案和流程。

考核提问:

1. 有哪些困难?

2. 应开展哪些工作?

【第六场景】医疗紧急救援 - 航空转运

演练考核内容:航空转运能力

解说词:伤员的直升机转运,是快速将需要紧急转运治疗的伤员送达后方医院进行救治的国际通用方法,由多方协作共同完成。涉及空管指挥、气象条件、直升机的架次/舱位/机降方式/登机、待场的选择、临时停机坪的选择、安全和引导以及转运伤员的选择、伤员数量的承余和转运秩序等。

考核提问:

1. 什么是5G救护车?在灾害救援过程中的作用?

2. 哪些危重伤员需要直升机转运?

3. 转运过程需要做些什么工作?

4. 航空转运有哪些优势?

第四部分 卫 生 防 疫

演练考核内容:灾后卫生防疫工作的开展

解说词:灾难现场卫生防疫是实现灾区传染病防控关口前移、实现大灾之后无大疫的重要保障。灾后卫生防疫主要包括风险评估、疾病监测、食品/饮用水安全、实验室检测、环境消杀、健康教育等措施。

火灾扑灭后,指挥部收到有危化品泄漏的报告后立即派出国家卫生应急移动防疫中心防疫人员赴现场开展灾区无人机侦查、灾害快速评估、消毒杀虫、饮用水水样采集及检测等工作。

卫生防疫首先通过无人机侦查灾区现场后,传回现场情况和位置后,指挥部立即派出2名专业人员赴现场采集空气样本和水样进行现场检测,并将水样通过无人机运输至帐篷实验室进行深层次水质检测,实验室检测完成后,检验报告再次通过无人机带回指挥部,为指挥部提供决策依据。

任务指令：

1. 开展灾区废墟无人机侦查；

2. 开展饮用水水样和空气样本的采集及检测。

第五部分　新 闻 发 布

演练考核内容：灾后新闻发布的沟通能力

解说词：面对火灾的发生，我们不仅承担着火灾扑救和卫生医疗救援工作的重要职责，同时也需要满足群众的知情权和掌握正确的舆论导向，应做好相应的新闻发布工作，关注灾情动向及时、连续发布消息，正确引导舆论，提高发言人素质和业务水平，加强与媒体及本系统各部门的配合。

任务指令：就此次灾情进行新闻发布，现场指挥部汇总信息，发布新闻，动员社会力量，建立应急医疗秩序。

第六部分　整 队 集 合

演练结束程序：

1. 全体参演队伍集合；

2. 向观摩领导报告；

3. 领导讲话；

4. 宣布现场演练结束。

注：《××××年模拟火灾卫生应急联合实战演练执行脚本》详见附录5。

（黄　婕　喇健康）

第六节　泥石流灾害

一、泥石流灾害卫生应急预案
（模拟预案）

1　总则

1.1　编制目的

为及时、有效而迅速地处理暴雨导致的山体滑坡及泥石流灾害，避免或减轻山体滑坡及泥石流对人身、生活、生产的安全构成危害。最大程度地保护灾区公众的生命安全和身体健康，维护社会稳定，制定本预案。

1.2　编制依据

依据《中华人民共和国突发事件应对法》《中华人民共和国防洪法》《中华人民共和国传染病防治法》《地质灾害防治条例》《自然灾害救助条例》《中华人民共和国食品安全法》《突发公共卫生事件应急条例》等法律法规，《国家突发公共事件总体应急预案》《国家突发公共卫生事件应急预案》《国家突发公共事件医疗卫生救援应急预案》《国家自然灾害救助应急预案》《四川省突发公共事件总体应急预案》等预案，《国务院办公厅转发国土资源部建设部关于加强地质灾害防治工作意见的通知》等通知。

1.3 适用范围

全国范围内发生山洪泥石流灾害的卫生应急工作均适用于本预案。

发生其他类型突发事件,根据需要可参照本预案开展应急救助工作。

1.4 工作原则

坚持以人为本,确保受灾人员基本生活;坚持统一领导、综合协调、分级负责、属地管理为主;坚持政府主导、社会互助、群众自救,充分发挥基层组织和公益性社会组织的作用。

2 组织机构及职责

2.1 国家地质灾害卫生应急指挥机构

国务院国土资源行政主管部门负责全国地质灾害应急防治工作的组织、协调、指导和监督。

出现超出事发地省级人民政府处置能力,需要由国务院负责处置的特大型地质灾害时,根据国务院国土资源行政主管部门的建议,国务院可以成立临时性的地质灾害应急防治总指挥部,负责特大型地质灾害应急防治工作的指挥和部署。

省级人民政府可以参照国务院地质灾害应急防治总指挥部的组成和职责,结合本地实际情况成立相应的地质灾害应急防治指挥部。

发生地质灾害或者出现地质灾害险情时,相关市、县人民政府可以根据地质灾害抢险救灾的需要,成立地质灾害抢险救灾指挥机构。

2.2 地方地质灾害卫生应急指挥机构

2.2.1 省减灾委员会

省减灾委员会(以下简称"省减灾委")为省自然灾害救助应急综合协调机构,负责组织、领导全省的自然灾害救助工作;协调开展特别重大和重大自然灾害救助活动。省减灾委成员单位按照各自职责做好自然灾害救助相关工作。省减灾委办公室负责与相关部门、地方的沟通联络,组织开展灾情会商评估、灾害救助等工作,协调落实相关支持措施。省减灾委办公室工作由民政厅具体负责。由省人民政府统一组织开展的抗灾救灾,按有关规定执行。

2.2.2 对于灾情比较严重的地区,根据卫生应急工作需要,领导小组可以决定采取以下措施:

(1)整合灾区卫生应急指挥组织,在灾区成立卫生应急工作前方指挥部,统一指挥、组织前方卫生应急工作。

(2)派出联络组或联络员,深入灾区及时了解灾情、伤病情、疫情和突发公共卫生事件发生情况以及各项卫生应急措施落实情况,指导灾区卫生应急工作,并向派出部门报告和提出工作建议。

2.3 专家咨询组

各级卫生行政部门负责组建抗洪救灾卫生应急专家咨询组。专家咨询组负责洪涝灾害卫生应急准备和现场处置的技术咨询和指导,对应急响应启动和终止提出建议等。

2.4 医疗卫生救援机构

各级医疗机构、疾病预防控制机构、卫生监督机构和采供血机构等卫生机构是卫生应急处理的专业技术机构。按照同级卫生行政部门的统一指挥和部署,开展各项卫生应急处理工作。

2.4.1 医疗机构主要负责伤员的现场急救、病员的转送以及院内救治等。

2.4.2 疾病预防控制机构负责开展灾区疫病信息监测和报告,饮用水检测、净化、消毒,灾民居住环境的卫生安全,以及对公众开展健康教育等。

2.4.3 卫生监督机构负责灾区及安置区卫生监督和执法稽查。

2.4.4 采供血机构负责保障血液的采集和储备及供给。

2.5 应急处置队伍

各级卫生行政部门结合当地实际,组建救灾防病卫生应急队伍,并按要求加强队伍的培训与演练,提高队伍应急处置能力。

2.5.1 组建医疗救护队伍,由临床专业技术人员组成,主要负责山洪泥石流等地质灾害伤亡人员的抢救和治疗。

2.5.2 组建卫生防疫队,由疾病预防控制专业技术人员组成,主要负责山洪泥石流等地质灾害灾区环境消毒、污染水源的净化消毒、媒介生物消杀、卫生知识宣传、疫区疾病监测、预防性给药等工作。

2.5.3 组建卫生监督执法队,由卫生监督执法人员组成,主要负责山洪泥石流等地质灾害医疗卫生救援中的卫生执法与监督工作。

2.5.4 组建心理干预队,由精神卫生专业技术人员组成,主要负责山洪泥石流等地质灾害灾区各类人员的心理健康疏导等。

3　预防和预警机制

3.1 预防预报预警信息

3.1.1 监测预报预警体系建设

各级人民政府要加快建立以预防为主的地质灾害监测、预报、预警体系建设,开展地质灾害调查,编制地质灾害防治规划,建设地质灾害群测群防网络和专业监测网络,形成覆盖全国的地质灾害监测网络。国务院国土资源、水利、气象、地震部门要密切合作,逐步建成与全国防汛监测网络、气象监测网络、地震监测网络互联,连接国务院有关部门、省(区、市)、市(地、州)、县(市)的地质灾害信息系统,及时传送地质灾害险情灾情、汛情和气象信息。

3.1.2 信息收集与分析

负责地质灾害监测的单位,要广泛收集整理与突发地质灾害预防预警有关的数据资料和相关信息,进行地质灾害中、短期趋势预测,建立地质灾害监测、预报、预警等资料数据库,实现各部门间的共享。

3.2 预防预警行动

3.2.1 编制年度地质灾害防治方案

县级以上地方人民政府国土资源主管部门会同本级地质灾害应急防治指挥部成员单位,依据地质灾害防治规划,每年年初拟订本年度的地质灾害防治方案。年度地质灾害防治方案要标明辖区内主要灾害点的分布,说明主要灾害点的威胁对象和范围,明确重点防范期,制订具体有效的地质灾害防治措施,确定地质灾害的监测、预防责任人。

3.2.2 地质灾害险情巡查

地方各级人民政府国土资源主管部门要充分发挥地质灾害群测群防和专业监测网络的作用,进行定期和不定期的检查,加强对地质灾害重点地区的监测和防范,发现险情时,要及时向当地人民政府和上一级国土资源主管部门报告。当地县级人民政府要及时划定灾害危险区,设置危险区警示标志,确定预警信号和撤离路线。根据险情变化及时提出应急对

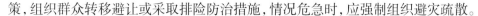

策,组织群众转移避让或采取排险防治措施,情况危急时,应强制组织避灾疏散。

3.2.3 "防灾明白卡"发放

为提高群众的防灾意识和能力,地方各级人民政府要根据当地已查出的地质灾害危险点、隐患点,将群测群防工作落实到具体单位,落实到乡(镇)长和村委会主任以及受灾害隐患点威胁的村民,要将涉及地质灾害防治内容的"明白卡"发到村民手中。

3.2.4 建立地质灾害预报预警制度

地方各级人民政府国土资源主管部门和气象主管机构要加强合作,联合开展地质灾害气象预报预警工作,并将预报预警结果及时报告本级人民政府,同时通过媒体向社会发布。当发出某个区域有可能发生地质灾害的预警预报后,当地人民政府要依照群测群防责任制的规定,立即将有关信息通知到地质灾害危险点的防灾责任人、监测人和该区域内的群众;各单位和当地群众要对照"防灾明白卡"的要求,做好防灾的各项准备工作。

3.3 地质灾害速报制度

3.3.1 速报时限要求

县级人民政府部门接到当地出现特大型、大型地质灾害报告后,应在4小时内速报县级人民政府和市级人民政府,同时可直接速报省级人民政府和国务院应急管理部门。应急管理部门接到特大型、大型地质灾害险情和灾情报告后,应立即向国务院报告。

县级人民政府国土资源主管部门接到当地出现中、小型地质灾害报告后,应在12小时内速报县级人民政府和市级人民政府国土资源主管部门,同时可直接速报省级人民政府国土资源主管部门。

3.3.2 速报的内容

灾害速报的内容主要包括地质灾害险情或灾情出现的地点和时间、地质灾害类型、灾害体的规模、可能的引发因素和发展趋势等。对已发生的地质灾害,速报内容还要包括伤亡和失踪的人数以及造成的直接经济损失。

4　地质灾害险情和灾情分级

地质灾害按危害程度和规模大小分为特大型、大型、中型、小型地质灾害险情和地质灾害灾情四级:

4.1 特大型地质灾害险情和灾情(Ⅰ级)

受灾害威胁,需搬迁转移人数在1 000人以上或潜在可能造成的经济损失1亿元以上的地质灾害险情为特大型地质灾害险情。

因灾死亡30人以上或因灾造成直接经济损失1 000万元以上的地质灾害灾情为特大型地质灾害灾情。

4.2 大型地质灾害险情和灾情(Ⅱ级)

受灾害威胁,需搬迁转移人数在500人以上、1 000人以下,或潜在经济损失5 000万元以上、1亿元以下的地质灾害险情为大型地质灾害险情。

因灾死亡10人以上、30人以下,或因灾造成直接经济损失500万元以上、1 000万元以下的地质灾害灾情为大型地质灾害灾情。

4.3 中型地质灾害险情和灾情(Ⅲ级)

受灾害威胁,需搬迁转移人数在100人以上、500人以下,或潜在经济损失500万元以上、5 000万元以下的地质灾害险情为中型地质灾害险情。

因灾死亡3人以上、10人以下,或因灾造成直接经济损失100万元以上、500万元以下的地质灾害灾情为中型地质灾害灾情。

4.4　小型地质灾害险情和灾情（Ⅳ级）

受灾害威胁，需搬迁转移人数在 100 人以下，或潜在经济损失 500 万元以下的地质灾害险情为小型地质灾害险情。

因灾死亡 3 人以下，或因灾造成直接经济损失 100 万元以下的地质灾害灾情为小型地质灾害灾情。

5　应急响应

地质灾害应急工作遵循分级响应程序，根据地质灾害的等级确定相应级别的应急机构。

5.1　特大型地质灾害险情和灾情应急响应（Ⅰ级）

出现特大型地质灾害险情和特大型地质灾害灾情的县（市）、市（地、州）、省（区、市）人民政府立即启动相关的应急防治预案和应急指挥系统，部署本行政区域内的地质灾害应急防治与救灾工作。

地质灾害发生地的县级人民政府应当依照群测群防责任制的规定，立即将有关信息通知到地质灾害危险点的防灾责任人、监测人和该区域内的群众，对是否转移群众和采取的应急措施做出决策；及时划定地质灾害危险区，设立明显的危险区警示标志，确定预警信号和撤离路线，组织群众转移避让或采取排险防治措施，根据险情和灾情具体情况提出应急对策，情况危急时应强制组织受威胁群众避灾疏散。特大型地质灾害险情和灾情的应急防治工作，在本省（区、市）人民政府的领导下，由本省（区、市）地质灾害应急防治指挥部具体指挥、协调、组织财政、建设、交通、水利、民政、气象等有关部门的专家和人员，及时赶赴现场，加强监测，采取应急措施，防止灾害进一步扩大，避免抢险救灾可能造成的二次人员伤亡。

应组织协调有关部门赴灾区现场指导应急防治工作，派出专家组调查地质灾害成因，分析其发展趋势，指导地方制订应急防治措施。

5.2　大型地质灾害险情和灾情应急响应（Ⅱ级）

出现大型地质灾害险情和大型地质灾害灾情的县（市）、市（地、州）、省（区、市）人民政府立即启动相关的应急预案和应急指挥系统。

地质灾害发生地的县级人民政府应当依照群测群防责任制的规定，立即将有关信息通知到地质灾害危险点的防灾责任人、监测人和该区域内的群众，对是否转移群众和采取的应急措施做出决策；及时划定地质灾害危险区，设立明显的危险区警示标志，确定预警信号和撤离路线，组织群众转移避让或采取排险防治措施，根据险情和灾情具体情况提出应急对策，情况危急时应强制组织受威胁群众避灾疏散。

大型地质灾害险情和大型地质灾害灾情的应急工作，在本省（区、市）人民政府的领导下，由本省（区、市）地质灾害应急防治指挥部具体指挥、协调、组织财政、建设、交通、水利、民政、气象等有关部门的专家和人员，及时赶赴现场，加强监测，采取应急措施，防止灾害进一步扩大，避免抢险救灾可能造成的二次人员伤亡。

必要时，国家应急办、国家卫生健康委等相关单位派出工作组协助地方政府做好地质灾害的应急防治工作。

5.3　中型地质灾害险情和灾情应急响应（Ⅲ级）

出现中型地质灾害险情和中型地质灾害灾情的县（市）、市（地、州）人民政府立即启动相关的应急预案和应急指挥系统。

地质灾害发生地的县级人民政府应当依照群测群防责任制的规定,立即将有关信息通知到地质灾害危险点的防灾责任人、监测人和该区域内的群众,对是否转移群众和采取的应急措施做出决策;及时划定地质灾害危险区,设立明显的危险区警示标志,确定预警信号和撤离路线,组织群众转移避让或采取排险防治措施,根据险情和灾情具体情况提出应急对策,情况危急时应强制组织受威胁群众避灾疏散。

中型地质灾害险情和中型地质灾害灾情的应急工作,在本市(地、州)人民政府的领导下,由本市(地、州)地质灾害应急防治指挥部具体指挥、协调、组织建设、交通、水利、民政、气象等有关部门的专家和人员,及时赶赴现场,加强监测,采取应急措施,防止灾害进一步扩大,避免抢险救灾可能造成的二次人员伤亡。

必要时,灾害出现地的省(区、市)人民政府派出工作组赶赴灾害现场,协助市(地、州)人民政府做好地质灾害应急工作。

5.4 小型地质灾害险情和灾情应急响应(Ⅳ级)

出现小型地质灾害险情和小型地质灾害灾情的县(市)人民政府立即启动相关的应急预案和应急指挥系统,依照群测群防责任制的规定,立即将有关信息通知到地质灾害危险点的防灾责任人、监测人和该区域内的群众,对是否转移群众和采取的应急措施作出决策;及时划定地质灾害危险区,设立明显的危险区警示标志,确定预警信号和撤离路线,组织群众转移避让或采取排险防治措施,根据险情和灾情具体情况提出应急对策,情况危急时应强制组织受威胁群众避灾疏散。

小型地质灾害险情和小型地质灾害灾情的应急工作,在本县(市)人民政府的领导下,由本县(市)地质灾害应急指挥部具体指挥、协调、组织建设、交通、水利、民政、气象等有关部门的专家和人员,及时赶赴现场,加强监测,采取应急措施,防止灾害进一步扩大,避免抢险救灾可能造成的二次人员伤亡。

必要时,灾害出现地的市(地、州)人民政府派出工作组赶赴灾害现场,协助县(市)人民政府做好地质灾害应急工作。

5.5 应急响应结束

经专家组鉴定地质灾害险情或灾情已消除,或者得到有效控制后,当地县级人民政府撤销划定的地质灾害危险区,应急响应结束。

6 现场医疗卫生救援

6.1 医疗救治

山洪泥石流灾害的现场医疗救援应在现场医疗卫生救援指挥部的统一指挥下进行。医疗救援队伍进入灾区后,在救灾部门抢险救援人员支持帮助下,首先搜寻、集中伤员,然后检伤分类,先重后轻,现场抢救,及时转送。

6.1.1 检伤分类

选派有经验的医护人员按照国际统一的标准进行检伤分类,分别用蓝、黄、红、黑4种颜色的腕带,对轻、重、危重伤病员和死亡人员作出标识,以便后续救治辨认或采取相应的措施。以保证危急伤员及有抢救价值的伤员优先得到抢救,一般伤员得到及时治疗。

6.1.2 早期救治

采取先救命、再治伤的救治原则,对呼吸道梗阻和窒息、心脏骤停等危及生命的急症伤员,要清除伤员呼吸道异物,保持呼吸通畅,进行心肺复苏、尽早气管插管及辅助呼吸。其他伤员采取对症治疗的原则,给予止血、补液、清创、包扎、保温、吸氧等治疗。对于骨折、关节损伤、大面积软组织损伤者，应予以临时固定。对火灾造成的烧伤病人，在脱离险区除去着火衣服后，要立即对其采取防止休克和感染的措施。

6.1.3　伤员的搬动

对于山洪泥石流伤员，发现、怀疑有脊柱骨折时，搬动应十分小心，防止脊柱弯曲和扭转，以免加重伤情。搬运时，严禁一人抱胸、一人抬腿的方式搬动，应由3~4人托扶伤员的头、背、臀、腿部，抬放至硬质担架（或平板）上，然后固定运送。

6.1.4　伤员的转运

对一般伤员和采取紧急抢救措施后的重伤员，要及时分散转移到安全的医疗机构进行系统正规治疗。必要时成立转运小组，全面负责伤员的转运，并设立中转救援所，指定护送医疗队，携带必要的抢救药品、器械等，通过汽车、火车、飞机等交通工具对伤员进行转运。长途转运中，要严密观察伤员病情，及时采取有效措施，确保安全护送到目的地。

6.1.5　灾区医院、临时医院和后方接受伤员的医院要做好救治伤员的统计汇总工作，及时上报。

6.2　疾病预防控制

6.2.1　加强饮用水卫生措施

山洪泥石流发生后，要选择临时性供水水源并加以防护。选择临时性水源的总原则是先选用深层地下水，如有困难，依次选择泉水、浅层地下水、地面水，同时注意避免临时水源的污染。饮用水消毒以化学含氯消毒剂为主，采取直接投加法和持续加药法对缸水、井水进行消毒。另外，在山洪泥石流灾害条件下，要强化对使用消防水龙带输水、用水车送水及用自备的取水工具分散取水等临时供水措施的卫生监督，保证饮用水卫生。

6.2.2　加强食品卫生措施

加强集体食堂、临时饮食供应点、外援食品和食品生产经营单位的卫生管理，严防食品污染。食品生产经营单位在灾害过后恢复生产经营前，必须经卫生监督机构重新卫生审查、许可后恢复生产经营，在灾害袭击的非常时期，也要保证灾民吃到安全的食物。

6.2.3　加强环境卫生措施

协助有关部门做好灾民临时居住地建设、简易厕所的修建和垃圾粪便的收集处理、尸体的卫生处理等环境卫生工作。

6.2.4　传染病控制

重建安全饮用水系统，大力开展爱国卫生运动，做好生物媒介控制，及时发现和处理传染源，加强病人的隔离、治疗，做好疫点（疫区）的随时消毒和终末消毒工作，及时开展应急计划免疫工作。

6.3　健康教育

组织编印卫生宣传资料，宣传灾后饮用水卫生、食品卫生、环境卫生、传染病防治等应急措施及要求，充分利用大众媒介（如广播、电视、报刊等）和多种形式（如黑板报、宣传画、演出、讲课等）宣传灾后防病知识，力争提高灾民的卫生知识知晓率和卫生行为形成率。

6.4　疾病监测与报告

各级疾病预防控制机构负责灾区疾病的监测和报告，按照《国家突发公共卫生事件相关信息报告管理规范》和《国家救灾防病信息报告管理规范》进行报告。

7　应急保障

7.1　应急队伍、资金、物资、装备保障

加强地质灾害专业应急防治与救灾队伍建设,确保灾害发生后应急防治与救灾力量及时到位。专业应急防治与救灾队伍、武警部队、乡镇(村庄、社区)应急救援志愿者组织等,平时要有针对性地开展应急防治与救灾演练,提高应急防治与救灾能力。

地质灾害应急防治与救灾费用按《财政应急保障预案》规定执行。

地方各级人民政府要储备用于灾民安置、医疗卫生、生活必需等必要的抢险救灾专用物资。保证抢险救灾物资的供应。

7.2　通信与信息传递

加强地质灾害监测、预报、预警信息系统建设,充分利用现代通信手段,把有线电话、卫星电话、移动手机、无线电台及互联网等有机结合起来,建立覆盖全国的地质灾害应急防治信息网,并实现各部门间的信息共享。

7.3　应急技术保障

有关单位要开展地质灾害应急防治与救灾方法、技术的研究,开展应急调查、应急评估、地质灾害趋势预测、地质灾害气象预报预警技术的研究和开发,各级政府要加大对地质灾害预报预警科学研究技术开发的工作力度和投资,同时开展有针对性的应急防治与救灾演习和培训工作。

7.4　宣传与培训

加强公众防灾、减灾知识的宣传和培训,对广大干部和群众进行多层次多方位的地质灾害防治知识教育,增强公众的防灾意识和自救互救能力。

7.5　信息发布

地质灾害灾情和险情的发布按《国家突发公共事件新闻发布应急预案》执行。

7.6　监督检查

有关部门对上述各项地质灾害应急防治保障工作进行有效的督导和检查,及时总结地质灾害应急防治实践的经验和教训。

地方各级人民政府应组织各部门、各单位负责落实相关责任。

8　培训与演练

8.1　人员培训

国家卫生健康委员会应急办应定期组织各级指挥部门、专家组、医疗卫生机构、卫生应急处置队伍开展常规培训,确保各级部门人员熟悉预案、掌握应急处置流程。

8.2　预案演练

国家卫生健康委员会应急办负责组织本预案应急演练,至少3年一次。

辖区各行政区域、有关部门以及企事业单位,按预案要求结合实际开展山洪泥石流应急演练,至少每年一次,通过演练发现存在的问题,提高应急处置能力。

9　总结与评估

在山洪泥石流灾害卫生应急工作过程中,灾区卫生行政部门要及时组织对卫生应急准备和处置工作进行总结,评估工作效果,不断改进和完善工作措施。

在卫生应急响应终止后,各级卫生行政部门要组织开展总结评估,认真分析工作中好的做法、困难和经验教训,并向上一级卫生行政部门报告总结评估情况。

10 责任与奖惩

对在山洪泥石流灾害卫生应急工作中认真履职、做出突出贡献的先进集体和个人给予表彰和奖励。对玩忽职守、失职、渎职的有关责任人,要依据有关规定严肃追究责任,构成犯罪的,依法追究刑事责任。

（王婉婷　周亚雄）

二、××××年模拟泥石流卫生应急联合演练方案
（××版）

（一）演练时间

××××年×月×日××:××

（二）演练地点

××××

（三）参加演练单位

主办:×××

承办:×××

协办:×××

参演单位有:×××、×××、……×××等。

（四）演练观摩单位领导

×××、×××、×××等相关领导,以及×××等。

（五）演练目的

×××××××××

（六）演练内容

1. 灾情报告与先期处置;

2. 卫生应急响应;

3. 现场医疗急救;

4. 移动医院救治(含直升机转运伤员)和应急心理援助;

5. 次生灾害(危化品泄漏事故等)卫生应急处置;

6. 灾后防疫。

（七）预算

根据各自实际情况拟定(详见预算单)。

（八）伤员情况及转运车辆安排

分区	伤员编号	伤情描述	转运车辆
红区	1号伤员	下肢挤压伤	A省3号车(a市)
	2号伤员	腹部开放损伤	A省2号车(×县)
	7号伤员	高处坠落伤	C省2号车
	8号伤员	气道阻塞、中毒	A省1号车(a市)
	9号伤员	腿部骨折、动脉损伤	C省3号车

续表

分区	伤员编号	伤情描述	转运车辆
	17号伤员	头部创伤	B省1号车
	18号伤员	颅脑损伤	B省2号车
黄区	3号伤员	肋骨骨折, 腹部挫伤	A省5号车(a市)
	10号伤员	左小腿骨折	C省4号车
	19号伤员	急性哮喘发作	B省3号车
绿区	4号伤员	右前臂擦伤	D省6号车
	5号伤员	左手指骨折	
	6号伤员	右下肢扭伤	D省2号车
	11号伤员	右臂开放性创伤	C省5号车
	12号伤员	头皮裂伤	
	13号伤员	左前臂擦伤	
	14号伤员	惊恐发作	
	15号伤员	低体温综合征	
	16号伤员	头晕	
	20号伤员	轻微擦伤	A省4号车(b县)
	21号伤员	轻微呛咳	
	22号伤员	误食少量泥沙	B省5号车

演 练 程 序

第一环节　灾情报告与先期处置

【参演力量】A省卫生健康委员会主任、×市卫生健康委员会主任、×县卫生健康委员会主任

【所有主屏幕及可分屏大屏幕显示】

持续强降雨后山洪泥石流爆发、村庄基础设施被摧毁掩埋的新闻或纪录画面。3D建模村庄受灾模型动画。

【旁白】(泥石流画面)A省近日遭遇强暴雨袭击, ×市×县出现持续强降雨天气, ×月×日下午3时, ×县多处发生泥石流灾害, 其中南×乡发生重大泥石流灾害, 当地乡镇卫生所、3户企业厂房(含磷业化工企业1所、盐业化工企业1所)和部分农房被冲毁, 由于灾难发生时属上班出勤时间人员在岗率高, 初步统计企业厂区内×人失去联系、村内生活区内×人失去联系。

【所有主屏幕及可分屏大屏幕显示】

1. 演习标题"××××年模拟泥石流灾难发生卫生应急演练"。
2. 受灾村镇航拍画面。

3. × 县卫生健康委向市卫生健康委电话报告,市卫生健康委向省卫生健康委电话报告画面。

4. 当地医疗机构和人员救治伤员画面。

【旁白】A 省卫生健康委连续接到多地卫生健康部门的灾情报告:× 县南 × 乡多处发生泥石流,造成国道 ××× 线 ×× 段多处阻断——这是 ×× 地震后,"震中生命线"第 5 次中断。国家卫生健康委员会卫生应急办公室在已派出 B 省、C 省、D 省 3 个救援工作组赴 A 省驰援的基础上,加派 2 个中央工作组紧急赶赴 A 省协助指导地方做好堰塞湖处置和防汛抗洪工作。

第二环节　卫生应急响应
（A 省省内应急响应、BCD 三省应急协作、国家应急支援）

【参演力量】国家卫生健康委卫生应急办公室、A 省卫生健康委、C 省卫生健康委、B 省卫生健康委、D 省卫生健康委、A 省内各紧急医学救援队、BCD 三省紧急医学救援队伍。

【所有主屏幕显示】

1. A 省卫生健康委　省卫生健康委成立由委主要负责同志任组长的应急指挥领导小组,小组进行首次紧急会议。

2. A 省内各紧急医学救援队响应、集结及行进画面。

3. A 省卫生健康委副主任赶赴现场画面。

【旁白】灾害发生后,A 省迅速启动救灾 I 级响应。按照省委、省政府统一部署,A 省卫生健康委启动卫生应急响应,成立救灾卫生应急领导小组,组织开展全省灾害紧急医学救援工作;调派省级卫生应急队伍支援各灾区;派出一名省卫生健康委副主任带领工作组赶赴受灾严重的 × 市成立卫生应急现场指挥部。

【所有可分屏大屏幕分别显示】

1. A 省卫生健康委主任与 BCD 三省卫生健康委主任电话沟通或视频会商画面。

2. C 省、B 省及 D 省各支紧急医学救援队伍(含疾控、监督、中毒、心理等特种救援队)集结、行进画面。

【旁白】由于多地受灾、灾情严重,A 省省内医疗卫生力量严重不足。受灾最重的 × 县位于汶川县境内,震后土层松动地理环境复杂。A 省卫生健康委立即与 C 省、B 省及 D 省三地省卫生健康委会商,启动 ABCD 省卫生应急协作机制。迅速组织队伍,派出紧急医学救援、卫生防疫、卫生监督、中毒救治、早期心理干预等多支卫生应急力量驰援灾区。

【所有主屏幕显示】

1. A 省卫生健康委向国家卫生健康委应急办电话汇报。

2. 国家卫生健康委卫生应急办公室组织视频会议,紧急研判和制定指挥决策。

3. 国家突发公共事件卫生应急指挥系统响应、启动并对其他省救援队伍进行指挥调动。

【旁白】A 省卫生健康委向国家卫生健康委报告灾情及救灾卫生应急工作情况,申请调派国家卫生应急力量给予支援。收到灾情汇报后国务院召开电视电话会议,分析当前泥石流地质灾害形势,进一步研究部署全国特别是西部地区泥石流地质灾害防御工作。国家卫生健康委卫生应急办公室指出务必要按照中央领导同志重要指示精神,在加强灾区抢险救灾工作的同时进一步抓好全国地质灾害防御工作。一要全力做好 A 省等山洪泥石流重灾区的抢险救灾工作。二要切实加强监测预报预警工作。三要迅速开展地质灾害隐患的进一步排查。四要强化临灾避险和应急处置。五要做好秋汛防御工作,强化重点堤防的防守和水库保安。六要切实做好救灾安置和恢复生产工作,确保受灾群众有饭吃、有干净水喝、有衣穿、有住处、有病能医。七要继续全面开展山洪和地质灾害综合治理。

第三环节　现场医疗急救

A 区:灾 难 现 场

【参演力量】现场指挥长、通讯人员

【A区主屏幕显示】建立现场指挥部(现场指挥中心帐篷)

【情景表演】

现场指挥长持手机:"报告 ××× 同志,现场指挥部成立,请指示。"

画外音(×××):"好,请立即组织开展伤员救治工作。"

现场指挥长持手机:"是。"

【旁白】

1. 已经赶到灾区的省卫生健康委副主任立即在现场成立卫生应急指挥部,并受命担任现场指挥长。

2. 现场演练开始。

A 区:灾 难 现 场

【参演力量】紧急医学救援队赴灾难现场救援车队

【A区主屏幕显示】

1. 标题"灾难现场医学救援"。

2. 灾害现场情况。

【A区可分屏大屏幕分别显示】A 省、B 省、C 省、D 省紧急医学救援队车辆顺序入场。

【旁白】受强降雨影响,× 县多处发生泥石流、塌方等灾害,10 余个乡镇交通、通信、电力中断,其中 × 镇 × 人失踪。× 镇 × 村泥石流致使 × 江改道,镇内部分房屋及部分工业园区被泥石流淹没。接到现场指挥部指令后,A 省、B 省、C 省、D 省紧急医学救援队伍迅速响应,进入灾难前线。

【情景表演】

1 号车(A 省 A 市)指挥员迅速跑向现场指挥部报道,领受任务。

指挥员:"报告现场指挥部,紧急医学救援队伍奉命到达,请指示"。

现场指挥部:"请迅速开展检伤分类和救治转送。"

A 省现场指挥长:"是。"

【A区主屏幕显示】

1. 标题"检伤分类和救治转送演练"。

2. 检伤分类　医务人员按 START 法(或其他检伤分类法)进行检伤分类。

3. 建立救治分区　在空旷平坦位置铺设分区地毯、树立标识、开展医学救治。

4. 前期突击力量及各队随队安保力量在现场布置安保措施。

【A区可分屏大屏幕分别显示】

1. 题头"红区现场救治"。

2. 红区紧急医疗救援场景。

【旁白】在红区,急救队员分别对红标危重患者进行抢救治疗。

2.1　Aa屏:挤压伤——A省3号车(a市)

(操作＋旁白)急救队员对伤员进行静脉通道开放,现场补液后,伤员从压迫重物中被解救。急救队员立刻采取患者制动、近心端加压包扎,对伤员说明立即进行活动的危险性,进一步开始检查其生命体征并初步处理开放性外伤。

2.2　Ab屏:右股骨骨折、动脉损伤——C省3号车

(操作＋旁白)急救队员正在为一右股骨骨折且有活动行出血的伤者进行紧急处理。场景主要展示止血带止血法。

2.3　Ac屏:头部创伤——B省1号车

(操作＋旁白)一位驾驶员被泥石流中的落石击中驾驶舱顶,头部受创,医护人员正在对他进行加压包扎,并安置颈托制动。

2.4　Ad屏:高处坠落伤——C省2号车

(操作＋旁白)伤员在灾害发生时惊慌失措从自宅三楼跳下逃生,致双下肢疼痛伴活动障碍。场景主要展示C省2号车可移动×线机设备及5G远程会诊系统。

2.5　Ae屏:窒息——A省1号车(a市)

(操作＋旁白)泥石流摧毁工业园区磷业工厂黄磷炉,发生次生危化品泄漏灾害险情。伤员为工业园区职工,灾难发生后被泥石流及倒塌园区杂物掩埋。伤员意识丧失、呼吸急促,有经吸入及经皮接触有毒有害物质的可能。经现场挖掘救援并洗消后,进行医疗急救。

【A可分屏大屏幕分别显示】

Af屏、Ag屏:黄区和绿区现场急救处置

(操作＋旁白)其余急救队员分别在黄区、绿区对中度伤和轻伤患者进行现场救治。

黄区:场景主要展示手持超声等设备在检伤分类现场的快速探测作用。

绿区:场景主要展示急救队员止血包扎固定等基本急救技能。

【A区主屏幕显示】标题"转运流程"

各伤员分配和救护车转运顺序及去向如下表,分层分批按序转运:

伤员编号	处置救护车编号	医院名称
红1号	A省3号车(a市)	A省核心医疗单位
红2号	A省2号车(b县)	EMT移动医院
黄3号	A省5号车(a市)	×县人民医院
绿4号5号	D省6号车	×县人民医院
绿6号	D省2号车	容灾中心医疗点
红7号伤员	C省2号车	A省核心医疗单位
红8号伤员	A省1号车(a市)	EMT移动医院
红9号伤员	C省3号车	×县人民医院
黄10号	C省4号车	×县人民医院

续表

伤员编号	处置救护车编号	医院名称
绿 11~16 号	C 省 5 号车	容灾中心医疗点
红 17 号	B 省 1 号车	EMT 移动医院
红 18 号	B 省 2 号车	EMT 移动医院
黄 19 号伤员	B 省 3 号车	× 县人民医院
绿 20~21 号	B 省 4 号车	容灾中心医疗点
绿 22 号	B 省 5 号车	B 县人民医院

【旁白】在绿区出现大批轻伤员聚集,现场指挥中心迅速反应,调用可批量转运伤员的转运工具迅速对轻伤员进行救治和转运,大大提高现场转运效率,减少伤员聚集和滞留。

【A 区主屏幕显示】C 省 2 号救护车内远程医疗会诊场景

【旁白】A 省卫生健康委的专家组成员对高坠伤患者进行远程会诊。通过 5G 远程视频会诊,专家组成员详细了解患者情况及各种检查结果,就后续可能会出现的情况、针对性治疗、护理措施以及如何进一步改善患者预后给出具体指导意见。

第四环节　移动医院救治、多渠道转运和应急心理援助

B 区:中国国际应急医疗队(A 省 EMT)/ 一线医疗救治中心 / 移动医院

【参演力量】A 省 EMT 队员

【B 区主屏幕显示】

1. 标题"中国国际应急医疗队(A 省 EMT)- 移动医院紧急医学救援展示"。

2. A 省 EMT 搭建情况。

【旁白】中国四川国际应急医疗队正式通过 WHO 认证,成为全球第十五支 EMT,同时也是全球第二支、中国第一支世界最高级别的 Type3 EMT。国家卫生健康委调派其在现场迅速展开,该队能够根据前期预评估的结果快速响应,病人就诊流程的安排、手术室、传染性疾病防控、水电管理、信息系统等方面都赢得专家团队的一致认可,特别是实验室、药房和信息管理水平极高,可让伤员第一时间在现场得到高级别有效救治。

【B 区可分屏大屏幕分别显示】移动医院生活航拍全景,移动医院内部各功能模块视频简介

【旁白】该移动医院覆盖临床医学专业二级学科,其中医生 41 人,护理人员 65 人,后勤保障等其他人员 60 人;设有普通病房床位 40 张(含独立的妇产病房、儿科病房、康复病房),重症监护病房床位 6 张,隔离病房床位 4 张;能完成 200 人次 / 日门诊患者诊治,15 台 / 日大手术,30 台次 / 日小手术,设有手术室 2 间,其中层流手术室 1 间,能完成骨科内固定、神经外科颅脑等手术;全队标准配置下占地面积约 9 000m^2,总装备 1 827 件、60 余吨,能独立完成 28 天的临床医疗工作。

【B 区主屏幕显示】移动医院(院内跟拍):颅脑外伤患者在 EMT 移动医院中的诊疗过程。

【旁白】被落石击中车顶致颅脑损伤的伤者,在转运途中意识等级下降,呼之不应,血

压无法维持,出现休克。抵达 EMT 移动医院后,迅速开放静脉双通道液体复苏,行紧急头部 CT 检查,后送入 EMT 移动医院手术室。

【B 区可分屏大屏幕分别显示】儿科病房及妇产科病房

【旁白】紧急医学救援行动既需要高水平的医疗技术,也需要秉持尊重生命的理念,为灾难中的弱势群体带去人文与医疗的双重关怀。这支国际应急医疗队在建设管理中,充分尊重 WHO 组织给予的建议,为孕产妇及幼儿等提供简单舒适的就诊环境,充分保护其隐私,解决其困难及特殊需求并提供无微不至的贴心服务。

C 区:容灾中心(复合功能灾民临时安置点)

【参演力量】受灾群众、轻伤伤员、警察及消防部门、A 省 EMT 随队心理治疗师及其他协同省救援队随队心理治疗师、志愿者、× 县及受灾乡镇政府工作人员、A 省应急管理部门工作人员

【C 区主屏幕显示】容灾中心航拍镜头

【C 区可分屏大屏幕分别显示】现场直拍:受灾群众有序进入容灾中心(× 县体育馆)。

【旁白】并将体育馆被迅速划分为 10 个社区,每个社区由一个容灾中心工作小组负责,分管医疗、食品、衣物等几个方面,单设母婴单元、家庭单元。各工作小组负责人 24 小时轮班当"社长""村长",负责社区内受灾群众的灾时生活起居。

灾难之后,常用的电视、网络等现代信息渠道不畅,宣传部门迅速在体育馆架起广播站、电视基站发布官方信息;信息管理部门迅速建立寻亲联络点;志愿者在统一调配管理下也迅速到位,协助物资装卸、消毒防疫工作。

【C 区主屏幕显示】早期心理干预

【C 区可分屏大屏幕分别显示】各小组紧急事件应激晤谈镜头

【旁白】危机事件集体减压(critical incident stress debriefing, CISD),也称为紧急事件应激晤谈,是一种系统的、通过交谈来减轻压力的方法,也是一种简易的支持性团体治疗。对于灾后的幸存者、救援人员或救治灾区伤员的医护人员,可以按不同的人群分组进行 CISD。CISD 是一种心理服务的方式,并不是正式的心理治疗,面对的大部分是正常人。严重事件是任何使人体验异常强烈情绪反应的情境,可潜在影响人的正常心理功能。严重事件造成应激是因为事故处理者的应对能力因该事件而受损。实践表明,CISD 是一种非常有效的心理干预方式。

【C 区主屏幕显示】个人心理干预场景镜头

【旁白】个人心理干预,是心理专业人员通过一对一交流与沟通,为被干预对象提供:①防止过激行为,如自杀、自伤或攻击行为等。②促进交流与沟通,鼓励当事者充分表达自己的思想和情感,鼓励其自信心和正确的自我评价,提供适当建议,促使问题解决。③提供适当医疗帮助,处理昏厥、情感休克或激惹状态的心理治疗服务。

D 区:直升机转运起降区

【参演力量】直升机救援队、紧急医学救援队、伤员

【D 区主屏幕显示】标题"直升机转运展示"

【转运流程】

1. 灾难现场伤员通过救护车转至直升机起降区(现场直播)。

2. 直升机空中转运（视频录播）。

3. 直升机抵达后方医院停机坪转运至院内（视频录播）。

【旁白】挤压伤患者在经过紧急处理后一般情况暂趋于稳定，需要进行血液净化等进一步治疗。因主要道路被不同程度破坏，为尽可能争取治疗窗时间，将伤员尽快转至后方医院治疗，EMT急救队员判断应向现场指挥部申请使用医疗直升机转运。

现场指挥部迅速通过联动机制，调用已待命 A 省民航航空医疗救援直升机执行此次航空转运任务。

第五环节　灾后卫生防疫

【主席台可分屏大屏幕分别显示】

1. 标题"国家突发急性传染病防控队"。

2. ABCD 四区灾后卫生防疫行动现场直播。

【旁白】国家突发急性传染病防控卫生应急队是原国家卫生计生委于 ×××× 年投入资金，由 × 省疾病预防控制中心承建的一支"车载化、自我保障化"的国家级卫生应急队伍。2019 年通过中国医学救援协会卫生应急综合培训演练基地验收，成为了国家级卫生应急培训演练基地。应急队具备远程移动视频会商系统、现场侦查照明系统、移动生物安全 2 级实验室、车载水质检测实验室，能够承担大面积消毒任务，可保障 30 人队伍极端条件下野外宿营、供餐、水电油供应。主要职责为应对我国西部重大急性传染病疫情、自然灾害的救灾防病。

C 区：容灾中心（复合功能、灾民临时安置点）

【参演力量】A 省疾控中心 2 人，C 省疾控中心 2 人，合计 4 人。

【C 区主屏幕显示】

1. 各环节卫生防疫、监督人员同时进入场地准备。

2. 2 名队员进行现场勘察、2 名队员操控侦查无人机探查整个演练现场。

【C 区可分屏大屏幕分别显示】无人机实时画面

【旁白】泥石流过后，到处都是深厚的淤泥、遍地的垃圾，灾民聚集生活，疫情极易传染。灾后防疫工作为重中之重，必须做好"大清运、大清扫、大清理、大消毒"工作，做到全面消毒、不留死角，特别是受灾严重地区及灾民生活点，要加大消杀力度和频率，切实保障群众饮水安全和健康。同时要积极开展灾后卫生防病知识宣传，进一步提高了灾区广大群众的防疫防病意识，确保灾后无异常疫情发生。灾后传染病疫情防控也刻不容缓。卫生防疫人员现场探查及使用无人机探测危险区域，摸清现场情况，收集现场情况，为现场指挥部评估公共卫生风险、制订防疫策略提供依据。

A-D 区现场：灾难现场、移动医院、容灾中心、直升机转运起降区

【参演力量】A 省、B 省、C 省、D 省疾控中心各派 2 人，合计 8 人。

【现场展示】4 辆消杀车按照 A 省、B 省、C 省、D 省的顺序依次入场，穿越演习场。途中分区使用车载的超低容量喷雾器和常量喷雾器进行消杀展示。

【旁白】防疫消杀车可以对重点区域开展环境消毒、杀虫，控制病媒生物密度。车载式超低容量喷雾器远程风送式喷药，雾化效果好，喷药范围广，流动性强。大量增加了消杀面

积、提高了工作效率,降低了劳动强度,最大限度地减少身体与药物的接触,保障操作人员的身体健康。

C 区:容灾中心(复合功能灾民临时安置点)

【参演力量】B 省、D 省疾控中心各派 3 人,合计 6 人

【C 区可分屏大屏幕分别显示:灾民生活单元演示区】

1. B 省、D 省疾控流行病学调查员开展工作。

2. 放置宣传牌,张贴宣传画,向居民发放宣传材料。

【旁白】现场卫生防疫人员建立手机疫情报告系统以替代平日使用的疫情报告系统。并向安置点内居民发放洪涝灾害后传染病预防知识宣传资料,进行健康宣教,以提高灾区群众卫生防病知识,有效减少传染病疫情发生。

【参演力量】A 省、C 省、B 省监督局各 1 人(合计 3 人)

【C 区可分屏大屏幕分别显示:灾民生活单元演示区临时供水点】

1. 卫生监督员开展居民安置点生活饮用水卫生和传染病防控制度落实情况监督检查;

2. 卫生监督员开展供水单位水质现场快速检测;

3. 卫生监督员现场打印检查照片和执法文书。

【旁白】卫生监督人员迅速展开灾区生活饮用水隐患排查;对居民安置点生活饮用水进行现场快速检测;使用移动执法终端、5G 执法记录仪、无线打印设备,现场拍照、录音、录像取证并同步上传,制作电子执法文书,实现可视化执法场景定位,执法全过程留痕、检查结果追溯查询,确保灾后各项传染病防控措施得到有效落实,依法保障饮用水卫生安全。

第六环节　突发疫情响应

【参演力量】B 省疾控中心 2 人、群众演员 5 名

【C 区主屏幕显示:灾民生活单元演示区】卫生防疫人员进行主动监测的同时,灾民家庭生活单元区内陆续出现不明原因呕吐患者。卫生防疫人员携带流行病学调查箱行进至安置点,对疑似患者进行流行病学调查。

【旁白】在某居民安置点卫生防疫人员进行主动监测时,发现 5 名呕吐腹泻患者为相邻生活单元两个家庭,立即对病人进行隔离治疗并开展流行病学调查,判定密切接触者、划定疫点,分析污染涉及范围,对密切接触者进行隔离观察。

【C 区可分屏大屏幕分别显示】(现场跟拍)B 省疾控中心 2 人携带生物样品采样箱和标本转运箱,进行病例标本采集。对食品、临时供水点水样进行采集。样品送至 A 省移动微生物检测车。呕吐物、大便、肛拭子等相关标本送至 A 省移动微生物检测车。

【旁白】采样人员采用生物安全三级防护,穿一次性生物防护服、佩戴医用防护口罩、乳胶手套、防护眼罩等。对病人及密切接触者均采集呕吐物、大便、肛拭子等相关标本,同时采集食品样本,通过生物安全转运箱,转运至微生物检测车,移交给实验室人员。

【参演力量】A 省疾控 1 人,B 省疾控 2 人,C 省疾控 2 人,D 省疾控 1 人

【C 区可分屏大屏幕分别显示】

1. A 省 2 人和 B 省 1 人在 A 省移动微生物检测车进行病原检测。

2. C 省 2 人和 D 省 1 人在 C 省移动微生物检测车进行水质检测。

【旁白】微生物检测车能达到生物安全二级实验室标准,配有以二氧化碳培养箱、移动

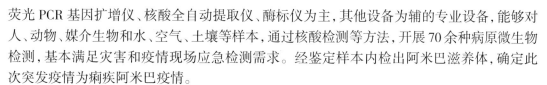

荧光 PCR 基因扩增仪、核酸全自动提取仪、酶标仪为主，其他设备为辅的专业设备，能够对人、动物、媒介生物和水、空气、土壤等样本，通过核酸检测等方法，开展70余种病原微生物检测，基本满足灾害和疫情现场应急检测需求。经鉴定样本内检出阿米巴滋养体，确定此次突发疫情为痢疾阿米巴疫情。

【情景表演】

（A省）紧急医学救援队队长："现场总指挥，经过流行病学调查结合实验室检测结果，判断本次疫情痢疾阿米巴疫情，患者均已隔离治疗。"

现场总指挥："要关注整个区域疫情防控情况，高度重视各个安置点的症状监测，对任何情况做到及时报告，及时处理。"

队长："是。"

【旁白】经有效治疗和防控，5名病人症状好转，继续隔离治疗。现场监测显示该居民安置点再未发现新病例。

第七环节　次生危化品泄漏事故卫生应急处置

E区：工业园区内磷业企业厂房

【E区主屏幕显示】

1. 标题"次生危化品泄漏事故卫生应急处置"。

2. 工厂园区内标有黄磷炉的大型制备设备倾倒、内容物流出，设备毁损画面；有白色雾状气体伴有火花从泄漏处升腾而起。有厂区内工人受到波及。

3. 危化品泄漏事故应急处置队接到险情。

【旁白】由于泥石流的冲击，×县工业园区内磷业工厂厂房内黄磷炉倾倒毁坏，其内液体流出，精制槽内部分积存的泥磷露出水面，遇空气后自燃，产生大量有毒有害气体。A省危化品泄漏事故应急处置队伍按国家卫生健康委员会调控与国家疾控中心和B、D两省承建的 2 支国家突发中毒事件处置队伍共同组成国家突发中毒事件处置队，迅速赶赴现场开展应急医疗救援工作。

【E区主屏幕显示】

1. 队伍车辆顺序驶入危化品泄漏演练区。演练人员各自就位，在相应工作区域内进行准备工作。车辆按规定路线入场，队员下车，进入指定工作区域进行准备。

2. 队员现场划定热区、温区及冷区，在冷区搭建洗消帐篷，准备洗消设备、设置中毒处置现场检伤分类区。

3. 队长向现场指挥部报告。

【情景表演】

队长："报告现场总指挥，国家突发危化品事故处置队奉命到达，请指示。"

现场总指挥："立即开展危化品事故现场处置。"

队长："是。"

【旁白】国家突发中毒事件处置队是高度专业化的队伍，在危化品事故现场承担样品采集、毒物快速检测、人群健康危害评估、伤员去污洗消和现场紧急救治等任务。

【参演力量】中国疾控中心 2 人

【E区可分屏大屏幕分别显示】

1. 队员设备调试　2名操作人员在指定区域内组装、调试设备。2名工作人员启用无人机进入无人区侦测毒物，数据读取。侦测任务完成后，飞行器回收。

2. 无人机侦查画面。

3. 检测数据画面。

【旁白】两名队员穿戴C级防护装备，携带智能应急监测飞行器，在安全区域，遥控无人机开展现场毒物监测。回传图像和数据显示泄漏现场上空主要有害成分为磷蒸气及五氧化二磷，从回传图像看到事故现场被泥石流毁坏严重无法确定是否有人在现场，但考虑到泥石流发生时正值出勤时间，经汇报失联厂内员工未能及时逃离可能性极大。泄漏核心区上空10m现场检测，磷蒸气、五氧化二磷、挥发性有机物、一氧化碳等有毒气体严重超标。

【参演力量】工作人员2名（A级防护服），工作人员2名（C级防护服）

【E区可分屏大屏幕分别显示】

Ea屏：

1. 两名队员穿戴A级防护，手持采样工具，从冷区出发，经温区工作通道进入热区指定区域；

2. 架设采样装备，开始进行空气采样；

3. 采样工作结束，整理装备，离开工作区域；

4. 在距离黄磷炉倾倒中心点15m外的淤泥中发现伤员1名；

5. 2人合力将该名工人转运至温区，交接于洗消人员。

Eb屏：

洗消点工作人员身着C级防护服，佩戴过滤式空气呼吸器，为步出工作通道的采样人员及救出的伤员进行洗消。

【旁白】两名穿戴A级个人防护装备的队员进入事故核心区开展现场样本采集工作。A级个人防护装备由气密性防护服、正压式空气呼吸器和气体报警器构成，是危化品事故处置最高等级个体防护。队员使用空气采样泵吸收液法采集现场空气样本供实验室分析。

现进入事故核心区队员已发现一名伤者并将他带出危险区域。在洗消区由两名穿戴C级个体防护装备的队员协助从事故核心区撤出的两名采样人员对伤员、防护服、采样工具等所有进入现场物品进行洗消，并协助脱除防护装备。

【参演力量】中国疾控中心、国家突发中毒事件处置队队长、队员

【E区主屏幕：指挥帐篷内】

1. 队员使用电脑在线查阅"毒物数据库"和"突发中毒事件卫生应急信息平台"。

2. 中毒事件区域指挥帐篷中5人风险评估组进行研讨。

【旁白】根据现场毒物检测结果和伤情报告，风险评估组结合气象部门报告的风力、风向等综合数据，国家突发中毒事件处置队对该事件进行了风险等级评估并提出处置建议。

【情景表演】

评估员1：本次事故现场溢出的泥磷泄漏量大。经厂方汇报当时有一名操作员在黄磷炉区域进行工作，救援队现已将其救出，该伤员因暴露于有毒有害区域出现中毒征象，病情危重。

评估员2：A省中毒救治基地为A省区域医疗救治中心。建议重症患者立即直升机运送进行救治。

评估员 3: 测定现场主要毒物为磷蒸气及五氧化二磷。查询毒物数据库,现场五氧化二磷浓度已超过立即致死浓度,根据《危险化学品名录》将该物质划分为第 8.1 类酸性腐蚀品。五氧化二磷急性吸入中毒,轻症患者有头痛、头晕、呕吐、全身无力,中度患者上述症状较重,上腹疼痛,脉快、血压偏低等;重度中毒引起急性肝坏死及昏迷。黄磷炉现场毒物危害健康风险评级等级高。

【旁白】国家突发中毒事件处置队队长将现场快速风险评估结果向现场指挥部进行报告。

【参演力量】中国疾病控制中心指挥部、国家突发中毒事件处置队队长

【E 区主屏幕:指挥帐篷内】

【情景表演】

队长: "报告指挥部!经现场评估我队建议:一是迅速组织疏散村民和厂区工人转移至上风向 3km 外空旷处;二是此化工厂存有大量强酸和强碱性物质,且事故发生时在出勤时间,需立即开展大规模搜救,并对救出人员进行检伤分类、皮肤黏膜洗消,清除毒物后尽快转诊;三是持续监测现场毒物危害环境直至全部人员撤离。报告完毕!"

指挥部: 指挥部收到,请中毒处置队立即严格按规程开展疏散、搜救和持续监测!

【参演力量】国家突发中毒事件处置队搜救队、伤员

【E 区主屏幕:工业园区内磷业企业厂房】

1. 搜救小队进入现场进行搜救。

2. 陆续有伤员被救出。

【参演力量】国家突发中毒事件处置队,A 省紧急医学救援队

【E 区可分屏大屏幕分别显示】

Ea 屏: 中毒处置现场检伤分类区

1. 轻伤员洗消　经过快速检伤分类,绿标轻伤员在洗消人员指导下进入自助洗消帐篷进行洗消。

2. 重伤员洗消　洗消人员用担架将检伤后的重伤员(人体模型)抬入伤员洗消帐篷进行毒物清除。

Eb 屏: 洗消区

1. 在洗消人员指导下,绿标轻伤员(群众演员,有咳嗽、皮肤灼伤等)进入自主洗消帐篷洗消。

2. 重伤员须由医护人员进行洗消,首先在去污区,保存伤员贵重物品、脱除污染衣物、用吸附敷料去除面部、肢体黏附的污染物;移至清洁担架盖上保温材料,送出洗消帐篷由救护车转运至安全区进行进一步抢救。

【旁白】洗消帐篷分为 3 个相互隔离的区域,分别为污物去除区、清洗区和洁净穿衣区,以确保污染物不被带到事故现场以外。

第八环节　国家卫生应急力量撤离

【主席台主屏幕显示】

1. 标题"国家卫生应急力量撤离"。

2. 受灾严重医疗卫生机构恢复工作、移动医院收治伤员陆续出院和转送当地医院画面。

【主席台主屏幕字幕显示】医学救援相关数据展示："应急响应阶段，在 A 省 × 市 × 县灾区，国家卫生应急队伍建立的 1 个移动医院累计诊治 ×××× 名伤病员，收住院 ××× 人，开展各种手术 ×× 台；国家突发急性传染病防控队和 A、B、C、D 四省防疫人员采集检测水样等各种样本 ××× 份，开展环境消杀 ×× 万余平方米，发放防病宣传资料 ×× 万余份；A、B、C、D 四省心理专业人员累计开展心理咨询和辅导 ××× 余人次，对 × 人进行了心理危机干预。"

【旁白】面对不期而至的重大泥石流灾难，在各级党委、政府的坚强领导下，A 省 × 市 × 县医疗卫生机构服务能力和工作秩序快速恢复，移动医院收治伤员及时转送当地医院继续治疗；容灾中心防疫工作稳步开展，无疫情发生；做到工业园区内泥磷倾漏事故现场卫生应急处置工作结束。

A 省自身救援力量和国家救援力量通力合作，使各项救灾工作均有序、有力、有效开展并圆满完成任务。经 A 省卫生健康委请示国家卫生健康委同意，救灾卫生应急现场指挥部安排各支国家卫生应急队伍与当地做好工作交接后有序撤离。

A 省省医疗卫生力量继续开展相关医疗服务和卫生防疫等工作，确保所有伤病员均得到有效救治，实现"大灾之后无大疫"的目标。

本次救灾卫生应急工作，快速反应、指挥协调、应对有效、综合保障，充分展示近年来卫生应急体系和紧急医学救援能力建设成效。

卫生应急体系建设是我国新时代卫生健康事业的重要内容之一，是健康中国的重要组成部分。习近平总书记在中央政治局常委会会议上对健全国家应急管理体系提出明确要求，要学深学透，切实抓好贯彻落实。一要坚决做到"两个维护"。各级应急管理部门要坚决服从党中央统一指挥、统一协调、统一调度，守土有责、守土担责、守土尽责，以实际行动和实际成效做到"两个维护"。二要切实提高认知能力。防范化解重大安全风险是应急管理部门的重要职责使命。

卫生应急人将继续为保护人民群众生命健康安全殚精竭虑，为我国社会经济持续发展保驾护航！

注：《×××× 年模拟泥石流卫生应急联合演练执行脚本》详见附录6。

（王婉婷　曹　钰）

第七节　地震灾害

一、地震灾害卫生应急预案
（模拟预案）

1　总则

1.1　编制目的

为实行预防为主、防御与救助相结合的方针，积极做好地震灾害前的医学准备，保障地震灾害发生后各项医疗卫生救援工作迅速、高效、有序地进行，提高我国卫生部门应对地震灾害的应急反应能力和医疗卫生救援水平，最大程度地减少人员伤亡和健康危害，保障人

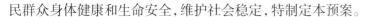

民群众身体健康和生命安全,维护社会稳定,特制定本预案。

1.2　编制依据

依据《中华人民共和国突发事件应对法》《突发公共事件应急条例》《国家破坏性地震医疗救护卫生防疫防病应急预案(试行)》《国家突发公共事件总体应急预案》等有关规定,制定本预案。

1.3　适用范围

本预案适用于发生在我国区域内,由地震灾害导致人员伤亡、健康危害的医疗卫生救援工作。其他地质灾害导致社会公众身体健康明显受损,甚至危及社会公众生命安全的公共卫生安全事件,可参照本预案组织实施相关卫生应急处置工作。

1.4　工作原则

1.4.1　预防为主,常备不懈。坚持以人为本,预防为主,提高地震灾害的防范意识,切实做好人员、技术、物资等应急储备工作,认真落实各项预防和医疗救治等卫生应急措施。

1.4.2　部门联动,分级响应。各级卫生行政部门要主动和地震行政主管机构建立联动机制,共享行业信息资源,在同级人民政府的统一领导下,协同其他相关部门,共同做好辖区内地震灾害的医疗救治和卫生防病等工作。

1.4.3　加强管理,规范有序。各级卫生部门依据有关法律和法规,根据本地的实际情况,编制有针对性的地震灾害医疗卫生应急预案,加强培训与演练,确保及时、规范、有序地处置地震灾害引发的医疗卫生事件。

1.4.4　依靠科技,依靠群众。充分发挥专家队伍和专业人员的作用,鼓励开展相关领域内的科学研究,提高地震灾害中卫生应急处置能力。加强对社会公众的健康知识宣传,强化社会公众的防范意识,提高社会公众的自救和互救能力。

2　地震灾害医疗卫生救援的分级

根据地震灾害导致的人员伤亡、财产损失情况和危害程度,将其分为四级:

2.1　发生破坏性地震,出现下列情况之一的为Ⅰ级

(1)死亡200人及以上;

(2)紧急转移安置100万人及以上;

(3)倒塌和严重损坏房屋20万间及以上。

2.2　发生破坏性地震,出现下列情况之一的为Ⅱ级

(1)死亡100人及以上;

(2)紧急转移安置80万人及以上;

(3)倒塌和严重损坏房屋15万间及以上。

2.3　发生破坏性地震,出现下列情况之一的为Ⅲ级

(1)死亡50人及以上;

(2)紧急转移安置30万人及以上;

(3)倒塌和严重损坏房屋10万间及以上。

2.4　发生破坏性地震,出现下列情况之一的为Ⅳ级

(1)死亡49人及以下;

(2)紧急转移安置10万人及以上;

(3)倒塌和严重损坏房屋1万间以上。

3 地震灾害医疗卫生救援的组织体系

3.1 组织领导体系

3.1.1 在国家应急管理部的统一领导下,国家卫生健康委员会设立抗震救灾领导小组,由委领导任组长,委机关有关处室和部分直属单位参加。领导小组的主要职责是:为防震减灾指挥部提供破坏性地震医疗救护和卫生防疫工作的建议;协调、指挥全国救灾防病工作;积极组织和协调全国卫生人力、物力、财力对灾区医疗卫生救援进行紧急支援,领导小组战时为临时指挥部。领导小组下设办公室,负责日常工作。

3.1.2 由国家卫生健康委员会派出人员组成现场医疗卫生救援指挥部,在党中央和国务院的领导下,负责地震灾区医疗卫生工作的协调、指挥工作。

3.1.3 各省、市、县(市、区)人民政府卫生行政部门应成立相应的领导小组,在上级卫生行政部门和同级人民政府的领导下,开展辖区地震医疗卫生救援工作。

3.2 专家组

各级卫生行政部门要组建突发公共卫生事件专家咨询委员会,或成立专门的地震灾害医疗卫生救援专家组,承担地震灾害各项医疗卫生救援工作的技术指导任务,并提供咨询建议等。

3.3 医疗卫生救援机构

各级各类医疗机构、疾病预防控制机构、卫生监督机构、采供血机构等要根据职责分工,相互配合、团结协作,共同完成地震灾害的医疗卫生救援任务。

3.3.1 医疗机构主要负责伤员的现场急救、病员的转送以及院内救治等。

3.3.2 疾病预防控制机构负责开展灾区疫病信息监测和报告,饮用水检测、净化、消毒,灾民居住环境的卫生安全,以及对公众开展健康教育等。

3.3.3 卫生监督机构负责灾区及安置区卫生监督和执法稽查。

3.3.4 采供血机构负责保障血液的采集和储备及供给。

3.4 应急处置队伍

各级卫生行政部门结合当地实际,组建救灾防病卫生应急队伍,并按要求加强队伍的培训与演练,提高队伍应急处置能力。

3.4.1 组建医疗救护队伍,由临床专业技术人员组成,主要负责地震灾害伤亡人员的抢救和治疗。

3.4.2 组建卫生防疫队,由疾病预防控制专业技术人员组成,主要负责地震灾区环境消毒、污染水源的净化消毒、媒介生物消杀、卫生知识宣传、疫区疾病监测、预防性给药等工作。

3.4.3 组建卫生监督执法队,由卫生监督执法人员组成,主要负责地震灾害医疗卫生救援中的卫生执法与监督工作。

3.4.4 组建心理干预队,由精神卫生专业技术人员组成,主要负责地震灾区各类人员的心理健康疏导等。

3.5 临时医疗卫生救援机构

震区医疗卫生机构损毁时,要建立临时医疗卫生机构。由现场最高卫生行政部门与有关部门协商确定组建临时医院的人员和位置。临时医疗卫生机构负责承担现场人员抢救和防病等任务。

4 培训与演练

4.1 人员培训

国家卫生健康委员会应急办应定期组织各级指挥部门、专家组、医疗卫生机构、卫生应急处置队伍开展常规培训,确保各级部门人员熟悉预案、掌握应急处置流程。

4.2 预案演练

国家卫生健康委员会应急办负责组织本预案应急演练,至少3年一次。

辖区各行政区域、有关部门以及企事业单位,按预案要求结合实际开展地震应急演练,至少每年一次,通过演练发现存在的问题,提高应急处置能力。

4.3 科普宣教

省、市、区各级卫生单位要配合教育、人力资源社会保障、文化广电旅游体育、广播电视、新闻媒体等单位要做好防震减灾科普知识的宣传教育工作,不断提高公众的防震减灾意识和自救互救能力。要充分利用广播、电视、互联网、报纸、地铁多媒体、手机短信等各种媒体,加大对防震减灾工作的宣传、培训力度。

5 地震灾害医疗卫生救援应急响应和终止

5.1 启动预案响应

各级卫生行政部门在当地政府的统一指挥领导下,由抗震救灾领导小组宣布启动相应级别的地震医疗卫生救援应急预案响应机制,并在上一级卫生行政部门的指导和同级人民政府抗震救灾指挥部的领导下,迅速开展各项医疗卫生救援工作。

5.2 卫生救援的分级响应

地震灾害医疗卫生应急响应采取分级响应的原则,根据灾害的分级,启动相应级别的医疗卫生救援响应。

发生Ⅳ级地震灾害,由县(市、区)级卫生行政部门负责启动医疗卫生救援Ⅳ级响应;

发生Ⅲ级地震灾害,由市级卫生行政部门负责启动医疗卫生救援Ⅲ级响应,市、县二级卫生部门同时行动;

发生Ⅱ级以上地震灾害,由省级卫生行政部门负责启动医疗卫生救援Ⅱ级响应,省、市、县三级卫生部门同时行动,省级卫生行政部门根据实际工作需要,可请求卫生部给予援助;

发生Ⅰ级地震灾害,由国家卫生健康委员会负责启动医疗卫生救援Ⅰ级响应,全国联动,抗震救灾。

5.3 响应终止

地震灾害现场医疗卫生救援任务结束,伤员在医疗机构得到科学救治,经本级人民政府或抗震救灾指挥部批准,可宣布终止医疗卫生救援应急响应,转入常规工作,并报上级卫生行政部门。

6 现场医疗卫生救援

6.1 医疗救治

地震灾害的现场医疗救援应在现场医疗卫生救援指挥部的统一指挥下进行。医疗救援队伍进入灾区后,在救灾部门抢险救援人员支持帮助下,首先搜寻、集中伤员,然后检伤分类,先重后轻,现场抢救,及时转送。

6.1.1 检伤分类

选派有经验的医护人员按照国际统一的标准进行检伤分类,分别用蓝、黄、红、黑4种颜色的腕带，对轻、重、危重伤病员和死亡人员作出标识，以便后续救治辨认或采取相应的措施。以保证危急伤员及有抢救价值的伤员优先得到抢救，一般伤员得到及时治疗。

6.1.2　早期救治

采取先救命、再治伤的救治原则，对呼吸道梗阻和窒息、心脏骤停等危及生命的急症伤员，要清除伤员呼吸道异物，保持呼吸通畅，进行心肺复苏、尽早气管插管及辅助呼吸。其他伤员采取对症治疗的原则，给予止血、补液、清创、包扎、保温、吸氧等治疗。对于骨折、关节损伤、大面积软组织损伤者，应予以临时固定。对火灾造成的烧伤病人，在脱离危险区除去着火衣服后，要立即对其采取防止休克和感染的措施。

6.1.3　伤员的搬动

对于地震伤员，发现、怀疑有脊柱骨折时，搬动应十分小心，防止脊柱弯曲和扭转，以免加重伤情。搬运时，严禁一人抱胸、一人抬腿的方式搬动，应由3~4人托扶伤员的头、背、臀、腿部，抬放至硬质担架（或平板）上，然后固定运送。

6.1.4　伤员的转运

对一般伤员和采取紧急抢救措施后的重伤员，要及时分散转移到安全的医疗机构进行系统正规治疗。必要时成立转运小组，全面负责伤员的转运，并设立中转救援所，指定护送医疗队，携带必要的抢救药品、器械等，通过汽车、火车、飞机等交通工具对伤员进行转运。长途转运中，要严密观察伤员病情，及时采取有效措施，确保安全护送到目的地。

6.1.5　灾区医院、临时医院和后方接受伤员的医院要做好救治伤员的统计汇总工作，及时上报。

6.2　疾病预防控制

6.2.1　加强饮用水卫生措施

地震发生后，要选择临时性供水水源并加以防护。选择临时性水源的总原则是先选用深层地下水，如有困难，依次选择泉水、浅层地下水、地面水，同时注意避免临时水源的污染。饮用水消毒以化学含氯消毒剂为主，采取直接投加法和持续加药法对缸水、井水进行消毒。另外，在地震灾害条件下，要强化对使用消防水龙带输水、用水车送水及用自备的取水工具分散取水等临时供水措施的卫生监督，保证饮用水卫生。

6.2.2　加强食品卫生措施

加强集体食堂、临时饮食供应点、外援食品和食品生产经营单位的卫生管理，严防食品污染。食品生产经营单位在灾害过后恢复生产经营前，必须经卫生监督机构重新卫生审查、许可后恢复生产经营，在灾害袭击的非常时期，也要保证灾民吃到安全的食物。

6.2.3　加强环境卫生措施

协助有关部门做好灾民临时居住地建设、简易厕所的修建和垃圾粪便的收集处理、尸体的卫生处理等环境卫生工作。

6.2.4　传染病控制

重建安全饮用水系统，大力开展爱国卫生运动，做好生物媒介控制，及时发现和处理传染源，加强病人的隔离、治疗，做好疫点（疫区）的随时消毒和终末消毒工作，及时开展应急计划免疫工作。

6.3　健康教育

组织编印卫生宣传资料，宣传灾后饮用水卫生、食品卫生、环境卫生、传染病防治等应急措施及要求，充分利用大众媒介（如广播、电视、报刊等）和多种形式（如黑板报、宣传画、演出、讲课等)宣传灾后防病知识,力争提高灾民的卫生知识知晓率和卫生行为形成率。

6.4　疾病监测与报告

各级疾病预防控制机构负责灾区疾病的监测和报告,按照《国家突发公共卫生事件相关信息报告管理规范》和《国家救灾防病信息报告管理规范》进行报告。

7　地震灾害后期的医疗救治和卫生防病工作

7.1　开展灾区医疗卫生机构的恢复和重建工作

7.1.1　派往灾区的医疗救护队在完成医疗救护任务撤离灾区前,须做好与灾区医疗机构的交接工作,确保灾区伤病员医疗工作的延续性。

7.1.2　灾区医疗卫生保健机构与设施的恢复和重建工作,要在当地人民政府的统一领导下纳入地方政府灾后重建整体计划,统一规划,优先安排,确保医疗救护与卫生防疫防病工作的正常运转。

7.2　灾区伤病伤残人员的治疗与康复

7.2.1　继续做好灾区留治伤病员的治疗工作。可以采取门诊、巡回医疗、家庭病床等多种形式,对伤病员进行检查、治疗,同时还要对发现的漏诊伤病员及时治疗。

7.2.2　对于转送至后方医院的伤病员,进行系统检查,优化治疗措施。对需要长期治疗的伤员制订出相应的康复治疗计划。根据灾区恢复情况,后方医院可按照当地救灾防病领导小组统一安排,将基本痊愈的伤员分批转送回当地,并与当地医疗机构做好衔接工作。

7.2.3　当地医疗卫生人员须对伤愈出院的伤病员进行回访、复查,对有功能障碍的伤员指导他们科学地进行功能锻炼,促进康复。对因地震造成精神疾患的病人给予心理康复治疗。

7.3　灾区的卫生防疫防病工作

灾区的卫生行政部门要组织开展与健康相关的灾害后果评价,继续做好卫生防病工作,确保大灾之后无大疫。

7.3.1　迅速恢复和重建疾病监测系统。要尽快恢复县、乡、村三级医疗预防保健网,加强对传染病监测和疫情报告各个环节的督导检查,落实各项防病措施。继续加强灾区重点传染病的预防与控制工作,防患于未然。临时组建的疾病监测系统的工作要逐步移交给恢复重建后的卫生防疫防病机构。进一步加强疾病监测与报告工作。

7.3.2　广泛开展群众性爱国卫生运动。按照"政府组织,地方负责,部门协调,群众动手,科学治理,社会监督,分类指导"的工作方针,整治临时居住区和公共场所的环境卫生,清运垃圾污物,做好人畜粪便、垃圾的无害化处理;消灭蚊、蝇孳生地,开展居住地及其周围的灭鼠工作,努力消除传染病可能发生或传播的条件。

7.3.3　加强食品卫生和饮水卫生监督管理

(1)强化对食品的生产、加工和经销卫生监督管理以及从业人员的健康体检和食品卫生知识的培训。

(2)尽快恢复和重建饮用水供应系统,加强饮用水源和临时供水设施的卫生监督管理,定期监测水质,保障供水安全。

7.3.4　加强流动人口的卫生管理。非灾区医疗卫生单位要加强对来自灾区的流动人口的卫生管理,及时发现传染病人,采取措施,防止疫病的播散。灾区医疗卫生单位要对返回人员,加强传染病监测。

7.3.5　有针对性地开展预防接种与预防性服药。尽快恢复和重建计划免疫设施和冷链系统。要大力开展有针对性的预防接种或普服药物工作,提高人群保护能力,预防相应传染病的发生。尽快恢复受灾地区计划免疫的常规接种,尤其要加强对流动人口的查漏补种,保护易感人群、消除免疫空白,防止计划免疫所针对的疾病的暴发、流行。

7.3.6　继续深入开展卫生防疫防病宣传教育,提高公众的自我防病意识。

8　物资保障

各级卫生行政部门及有关单位负责为应急处置队伍配备必要交通、通讯工具,现场医疗救护设备、消杀灭药械、预防用生物制品、检验设备和试剂,以及个人生活用品和防护装备。同时做好救灾防病的物资储备。

9　总结与评估

在抗洪救灾卫生应急工作过程中,灾区卫生行政部门要及时组织对卫生应急准备和处置工作进行总结,评估工作效果,不断改进和完善工作措施。

在卫生应急响应终止后,各级卫生行政部门要组织开展总结评估,认真分析工作中好的做法、困难和经验教训,并向上一级卫生行政部门报告总结评估情况。

10　责任与奖惩

对在抗震救灾工作中认真履职、作出突出贡献的先进集体和个人给予表彰和奖励。对玩忽职守、失职、渎职的有关责任人,要依据有关规定严肃追究责任,构成犯罪的,依法追究刑事责任。

（唐时元　姚　蓉）

二、××××年模拟地震卫生应急联合演练方案
（×× 版）

（一）演练时间

×××× 年 × 月 × 日 ××：××

（二）演练地点

××××

（三）参加演练单位

主办：×××

承办：×××

协办：×××

参演单位有：×××、×××、×××、……×××等。

（四）演练观摩单位领导

×××、×××、××× 等相关领导,以及 ××× 等。

（五）演练目的

×××××××××

（六）演练内容

1. 灾情报告与先期处置;

2. 卫生应急响应;

3. 现场紧急医学救援（含直升机转运伤员）;

4. 移动医院救治（含现场心理援助）;

5. 后方医疗机构救治；

6. 灾后卫生防疫；

7. 次生灾难卫生应急处置(中毒事件)；

8. 汇报总结。

(七)预算

根据各自实际情况拟定(详见预算单)。

(八)伤员情况

伤员编号	伤员伤情
1	25 岁,女性,神志清楚,右侧大腿处大量出血,绷带加压包扎后出血被控制,呼吸:18 次/分,脉搏:80 次/分,血压 85/50mmHg,毛细血管充盈时间正常
2	5 岁,男性,呼之不应,面色苍白、四肢湿冷,胸部、腹部大片淤青,叹气样呼吸,颈动脉未扪及搏动
3	67 岁,男性,重型颅脑损伤,呼之不应,无呼吸,瞳孔散大,血压测不出,颈动脉未扪及搏动
4	43 岁,男性,20m 高处坠落,头外伤,双侧大腿骨折,呼之无反应,无呼吸,颈动脉未扪及搏动
5	40 岁,男性,神志清楚,双侧大腿开放性骨折,呼吸 40 次/分,脉搏 110 次/分,血压 80/50mmHg,毛细血管充盈时间＞5 秒
6	20 岁,女性,呼之不应,左侧头顶部可见血肿,头部畸形,全身多处皮肤裂伤,瞳孔反射存在,呼吸 35 次/分,脉搏 95 次/分
7	24 岁,女性,神志清楚,诉头痛,额部可见擦伤,四肢活动正常,呼吸 20 次/分,脉搏 75 次/分
8	36 岁,男性,呼之不应,右侧后枕部可见血肿,头部畸形,全身多处皮肤淤青,瞳孔反射存在,呼吸 35 次/分,脉搏 95 次/分
9	50 岁,女性,神志清楚,胸腹部外伤,诉胸痛、腹痛,未见开放性伤口,呼吸 22 次/分,脉搏 110 次/分
10	7 岁,男性,哭闹,可回答问题,诉右上肢疼痛,活动障碍,未见开放性伤口,呼吸 24 次/分,脉搏 100 次/分
11	58 岁,男性,神志清楚,诉颈部疼痛,双下肢活动障碍,无开放性伤口,呼吸 30 次/分,脉搏 125 次/分,血压 125/80mmHg
12	51 岁,男性,神志清楚,诉右侧胸痛,右侧胸壁可见擦伤,全身未见开放性伤口,四肢活动不受限,呼吸 22 次/分,脉搏 82 次/分
13	3 岁,男性,神志不清,面色苍白,四肢湿冷,胸部、腹部大片淤青,叹气样呼吸,颈动脉未扪及搏动
14	41 岁,女性,神志清楚,诉骶尾部疼痛,可行走,呼吸 18 次/分,脉搏 86 次/分
15	31 岁,男性,神志模糊,双下肢挤压伤,大片淤青,活动障碍,呼吸 24 次/分,脉搏 105 次/分,血压 102/62mmHg
16	65 岁,男性,神志清楚,右侧胸痛剧烈,右侧胸廓呼吸动度减弱,呼吸 28 次/分,脉搏 130 次/分,毛细血管充盈时间正常,颈静脉怒张,气管左偏,右胸叩诊音增强
17	18 岁,女性,神志清楚,诉左手肿胀疼痛,可走动,全身未见开放性伤口,呼吸 20 次/分,脉搏 68 次/分

伤员编号	伤员伤情
18	70岁,女性,神志清楚,颌面部肿胀畸形出血,口鼻内大量血性分泌物,呼吸40次/分,脉搏135次/分,血压102/62mmHg
19	15岁,男性,神志清楚,诉右上腹腹痛,四肢活动正常,全身未见开放性伤口,呼吸19次/分,脉搏76次/分
20	70岁,女性,呼之不应,颌面部肿胀畸形,头顶部开放性伤口,出血,叹气样呼吸,桡动脉搏动不能扪及
21	12岁,女性,哭闹,可回答问题,诉右上肢疼痛、活动障碍,未见开放性伤口,呼吸24次/分,脉搏100次/分
22	16岁,女性,神志清楚,头痛,可走动,全身未见开放性伤口,呼吸18次/分,脉搏70次/分
23	45岁,女性,神志清楚,右侧大腿开放性骨折,呼吸35次/分,脉搏120次/分,毛细血管充盈时间>5秒,血压:80/50mmHg
24	18岁,女性,神志清楚,诉左手肿胀疼痛、活动障碍,可走动,全身未见开放性伤口,呼吸20次/分,脉搏68次/分
25	33岁,男性,神志模糊,右下肢挤压伤、大片淤青、活动障碍,脉搏105次/分,呼吸24次/分,血压102/62mmHg
26	35岁,男性,神志清楚,腹痛,左手五指离断,包扎后出血被控制,呼吸25次/分,脉搏130次/分,血压85/65mmHg
27	28岁,男性,神志清楚,诉颈部、右肩受伤后疼痛,未见开放性伤口,双下肢可活动,呼吸20次/分,脉搏105次/分
28	52岁,女性,神志清楚,左股骨开放性骨折,包扎后仍有渗血,呼吸30次/分,脉搏130次/分,血压80/45mmHg
29	29岁,女性,情绪激动,大声吼叫,哭闹着要找她3岁的儿子,诉手脚发麻,四肢有擦伤,无活动障碍,呼吸30次/分,脉搏125次/分,血压112/78mmHg
30	50岁,女性,嗜睡,诉胸腹部外伤后胸痛、腹痛,全身未见开放性伤口,呼吸27次/分,未扪及桡动脉搏动,颈动脉搏动约130次/分,四肢肢端湿冷

演 练 程 序

第一环节　灾情报告与先期处置

【播放录播视频(×分钟)】

录播视频主要内容:地震发生后山体崩塌,河流被山体截留,桥梁道路断裂,房屋摇晃倒塌和电力等基础设施受损的画面。

【播音员】(地震画面)20××年6月中旬,著名的旅游胜地×××发生6.0级地震,震源深度10km。震中位于山区,交通不畅,×省地处山区的A市距离震中约20km,灾情严重。房屋倒塌,供气、电力等基础设施遭到严重损坏,大量人员伤亡、失踪。

B、C市分别距离震中55km、130km,有不同程度房屋倒塌和人员伤亡。

【屏幕显示】××××年模拟地震灾难卫生应急演练

【视频播放】

1. A市医疗卫生机构受地震影响严重受损,医疗设施严重受损画面(无力诊治患者);A市重要交通道路、桥梁中断画面。

2. A市、B市卫健委向××省卫生健康委电话报告当地地震灾情和预估伤亡人数,省卫生健康委向国家卫生健康委报告画面。

3. 当地医疗机构和人员救治伤员画面。

【参演力量】国家卫生健康委主任、省卫生健康委主任、市卫生健康委主任

【播音员】××省卫生健康委连续接到多地卫生健康部门的灾情报告。其中A市的医疗机构受损已经不能开展医疗卫生服务,仅有一条地面通道可通往B市。B市医疗机构受地震影响较轻,部分医疗功能受限。C市医疗卫生机构的医疗功能完整。当地医疗机构人员迅速开展伤员现场救治等卫生应急工作,而伤病员数量在不断增加,急需医疗卫生力量支援。

第二环节　卫生应急响应

【播放录播视频】

视频内容:

1. ××省卫生健康委画面　省卫生健康委成立由委主要负责同志任组长的抗震救灾卫生应急领导小组,成员会商画面。

2. ××省各卫生应急救援队伍整装待发画面。

3. ××省卫生健康委副主任、应急办主任赶赴现场画面。

【播音员】灾害发生后,××省迅速启动救灾Ⅱ级响应。按照省委、省政府统一部署,××省卫生健康委启动卫生应急响应,成立抗震救灾卫生应急领导小组,组织开展全省地震紧急医学救援工作;调派省级卫生应急队伍支援各灾区;同时派出一名副主任带领工作组赶赴受灾严重的A市成立救灾卫生应急现场指挥部。

【播放录播视频】

视频内容:

1. ××省卫生健康委主任与A、B、C三地卫生健康委主任电话沟通或视频会商画面。

2. ××省卫生健康委主任联络位于××省的××大学附属医院国家级紧急救援基地做好应急救援准备画面。

3. ××省卫生健康委主任将情况汇报给××省应急指挥部,请求协调省军区空军基地协助救援。

【播音员】由于多地受灾、灾情严重,灾区内医疗卫生力量严重不足。××省卫生健康委立即部署全省的37支卫生应急队伍做好增援准备,部署××大学附属医院国家级紧急救援基地做好救援准备,联络省军区空军基地协同救援。

【播放录播视频】

视频内容:

1. ××省卫生健康委向国家卫生健康委应急办汇报的电话画面。

2. 国家卫生健康委卫生应急办公室组织视频会议商讨、研判和指挥决策(指挥大厅)

画面。

【播音员】与此同时,××省卫生健康委向国家卫生健康委报告灾情及救灾卫生应急工作情况,申请调派国家卫生应急力量给予支援。

经请示国家卫生健康委领导同意,国家卫生健康委卫生应急办公室就近××大学附属医院国际应急医疗队迅速集结出发,紧急赶赴灾区驰援。同时,派出卫生应急办公室负责同志带领国家医疗卫生专家组赶赴灾区,协调指导工作。

一方有难,八方支援,××省周边兄弟省份的其他国家卫生应急队伍也积极请战,并按照国家卫生健康委指令做好准备,随时待命。

第三环节 现场医疗急救

【A区现场救治】医疗应急队深入灾区现场

【参演力量】现场指挥官(省卫生健康委副主任)、通讯人员

【灾区布景】建立现场指挥部(信息化指挥车或指挥帐篷)

【场景】

(对话表演)

现场指挥官持卫星电话:"报告××同志(省应急指挥部副主任),现场指挥部成立,请指示。"

画外音:"好,请立即组织开展伤员救治工作。"

现场指挥官持卫星电话:"是。"

现场指挥官持卫星电话:"A市地面交通不畅,请求启动空中医疗救援。"

画外音:"同意启动空中医疗救援,后方立即布置。"

【播音员】已经赶到灾区的省卫生健康委副主任立即在现场成立了救灾卫生应急指挥部,并受命担任现场指挥官。

下面进入现场演练

【A区现场演练】

【屏幕显示】院前急救与转运

【参演人员】现场急救队伍、模拟伤员、转运救护车、航空救援队

【视频播放】播放地震现场伤员(经过特效伤情化妆)分布的布置场景。

【现场场景】来自C市的院前救援队伍顺序入场。

【播音员】灾情就是命令,救援刻不容缓。接到现场指挥部指令后,各级受命前往灾区的院前急救队伍一路疾驰,陆续赶到灾区。

【现场场景】C市医疗队首先到达现场,指挥员迅速跑向现场指挥部报道,领受任务。

C市医疗队指挥员:"报告现场指挥部,院前急救队伍奉命到达,请指示。"

现场指挥部:"请迅速到重灾区×镇评估救援环境是否安全,对现场伤员进行检伤分类和紧急救治。"

C市医疗队指挥员:"是。"

D市医疗队随后赶到现场,指挥员迅速跑向现场指挥部报道,领受任务。

D市医疗队指挥员:"报告现场指挥部,D市医疗应急队奉命到达,请指示。"

现场指挥部:"请迅速到重灾区×镇对现场进行评估和建立医疗分区,配合C市医疗队

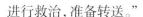

进行救治,准备转送。"

D 市医疗队指挥员:"是。"

【屏幕显示】检伤分类和救治转送演练

【现场场景】

1. 检伤分类挂牌　C 队医务人员按照 START 检伤分类法(行动→呼吸→循环→意识)对伤员进行评估,并佩戴检伤分类卡。

2. 现场医疗分区　随后赶到现场的 D 队医疗队,建立救治分区(在空旷平坦位置铺分区地毯 / 树立红区、黄区、绿区、黑区的标识牌)。

【现场救治场景】

【屏幕显示】现场处置展示

【11 号伤员】58 岁,男性,神志清醒,颈部疼痛,双下肢活动不能,无开放性伤口,呼吸 30 次 / 分,脉搏 125 次 / 分,血压:125/80mmHg。

【操作 + 播音员】急救队员用颈托、脊柱板为一名颈椎损伤的红标危重患者进行固定、搬运,救治过程中通过标准手法固定头颈部、进行轴式翻身等操作,以避免移动对患者造成二次脊髓损伤。

【5 号伤员】40 岁,男性,神志清楚,双侧大腿开放性骨折,呼吸 40 次 / 分,脉搏 110 次 / 分,BP:80/50mmHg,毛细血管充盈时间＞5 秒。

【操作 + 播音员】急救队员使用止血带为患者进行现场紧急止血,同时使用敷料、绷带、夹板为患者进行止血包扎固定,通过现场的止血包扎固定,患者失血控制后转送到红区。

【18 号伤员】70 岁,女性,呼之能应,颌面部肿胀畸形出血,口鼻内大量血性分泌物,呼吸 40 次 / 分,脉搏 135 次 / 分,血压 102/62mmHg。

【操作 + 播音员】我们现在看到的是一名颌面多发损伤、气道梗阻的伤员,不尽快处理气道梗阻,患者会有生命危险。急救队员紧急评估后立即在现场进行紧急环甲膜穿刺,确保患者呼吸顺畅后转往红区进一步处理。

【屏幕显示】红区处置展示

【播音员】在红区,急救队员分别对红标危重患者进行抢救治疗。

【9 号伤员】50 岁,女性,嗜睡,胸腹部外伤,诉胸痛、腹痛,未见开放性伤口,呼吸 27 次 / 分,未扪及桡动脉,颈动脉搏动约 130 次 / 分,四肢肢端湿冷。

【操作 + 播音员】急救队员立即为其建立静脉双通道补液,进行液体复苏,同时采用便携式床旁彩超筛查,发现腹腔游离积液,怀疑腹腔实质性脏器损伤,需要转入医疗机构进行紧急损伤控制性手术。

【15 号伤员】31 岁,男性,意识模糊,双下肢挤压伤,大片瘀青,活动障碍,呼吸 24 次 / 分,脉搏 105 次 / 分,血压 102/62mmHg。

【操作 + 播音员】急救队员对伤员建立静脉通道,体格检查发现双下肢大片瘀青肿胀,立即进行快速床旁血气分析,发现患者存在严重的酸中毒和高钾血症,考虑诊断为挤压综合征、急性肾功能衰竭、高钾血症。立即给予补液,碳酸氢钠、比例糖水等降钾措施,患肢近端加压包扎。挤压综合征是地震伤员常见的致死原因,需要尽快转入医疗机构进行血液净化治疗。

【16 伤员】65 岁,男性,神志清楚,右侧胸痛剧烈,右侧胸廓呼吸动度减弱,呼吸 28 次 / 分,脉搏 130 次 / 分,毛细血管充盈时间正常,颈静脉怒张,气管左偏,右胸叩诊音增强。

【操作 + 播音员】急救队员经过床旁查体和便携式超声检查考虑伤员存在右侧血气胸,

立即进行右侧胸腔闭式引流。经过闭式引流后患者情况稳定,转入黄区待下一步转运。

【屏幕显示】黄区和绿区现场急救处置

【操作＋播音员】其余急救队员分别在黄区、绿区紧张有序地对中度伤和轻伤患者进行现场救治(各自急救操作演练)。

【屏幕显示】转运流程

D市医疗队指挥员向现场指挥部汇报情况。

D市医疗队指挥员:"汇报指挥部,现场发现伤亡人员30名,其中红标伤员10名,黄标伤员3名,绿标伤员10名,现场死亡7名,准备按照伤情分批转运,请指示。"

现场指挥部:"同意转运,请评估转运优先级别,将需要紧急手术的患者立即转送到B市医院进行救治。"

D市医疗队指挥员:"是。"

现场指挥部:已联系国际医疗队航空医疗小队人员乘坐直升机前往你区,请为需要紧急救治且不适合陆路转运的伤员做好空中转运准备。"

D市医疗队指挥员:"是。"

【播音员】经过紧张的检伤分类和现场处置,现场医疗队已初步评估确认重灾区××镇的伤员情况。按照现场救援程序对伤员进行有限的紧急处置,评估伤员的转运级别和转运条件,分层分批按序转运。

【播音员】在绿区陆续聚集大批轻伤员,现场指挥部调用一辆可同时设置1个轮椅位、2个担架位、9个座椅位,并配有医疗器械、供氧及输液固定装置的成批伤员转运车,救治和转运聚集的轻伤员,该型车辆适用于群体伤亡现场,大大提高现场转运效率。

【屏幕显示】直升机转运场景

直升机降落在临时停机坪,现场医疗队将11号伤员送上直升机,并向随机医务人员交接伤员情况。直升机起飞转送伤员至紧急医学救援基地。

【播音员】航空救援是灾难紧急医学救援的重要组成部分,直升机航空医学救援在快速到达灾区,投入人力、物力等医疗资源,以及快速平稳地转运伤员到后方医疗机构方面有显著优势。

【屏幕显示】院前院内信息化传输

【屏幕同步传输】车载影音传输系统将伤员的基本信息、伤情描述、心电图、便携超声检查结果同步传输至后方医疗机构。

【播音员】信息化技术助力突发事件紧急医疗救援,应用5G技术第一时间将伤员心电图等检查信息和救治情况共享到接收医院,院内专家随时随地对伤员进行会诊,提前介入治疗,实现伤员信息院前院内的高效衔接和及时、有效救治。

伤员转运安排表

伤员编号	伤员分区	评估后临床诊断	转运安排
2	黑区	致死性损伤	无
3	黑区	重型颅脑外伤,弥漫性轴索损伤	无
4	黑区	多发伤,心肺复苏术后	无
6	黑区	重型颅脑外伤,颅内广泛出血	无
8	黑区	重型颅脑外伤,颅内广泛出血	无

续表

伤员编号	伤员分区	评估后临床诊断	转运安排
13	黑区	致死性损伤	无
20	黑区	开放性颅脑损伤,弥漫性轴索损伤,颌面部多发骨折	无
5	红区	双股骨开放性骨折,失血性休克	救护车3
9	红区	空腔脏器穿孔	救护车2
11	红区	颈椎骨折	直升机1
15	红区	挤压综合征,急性肾功衰,高钾血症,代谢性酸中毒,MODS(心、肺、肾、肝)	直升机2
16	红区	血胸、气道损伤	救护车4
18	红区	颌面部多发骨折,气道梗阻	救护车5
23	红区	双股骨开放性骨折,失血性休克	救护车6
25	红区	挤压综合征,急性肾功衰,高钾血症,代酸,MODS(心、肺、肾、肝)	直升机3
26	红区	失血性休克,左手毁损伤	救护车7
28	红区	失血性休克,左股骨开放性骨折,骨盆骨折	直升机4
30	红区	脾破裂,失血性休克	直升机5或救护车1
1	黄区	右下肢皮肤裂伤	救护车8
27	黄区	颈部、右肩软组织损伤	救护车9
7	绿区	额部皮肤擦伤	成批伤员转运车
10	绿区	右肱骨青枝骨折	成批伤员转运车
12	绿区	右侧第7肋骨单根单处骨折	成批伤员转运车
14	绿区	骶尾部软组织伤	成批伤员转运车
17	绿区	左手掌骨骨折	成批伤员转运车
19	绿区	右上腹皮肤软组织伤	成批伤员转运车
21	绿区	右肱骨青枝骨折	成批伤员转运车
22	绿区	轻型颅脑外伤	成批伤员转运车
24	绿区	左手掌骨骨折	成批伤员转运车

第四环节 移动医院救治和应急心理援助

【B区现场演练】灾区移动医疗处置中心

【屏幕显示】EMT移动医院紧急救援

【参演力量】中国国际应急医疗队(四川)

【视频播放】中国国际应急医疗队(四川)搭建情况

【播音员】为第一时间救治更多伤病员,国家卫生健康委调派的中国国际应急医疗队在现场迅速搭建起一座由帐篷组成的移动医疗处置中心,简称帐篷医院。

中国国际应急医疗队(四川)依托四川大学华西医院建设,已于2018年5月通过世界卫生组织认证,成为全国第一支Ⅲ类国际应急医疗队(简称EMT)。

【视频播放】帐篷医院生活、工作保障功能模块画面

【播音员】帐篷医院可满足最低28天的医疗服务和自给自足需求,包括洁净水、能源照明、食物、通讯、住宿、卫生设施、交通运输、医疗设备耗材及药品供应、消毒灭菌、医疗和生活废物处理等全方位保障。

【视频播放】EMT救治能力介绍

【播音员】移动医疗处置中心(帐篷医院)根据现场地形和医疗救援实际需求,进行科学合理布局,设立门急诊、病房、药房、化验室、影像检查室和1间独立的手术室、1间麻醉复苏室,能够提供检伤分类、高级生命支持、伤口处理、骨折管理、麻醉、急诊手术治疗、产科急症治疗、儿科急诊治疗、实验室检测、安全输血、基础检查等医疗卫生服务;每天至少可为200名门诊病人、40名住院患者及其家属提供诊疗和生活保障服务,可实施7台大手术和15台小手术。

【现场直播】腹部外伤脾破裂手术

【播音员】现在正在处理的是1名下腹部外伤致脾破裂的伤者,急救人员立即给患者进行液体复苏、完善术前血液检查、腹部彩超,快速进行术前评估核查,送手术室进行急诊手术。

【录制视频播放】下肢毁损伤伴严重挤压综合征,代谢性酸中毒伴高钾血症,手术室开展截肢及术中血液透析画面。

【播音员】这是1名严重的下肢毁损伴严重挤压综合征,合并代谢性酸中毒、高钾血症,在早期止血包扎固定与补液纠酸降钾处理后,仍有内环境紊乱、高血钾,这类患者如果没有进一步的救治措施救治,死亡风险极高。现场正在进行血液透析纠正内环境紊乱的同时,实施损伤控制性手术。

【录制视频播放】心理危机干预展示:分别采取集体晤谈与个人心理干预方式。

【播音员】灾难给当地居民造成巨大生命财产损失的同时,也使身处灾区、经历和目睹无数悲惨情景的灾区群众遭受巨大心理创伤。紧急医学救援除应对各种复杂类型的生理损伤外,尚需要对伤员及灾民进行早期的心理危机评估与干预。心理专业人员通过交流与沟通,鼓励当事人表达自己的情感、合理释放情绪,建立自信和正确的自我评价,促进同伴之间相互交流、关爱,防止过激行为的发生,降低创伤后应激反应综合征(PTSD)的发生率,帮助伤员和灾民早期回归社会。

第五环节　后方医疗机构救治

【C区现场演练】二线医疗机构(尚具备医疗救治能力的灾区医院)

【屏幕显示】C市医疗机构

【参演力量】转运救护车,伤员,C市医疗机构医务人员

【录制视频播放】C市医疗机构收治伤员画面

【播音员】二线医疗机构收治大量本地或从重灾区转运来的伤员,初期对红标伤员进行损伤控制性手术治疗,在医疗资源充足的情况下,对黄标伤员进行确定性治疗。经过处置后的各类伤员进行二次检伤分流,已初步处理后具备转运的红标伤员转运至区域性医疗中心进行集中救治;黄标、绿标伤员分层分级向其他三线医疗机构分流转运。

【C区现场演练】三线医疗机构(区域性医疗中心)

【屏幕显示】×区域性(省级)医疗中心

【参演力量】转运救护车,伤员,×区域性(省级)医疗中心医务人员

【录制视频播放】×区域性(省级)急诊医学科完善接诊危重地震伤员通道(包括消洗区、检伤区、隔离区、抢救区),重症医学科做好救治危重伤员准备的画面。

【播音员】区域性医疗中心负责救治需要进行确定性手术治疗或需要进行器官功能支持的危重伤员,按照紧急医学救援"四集中"的原则。

灾难发生后,×省医疗中心立即进行全院动员、调配医疗资源储备、开辟地震伤员和普通病患"双轨制"就医通道;召集医务人员,重新分配人力资源;暂停择期手术,对在院病人进行反向检伤分流,腾空床位,优化医疗救治资源。

第六环节　灾后卫生防疫

【屏幕显示】灾后卫生防疫

【录制视频播放】××省突发急性传染病防控队建设情况

【播音员】伤员救治和心理危机干预工作已经迅速展开,灾后传染病疫情防控也刻不容缓。卫生防疫队伍已经进驻灾区全面开展工作。

【录制视频播放】队伍车辆画面,重点是微生物检测车、理化检测车、现场处置车、防疫消杀车、后勤保障车(应急发电车、炊事车、物资车、宿营车)展开,功能演示画面。

【播音员】××省突发急性传染病防控队分为指挥会商、采样检测、现场处置、后勤保障等功能模块。由应急指挥车、通讯会商车、样品采集运输车、微生物检测车、理化检测车、现场处置车、防疫消杀车、应急发电车、炊事车、物资车、宿营车等13辆特种作业车组成。配备现场采样箱组、快速检测设备、个体防护装备、办公通信设备等。后勤营地、供电照明等设备一应俱全,可满足现场卫生应急处置需要。

【E区现场演练】居民安置点场景卫生防疫

【参演力量】××省疾控中心,A市疾控中心2人

【现场展示动作】各环节卫生防疫、监督人员同时进入场地准备

2名队员乘沙漠摩托前往车辆不能到达的地区探查。

1名队员背负单兵系统绕演练背景墙区域侦查。

1名队员操控侦查无人机探查整个演练现场。

【播音员】这次地震灾害受灾区域广,灾区居民安置点生活环境和卫生条件差,饮用水供应中断,传染病防控形势异常严峻,卫生防疫人员抵达灾区后,立即开展现场风险评估、症状监测、饮用水监测消毒、病媒生物监测防制、外环境消杀、防病知识宣传、爱国卫生运动等工作。

卫生防疫人员或驾驶沙漠摩托,使用单兵系统,探查车辆不能进入的区域,使用无人机探测危险区域,迅速将事件现场情况回传,报告现场指挥部,为现场指挥部实时了解灾区情况,及时分析识别公共卫生风险,制订完善卫生防疫策略提供依据。

【现场展示】(居民安置点布景)居民安置点陆续出现不明原因腹泻患者,卫生防疫人员携带流行病学调查箱行进至居民安置点,对传染病疑似患者进行流行病学调查。

【参演力量】××省疾控2人、模拟患者3名

【播音员】在某居民安置点,卫生防疫人员进行主动监测时,发现4名腹泻患者,立即对病人进行隔离治疗,并开展流行病学调查,判定密切接触者、划定疫点,分析污染涉及范围,

对密切接触者进行隔离观察。

第七环节 次生危化品泄漏事故卫生应急处置

【屏幕显示】次生危化品泄漏事故卫生应急处置

【录制视频播放】(化工厂布景)

　画面 1：黄绿色液氯泄漏和喷溅出黄绿色气体升腾画面，化工园区内事故现场相关画面。

　画面 2：国家中毒应急处置队行进画面。

【播音员】逐渐平静下来的灾区潜藏着更大的风险，新的情况急需处置。据灾民报告，A 市某化工厂化学品储存罐因地震致倾倒，不明黄色烟雾自罐体溢出，并朝下风向扩散。

　A 市无专业的危化品事故卫生应急处置队伍，现场指挥部立即报告 × 省卫生应急指挥部。指挥部立即派遣 × 省疾控中心管理的国家突发中毒事件处置队伍到现场进行勘察处理。

【F 区现场演练】

【现场展示一】

　画面 1：队伍车辆顺序驶入中毒演练区。演练人员各自就位，在相应工作区域内进行准备工作。

　画面 2：队长向现场指挥部报告

　队长："报告现场总指挥，省中毒处置队奉命到达，请指示。"

　现场总指挥："立即开展中毒现场处置。"

　队长："是。"

【播音员】突发中毒事件处置队是高度专业化的队伍，在危化品事故现场承担样品采集、毒物快速检测、人群健康危害评估、伤员去污洗消和现场紧急救治等任务。

【现场展示二】(化工厂布景)

　画面 1：队员设备调试。

　画面 2：队员操控无人机起飞，进入热区侦测毒物，同步接收侦查数据。

　画面 3：现场侦查画面。远拍飞行器飞行，拍摄屏幕显示检测数据。

【播音员】两名队员穿戴 C 级防护装备，携带智能应急监测飞行器，在安全区域，遥控无人机开展现场毒物应急监测，该设备由无人机、直读式毒物测定仪器和传输控制模块构成，能直接将实时测定结果显示在操控端屏幕上，通过遥控方式深入事故现场，减少人员进入热区造成伤害的风险。

　无人机这次搭载摄像头和包含氯气在内的多种气体检测模块，图像和检测结果通过无线网络实时显示，为防护措施采取、风险评估、隔离疏散和患者救治等应急措施提供数据支持。

　回传图像和数据显示泄漏现场上空主要有害成分为氯气，从回传图像看到事故现场还有部分人员昏倒在地。泄漏核心区上空 10m 现场检测，氯气、挥发性有机物、一氧化碳严重超标。

【现场展示三】(化工厂布景)

【参演力量】×× 省疾控中心中毒处置队 2 人(同评估环节人员)

　画面 1：工作人员进入热区，特写穿戴 A 级防护服。

〈动作：两名队员身着 A 级防护，手持采样工具，从冷区出发，经温区工作通道进入热区指定区域〉

画面2：采样人员使用采集设备采集空气。

【**现场展示四**】（化工厂布景）

〈动作：架设采样装备，开始进行空气采样〉

画面3：采样工作结束，整理装备，离开工作区域。

〈动作：采样结束后，整理采样设备，经温区工作通道，离开工作区域，进入个人洗消点〉

画面4：工作人员洗消。

〈动作：洗消点工作人员身着 C 级防护服，佩戴过滤式空气呼吸器，为采样人员洗消〉

【**参演力量**】×× 省疾控中心中毒事件处置队 2 人

【**播音员**】两名采用 A 级个体防护的队员进入事故核心区开展现场样本采集工作。A 级个体防护由气密性防护服、携气式空气呼吸器和气体报警器构成，是危化品事故处置最高等级个体防护。队员使用空气采样泵，用吸收液法采集现场空气样本供实验室分析。

在洗消区，两名队员穿戴 C 级个体防护装备，协助从事故核心区撤出的两名采样人员对防护服、采样工具等所有进入现场物品进行洗消并脱除防护装备。

【**现场展示五**】（指挥帐篷内）

画面1：特写两台电脑屏幕上分别显示"毒物数据库"和"突发中毒事件卫生应急信息平台"结果。

〈动作：队员使用电脑查阅"毒物数据库"和"突发中毒事件卫生应急信息平台"〉

画面2：中毒事件区域指挥帐篷中5人风险评估组进行研讨。

〈动作：组员间进行讨论〉

【**参演力量**】×× 省疾控中心中毒事件处置队 2 人（队员服装）

【**播音员**】根据现场毒物检测结果和伤情报告，风险评估组结合气象部门报告的风力、风向等综合数据，突发中毒事件处置队对该事件进行了风险等级评估并提出处置建议。

【**现场展示六**】

评估员1：测定现场主要毒物为氯气，查询毒物数据库，现场氯气浓度已超过立即致死浓度，短时间内吸入可引起以呼吸系统损害为主的全身性疾病，液氯还会引起皮肤黏膜化学性烧灼伤。

评估员2：本次事故现场溢出的液氯浓度高、泄漏量大，并且已有 10 名工人伤亡，现场毒物危害健康风险等级高。

评估员3：建议重症患者立即送往中毒处置定点医院进行救治。

【**播音员**】突发中毒事件处置队队长将现场快速风险评估结果向现场指挥部进行报告。

画面3：队长汇报。

队长："报告指挥部！经评估，我队建议：①泄漏物为气态毒物在空气中飘散，迅速组织和引导村民和厂区工人转移至上风向 3km 外空旷处；②此化工厂存有大量强酸和强碱性物质，事故工人身体受到有毒有害液体污染，需立即开展检伤分类，并对伤员进行皮肤黏膜洗消，清除毒物后尽快转诊；③持续监测现场毒物危害环境直至全部人员撤离。报告完毕！"

【指挥部】指挥部收到,请中毒处置队立即严格按规程对身体受到污染的人员进行洗消处理。

【屏幕显示】现场洗消

【现场展示七】(中毒处置现场检伤分类区)

画面1:自助洗消帐篷。

〈动作:在消防员指导下,绿标轻伤员(模拟患者,有咳嗽、皮肤灼伤等)进入自主洗消帐篷洗消。〉

画面2:重伤员洗消。

〈动作1:4名消防员用担架将检伤后的重伤员(人体模型)抬入伤员洗消帐篷进行毒物清除。包括保存贵重物品、脱除污染衣物、毒物表面吸附。〉

〈动作2:6个部位皮肤洗消。〉

〈动作3:清洁区洗消检查,保温,移至清洁担架,盖上棉毯保温,送出洗消帐篷。〉

【参演力量】中毒事件处置队3人

【播音员】

(画面1)经过快速检伤分类,绿标轻伤员在消防员指导下进入自助洗消帐篷进行洗消。

(画面2)重伤员须由医护人员进行洗消,首先在去污区,保存伤员贵重物品、脱除污染衣物、用吸附敷料去除面部、肢体黏附的污染物。重病人洗消要严格按规程进行。洗消帐篷分为3个相互隔离的区域,分别为污物去除区、清洗区和洁净穿衣区,以及人、物双通道,以确保污染不会带到事故现场外,消洗污水由专用容器收集。

〈动作:医护人员将伤员移交到清洁区,通过救护车转运至医院进一步救治。〉

第八环节　卫生应急力量撤离

【屏幕显示】外界卫生应急力量撤离

【录播视频播放】重灾区临时医疗机构重建完成,移动医院收治伤员分流转诊完毕。

【屏幕显示】本次紧急医学救援相关数据展示:应急响应阶段,在×省A市、B市、C市灾区,现场医疗救援队收治伤员×××名;国家卫生应急队伍建立的一个移动医院累计诊治××××名伤病员,收住院××人,开展各种手术××台,心理专业人员累计开展心理咨询和辅导××余人次,进行心理危机干预22人次。突发急性传染病防控队采集检测水样、土样等各种样本×××份,开展环境消杀××万余平方米,发放防病宣传资料×万余份;突发中毒事件处置队采集中毒危险区空气、水样标本××份,消洗受污染伤员××例,群众××例。

【播音员】面对突如其来的巨大灾难,在各级党委、政府的坚强领导下,全省卫生应急力量的通力合作下,各项救灾工作有序、有力、有效开展。

×省A市、B市、C市的医疗卫生机构服务能力和工作秩序快速恢复,移动医院收治伤员及时转送当地医院继续治疗。A市液氯泄漏事故现场卫生应急处置工作结束。经××省卫生健康委请示国家卫生健康委同意,救灾卫生应急现场指挥部安排各支卫生应急队伍与当地做好工作交接后有序撤离。

抗震救灾卫生应急领导小组组长:汇报上级领导,本次地震灾难卫生应急演练完毕。

上级观摩领导:本次救灾卫生应急工作,快速反应、有效应对、指挥协调、综合保障,充分体现了近年来卫生应急体系和能力建设成效,卫生应急人将继续弘扬"敬佑生命、救死扶伤、甘于奉献、大爱无疆"的崇高精神,保护人民群众生命健康安全!

注:《××年模拟地震卫生应急联合演练执行脚本》详见附录7。

（唐时元　曹　钰）

第八节　群体性食物中毒

一、群体性食物中毒医疗卫生应急预案
（模拟预案）

1　总则

1.1　编制目的

为有效控制、及时预防和减少食源性突发群体公共卫生事件对群众身体健康和生命安全造成的损害,指导和规范食物中毒事件现场应急处置能力,最大限度降低群众生命安全风险,提高后期的抢救成功率,维护社会的稳定和经济生产的安全特制定本预案。

1.2　编制依据

《中华人民共和国突发事件应对法》《中华人民共和国食品安全法》《中华人民共和国突发公共卫生事件应急条例》《中华人民共和国食品安全法实施条例》《中华人民共和国突发公共卫生事件应急预案》《食物中毒事故处理办法》《食物中毒诊断标准及技术处理总则》《国家突发公共事件医疗卫生救援应急预案》等法律、法规和预案。

1.3　适用范围

各类群体食物中毒事件的卫生应急工作。致病微生物引起的传染性疾病按《省突发公共卫生事件应急预案》处置。

1.4　工作原则

以人为本,有效处置;统一领导,分级处置,分工协作;信息共享,快速响应;加强管理,强化保障。

1.5　事件分级

事件分为四级:

特别重大食物中毒事件(Ⅰ级):对影响特别重大的食物中毒事件由国务院卫生行政部门报国务院批准后可确定。

重大食物中毒事件(Ⅱ级):一次食物中毒人数超过100人并出现死亡病例;或出现10例以上死亡病例;或食物中毒发生在地区性或全国性重要活动期间,一次中毒人数5人及以上或死亡1人及以上。

较大食物中毒事件(Ⅲ级):一次食物中毒人数超过100人;或出现死亡病例;或食物中毒发生在学校、幼儿园、建筑工地等集体单位,一次中毒人数5人及以上。

一般食物中毒事件(Ⅳ级):一次食物中毒人数30~99人,未出现死亡病例。

当出现特别重要的食物中毒事件,应由省卫生健康委向国家卫生健康委做特殊汇报。

1.6　常见食物中毒识别

食物中毒常见包括:①细菌污染的食物引起的感染和中毒;②有毒物质(有机磷、砷剂、

升汞)污染的食物引起的中毒;③食用了被自然毒素(如毒蕈、毒鱼)等污染的食物而引起的食源性中毒。发生食物中毒后,患者会出现呕吐、腹泻、头痛、阵发性腹泻、发热和疲劳等症状。病情严重,感染痢疾时,大便里会带有脓血。症状的严重程度取决于误食病菌的种类、数量、中毒个体的年龄、基础疾病和免疫能力。这些症状可能在进食不洁的食品后半小时,或几天后发生。一般持续一到两天,但也有少数延续到一个星期和 10 天左右。

1.7 食物中毒分类

(1)细菌性食物中毒:指的是人们在进食的过程中摄入大量细菌或者细菌毒素所引起的急性食源性中毒性疾病。

(2)动物性食物中毒:摄入天然含有有毒成分的动物或动物的某一部分引起的中毒反应,或摄入在一定条件下,产生了大量的有毒成分的可食的动物性食品(如鲐鱼等)所引起的急性中毒性疾病。

(3)植物性食物中毒:指摄入植物性中毒食品所引起的急性中毒性疾病。植物性中毒食品包括:①将天然含有有毒成分的植物或其加工制品当做食品(如桐油、大麻油等);②在加工过程中未能破坏或除去有毒成分的植物当作食品(如木薯、苦杏仁等);③在一定条件下,产生了大量的有毒成分的可食的植物性食品(如发芽马铃薯等)。

(4)化学性食物中毒:指健康人经口摄入了正常数量、在感官无异常,但含有较大量化学性有害物的食物后,引起的身体出现急性中毒的现象。化学性中毒食品包括:①被有毒有害的化学物质污染的食品;②指误为食品、食品添加剂、营养强化剂的有毒有害的化学物质;③添加非食品级的、或伪造的、或禁止使用的食品添加剂、营养强化剂的食品,以及超量使用食品添加剂的食品;④营养素发生化学变化的食品(如油脂酸败)。

(5)真菌毒素中毒。指摄入有真菌毒素或者代谢产物的物质后,也会引起中毒反应。

2　应急指挥体系及职责

凡食物中毒突发事件发患者数达 30 例及以上时,应按照突发公共卫生事件进行处理,因此,群体食物中毒事件的应急指挥体系归属于省突发公共卫生事件医疗应急体系。

省、市州、县市区卫生行政部门设立突发公共事件医疗卫生救援指挥机构,负责本地区的突发公共事件医疗卫生救援工作。

2.1 应急组织机构

省卫建委成立省突发公共事件医疗卫生救援领导小组(以下简称省医疗卫生救援领导小组),由省卫生健康委主任担任组长,省卫建委分管副主任担任副组长,有关处室负责人为成员。

省医疗卫生救援领导小组办公室设在省卫生健康委,与省卫生健康委应急管理办公室合署办公。

2.2 应急组织机构与职责

2.2.1 省医疗卫生救援领导小组

负责组织、协调全省突发群体性食物中毒事件的卫生应急工作,负责统一指挥、协调重大及重大以下级别的突发食物中毒事件的卫生应急处置工作,负责指导市州、县市区开展突发食物中毒事件的卫生救援工作,特别重大的突发群体食物中毒事件,应上报国家卫生健康委,听从指导。

2.2.2 省医疗卫生救援领导小组办公室

负责突发群体性食物中毒事件医疗卫生救援日常工作。制定预案,开通对外电话,实

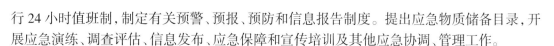

行24小时值班制,制定有关预警、预报、预防和信息报告制度。提出应急物质储备目录,开展应急演练、调查评估、信息发布、应急保障和宣传培训及其他应急协调、管理工作。

2.3 现场医疗卫生救援指挥部

全省各级卫生行政部门要根据实际工作需要在突发群体食物中毒事件现场设立现场医疗卫生救援指挥部,由现场最高级别卫生行政部门负责人任指挥长,统一指挥、协调现场医疗卫生救援工作。

2.4 专家组

省、市州、县市区卫生行政部门要建立医疗卫生救援专家组,参与对突发食物中毒事件应急准备提出咨询建议,参与制订、修订突发食物中毒事件相关预案和技术方案。对确定突发食物中毒事件和事件分级而采取的相应重要措施提出建议,对突发中毒事件应急处理进行技术指导,对事件应急响应的终止、后期评估提出咨询意见。

医疗卫生救援专家组包括现场处置组、医疗救治组、紧急转运组、流行病学调查组。

2.5 医疗卫生救援机构

各级医疗卫生机构是参与处置突发群体食物中毒医疗卫生应急工作的专业技术机构,应结合各自职责做好应对突发群体食物中毒事件的各项准备工作,加强专业技术人员的医疗应急能力培训,提高快速应对能力和专业技术水平。发生突发食物中毒事件后,各级医疗卫生机构根据食物中毒事件的响应级别,在本级人民政府及卫生行政部门领导下,开展卫生应急处理工作,必要情况由省卫生健康委或者国家卫生健康委协调或予以技术指导。

3 信息报告

3.1 报告程序

医疗急救中心(站)和其他医疗机构接到突发群体性食物中毒事件的报告后,在迅速开展应急医疗卫生救援工作的同时,立即将中毒人数、救治等情况报告当地卫生行政部门,由当地卫生行政部门根据事件响应的级别再完成逐级上报工作。

承担医疗卫生救援任务的医疗机构要每日向上级卫生行政部门报告中毒患者情况、医疗救治进展等,重要情况要随时报告。有关卫生行政部门要及时向本级人民政府和突发公共事件应急指挥机构报告有关情况。

3.2 报告内容

报告群体食物中毒事件信息应当快捷、准确,包括以下内容:

1)中毒发生的时间、地点;

2)中毒人数、发病症状、危重程度等情况;

3)中毒的简要经过及目前处置情况;

4)其他需上报的有关事项。

3.3 报告登记

接到食物中毒或者疑似食物中毒事故的报告,应当及时填写《食物中毒报告登记表》,并报告疾病预防控制中心登记。疾病预防控制中心接报后,根据《食物中毒事故处理办法》要求,及时填写《食物中毒事故处理报告登记表》,记录群体性食物中毒事故有关内容。记录内容如下:①发生单位及地址;②发病时间、中毒人数、死亡人数;③可疑中毒食品及进食时间、进食人数。④患者中毒后表现、就诊或所处地点、救治措施及患者情况。

突发中毒事件的责任报告单位、责任报告人、报告时限和程序、网络直报均按照《省级突发公共卫生事件应急预案》执行。

3.4 报告分类

突发食物中毒事件报告分为首次报告、进程报告和结案报告,应当根据事件的严重程度、事态发展和控制情况及时报告事件进程。

首次报告内容包括突发食物中毒事件的初步信息,应当说明信息来源、发病时间、发病地点、可能的中毒人数、可能的危害源、中毒症状、危重程度的初步评估等,也要报告准备采取的控制措施等内容。

进程报告内容包括事件危害进展、新的证据、采取的措施、控制效果、对事件危害的预测、计划采取的措施和需要帮助的建议等。进程报告在事件发生的初期每天报告,对事件的重大进展、采取的重要措施等重要内容应当随时口头及书面报告。重大及特别重大的突发群体性食物中毒事件至少每日进行进程报告。

结案报告内容包括事件发生原因、毒物种类和数量、波及范围、接触人群、接触方式、中毒人员情况、现场处理措施及效果、医院内处理情况等,还要对事件原因和应急响应进行总结,提出建议。结案报告应当在应急响应终止后7日内呈交。

3.5 风险评估

群体性食物中毒的风险评估工作贯穿整个医疗应急响应的始终,发生突发群体性食物中毒事件后,根据波及范围、中毒症状等及时开展动态评估提出救治建议。一旦疑似或者明确毒物为传染性毒物或者放射性毒物应立即采取防护措施并上报,即刻启动《省突发公共卫生应急预案》或《核及辐射事件卫生应急预案》。

县级及以上人民政府卫生行政部门还应当组织专家开展毒物及突发群体性食物中毒事件对公众健康危害的风险评估,为政府相关部门开展中毒预警和制定防控对策提供参考。

4　应急响应

4.1 事件分级

特别重大食物中毒事件(Ⅰ级):对影响特别重大的食物中毒事件由国务院卫生行政部门报国务院批准后可确定。

重大食物中毒事件(Ⅱ级):一次食物中毒人数超过100人并出现死亡病例;或出现10例以上死亡病例;或食物中毒发生在地区性或全国性重要活动期间,一次中毒人数5人及以上或死亡1人及以上。

较大食物中毒事件(Ⅲ级):一次食物中毒人数超过100人;或出现死亡病例;或食物中毒发生在学校、幼儿园、建筑工地等集体单位,一次中毒人数5人及以上。

一般食物中毒事件(Ⅳ级):一次食物中毒人数30~99人,未出现死亡病例。

4.2 分级响应

Ⅰ级响应:达到特别重大突发中毒事件后,省级卫生行政部门立即上报国家卫生行政部门,在本级政府领导和国务院卫生行政部门指导下,立即组织协调市(地)、县(市)级卫生行政部门开展卫生应急处理工作。

Ⅱ级响应:达到重大突发中毒事件后,省级人民政府卫生行政部门立即启动Ⅱ级应急响应,迅速开展卫生应急工作,并将应急工作情况及时报本级人民政府和国务院卫生行政部门。国务院卫生行政部门应当加强技术支持和协调工作,根据需要组织国家卫生应急救治队伍和有关专家迅速赶赴现场,协助开展卫生应急处理工作。

Ⅲ级响应:达到较大突发中毒事件后,市(地)级人民政府卫生行政部门立即启动Ⅲ级应急响应,迅速开展卫生应急工作,并将应急工作情况及时报本级人民政府和上一级卫生行政部门。省级卫生行政部门应当及时组织专家对卫生应急处理工作提供技术指导和支持。国务院卫生行政部门根据工作需要及时提供技术支持和指导。

Ⅳ级响应:达到一般突发中毒事件后,县(市)级人民政府卫生行政部门立即启动Ⅳ级应急响应,迅速开展卫生应急工作,并将应急工作情况及时报本级人民政府和上一级卫生行政部门。市(地)级卫生行政部门应当及时组织专家对卫生应急处理工作进行技术指导。省级卫生行政部门应当根据工作需要提供技术支持。

4.3 应急处置

4.3.1 现场医疗卫生救援和指挥

医疗卫生救援应急队伍在接到指令后要及时赶赴现场,并根据现场情况全力开展医疗卫生救援工作。在实施医疗卫生救援过程中,要对可能存在的传染性疾病有警觉性,既要积极开展救治,又要注重必要的自我防护,确保自身安全。

必要时卫生行政部门可在事发现场设置现场医疗卫生救援指挥部以及时准确掌握现场情况,更高效地做好现场医疗卫生救援指挥工作,相关主要或分管负责人要亲临现场,靠前指挥,减少中间环节,提高决策效率,加快救治进程。现场医疗卫生救援指挥部要接受突发公共事件处置指挥机构的领导,加强与现场各救援部门的沟通与协调。

4.3.2 现场处置

到达现场的医疗卫生救援应急队伍,要本着"先救命后治伤、先救重后救轻"的原则开展工作,按照国际统一的标准和方法迅速对伤病员进行检伤分类,分别用蓝、黄、红、黑四种颜色,对轻、重、危重伤病员和死亡人员作出标志(分类标记用塑料材料制成腕带),扣系在伤病员或死亡人员的手腕或脚踝部位,以便后续救治辨认或采取相应的分级、分区处理措施。

4.3.3 患者转运

转运患者需按流程进行,转运过程中,医护人员必须密切观察中毒患者病情变化,确保治疗持续进行,并随时采取相应急救措施。负责转运的医护人员与接收患者的医疗机构要做好患者交接,并及时向卫生行政部门报告转运及交接情况。轻症患者可指导其自行前往就近医疗机构进行治疗,或者协助事发单位工作人员/志愿者帮助轻症中毒患者完成自行转运工作。

4.3.4 患者救治

卫生行政部门要指定医疗机构接收救治患者,做到统一调度,合理分流,任何医疗机构不得以任何理由拒诊、拒收中毒患者。

接收患者的医疗机构,做好患者的接收、救治和医学观察工作,并及时向卫生行政部门报告相关信息。可参照《国家食物中毒诊断标准及技术处理总则》对食物中毒患者进行分类、诊断和治疗,对于疑难性食物中毒患者的救治,卫生行政部门可根据需要,统一组织制定规范的诊疗方案;预防疾病控制机构要及时通报对传染源的检测确诊信息以便医疗机构及时给予对因治疗。省级医疗卫生救援专家组负责对市州县各医疗机构进行临床技术指导。

4.3.5 医疗卫生救援人员的防护

食物中毒一般无人与人之间的直接传染,因此救援人员一般无需采取特殊防护措施,但一旦高度疑似或者明确有传染性疾病存在应立即根据毒物种类及危害水平选择适宜的个体防护装备,在没有适当个体防护的情况下不得进入现场工作。

4.3.6 疾病预防控制和卫生监督

接到食物中毒的报告后,地方疾病预防控制中心应立即着手组成调查处理小组,携带调查物品赶赴现场,尽快完成现场标本的采集和检测工作,以明确感染源;指导事发地保护现场、封存中毒食品或疑似中毒食品;指导根据不同的中毒食品,对中毒场所采取相应的消毒处理;指导对中毒食品进行无害化处理或销毁工作。省疾病预防控制中心应该予以此项工作的技术指导和监督。

卫生行政部门要根据情况组织疾病预防控制和卫生监督等有关专业机构和人员,开展卫生学调查和评价、卫生执法监督,防止中毒事件的再次发生。

组织现场调查的基本任务和要求:

1)尽快查明食物中毒事故发生经过。

2)确定食物中毒病例。

3)查明导致中毒的食品。

4)确定食物中毒致病因素(病原)。

5)查明造成食物中毒的原因(致病因素来源及其污染、残存或增殖原因)。

6)收集对违法者实施处罚的证据。

7)提出预防类似事故再次发生的措施和建议。

8)积累食物中毒资料,为改善食品卫生管理提供证据。

4.4 信息发布

各级食物中毒应急指挥机构按照《省突发公共事件新闻发布应急预案》有关规定,做好信息发布工作。各级卫生行政部门在处理群体食物中毒突发事件过程中,及时向食品安全生产、监督管理等相关部门通报卫生应急处理情况。

信息发布内容主要包括:食物中毒的监测和预警,中毒和死亡人员、救治情况等。

信息发布形式主要包括:权威发布、提供新闻稿、组织报道、接受记者采访、举行新闻发布会等。

4.5 应急响应终止

(1)患者全部得到救治,病情稳定24小时以上,且同时期无同类新发病例出现;食源性污染导致的病例在末例患者经过最长潜伏期后无同类新发病例出现。

(2)现场、受污染食品得到有效控制,食品与环境污染得到有效卫生处理并符合相关标准,次生、衍生事故隐患消除。

(3)经本级人民政府或同级突发公共事件应急指挥机构批准,或经同级卫生行政部门批准,医疗卫生救援领导小组可宣布医疗卫生救援应急响应终止,并将医疗卫生救援应急响应终止的信息报告上级卫生行政部门。

5 应急保障措施

各级卫生行政部门应遵循"平战结合、常备不懈、分类管理、分级负责、统一协调、高效运转"的原则,加强现场处置和院内对因、对症治疗的专业培训,保证救援工作的顺利开展。

5.1 信息系统

突发群体食物中毒的信息系共用全省突发公共卫生事件信息系统,因此全省应建立统一的突发公共卫生事件监测、报告、决策指挥系统信息和技术平台,承担突发公共事件医疗救援常规监测及信息收集、处理、分析、发布与传递等。在充分利用现有资源的基础上建设医疗救治信息网络，信息系统应覆盖省、市州、县市区、乡镇、街道，实现医疗机构与卫生行政部门之间、卫生行政部门与相关部门之间的信息互通共享。

5.2 急救机构

有条件的市可根据服务人口和医疗救治工作需求，建设一个相应规模的医疗急救中心，并完善急救网络。各市州、县市区可依托当地综合力量较强的医疗机构建立相应规模的急救机构。

5.3 应急医疗救援队伍建设、培训与演练

食物中毒的医疗救援主要力量为各医疗机构的急诊、消化、感染、ICU 等相关科室的临床医生，故针对食物中毒的应急医疗卫生救援队伍建设实际上就是要加强相关临床科室医生的专业救治技术能力，并针对食物中毒的分类定期开展相关培训，组织开展院前、院内救治联合演练，以提高各级医疗救援队伍的综合应急救治能力。

5.4 物资储备

各医疗机构需要储备针对治疗特殊感染源的特殊或限制性治疗药物，包括特效解毒药、限购药、临购药以及稀缺药品，保证有充足可调度的相关急救设备及运作正常，并指定相关部门对其进行管理。在救援过程中，如遇药品或者设备不足的情况下，各上级医疗行政部门应该积极予以协调。

5.5 交通运输保障

各级医疗卫生救援应急队伍要根据实际工作需要配备救护车辆、交通工具和通讯设备，并保持完好状况。

交通部门在紧急情况下，对现场及相关通道实行交通管制，开设应急救援"绿色通道"，保证医疗卫生救援工作的顺利开展。

5.6 其他部门保障

（1）公安机关负责维护突发事件现场治安秩序，依法、及时、妥善处置与医疗卫生救援有关的突发事件，查处打击违法犯罪活动，保证现场医疗卫生救援工作的顺利进行。

（2）科研部门针对难治性食物中毒组织科研力量开展救治技术科研攻关，统一协调、解决检测技术及药物研发和应用中的科技问题。

（3）海关负责突发公共事件医疗卫生救援急需进口特殊药品、试剂、器材的优先通关验放工作。

（4）食品药品监管部门负责突发群体性食物中毒事件的医疗卫生救援药品、医疗器械和设备的监督管理，参与组织特殊药品的研发和生产，并组织对特殊药品进口的审批。

6 监督管理

6.1 食物中毒的预防宣传

由省卫生健康委组织省疾控，联合省食品安全办等机构对食品相关从业人员进行预防食物中毒知识专项培训。食品从业人员必须养成良好的个人卫生习惯，坚持穿戴清洁的工作衣、帽上岗工作。预防食物中毒应重点关注食物原料变质、食物存放时间过长、生熟不分造成食物污染、生吃凉拌菜、生吃水产品五个方面问题。

6.2 责任追究

对不认真履行职责，玩忽职守，造成严重损失的单位和个人，要依法给予责任人员从重处罚；触犯法律的，依法追究法律责任。

7 附则

7.1 名词术语

食物中毒：指摄入了含有生物性、化学性有毒有害物质的食品或者把有毒有害物质当作食品摄入后出现的非传染性（不属于传染病）的急性、亚急性疾病。

7.2 预案管理与更新

根据突发群体食物中毒事件的形势变化和预案实施中发现的问题，省卫生健康委员会对本预案更新、修订和补充。

7.3 预案制定与实施

本预案由省卫生健康委员会制定并发布。预案实施时间本预案自印发之日起实施。

（颜时姣　吕传柱）

二、××医院群体性食物中毒卫生应急演练方案
（××版）

（一）演练时间

××××年×月×日 8：30

（二）演练现场

中毒现场和急诊科

（三）演习内容精要

本次演练模拟发生在××学校的一起群体食物中毒事故，事故导致10人中毒昏迷，50人严重呕吐、腹泻，60人轻度中毒。省内启动《省突发群体食物中毒卫生应急预案》《省突发公共卫生事件医疗卫生救援预案》Ⅱ级响应，××院作为医疗响应中的参与成员，需要完成从事故的呼救到启动应急预案，从指挥调度到现场患者分类、抢救、转运、途中监护等紧急处置到院内急救的严密组织及相互配合的演练，以充分检验××院在群体性食物中毒事件中从院前到院内的应急响应和急救水平。

（四）演练部门分配

1. 领导指挥机构　院办。
2. 考评机构　医务科、护理部、质控科、门诊办。
3. 参加科室　院前120、消化内科、肾内科、ICU、心内科、呼吸科、感染科、肝病内科、中医科、儿科、院感科、预防保健科等。
4. 保障部门　党办、公宣部、药剂科、后勤科、工会、保卫科。

（五）演练前准备

1. 演练前1~2天由主管部门向有关部门通报，以免引起不必要的恐慌。
2. 演练前物资准备　各部门根据演练内容各自准备所需物品（此项列为考核标准）。
3. 各组负责人强调演练纪律，所有参加演练人员在演练中应注意安全，避免发生各类事故。
4. 资料组拍摄图片、进行摄像，做好资料搜集和整理（由党办负责）。

（六）道具

四个"应急演练"警示牌，一个关于"××医院大型中毒事件应急预案演练"横幅（其他道具可以根据实际演练具体情况来列表）。

（七）演练目的

根据《省突发群体食物中毒卫生应急预案》《省突发公共卫生事件医疗卫生救援预案》的要求，通过演练，检验本单位《院内突发公共卫生事件应急预案》《群体性食物中毒突发事件院内救治应急预案》的符合性、有效性，检验 ×× 院在参与省内重大突发事件医疗救援的应急快速反应能力，现场协调作战能力，紧急医疗救援能力和快速处置能力，进一步提高 ×× 院应对突发公共事件应急救援水平。

（八）场景

演练一共分两个现场：第一现场中毒事故学校；第二现场急诊科。

第一场　信息接报、报送及应急响应

【视频播放】××××年×月×日 13：00　×× 市 ×× 学校发生一起食物中毒事故，满地都是呕吐物，各种呻吟、恐慌、恶臭味。现场一片慌乱，学校立即启动相关应急预案，开始互助展开救治，并向 120 急救中心求助。

【信息接收和上报演练】

【考核重点】

1. 接线员接电话是否及时、信息传递是否准确？
2. 逐级汇报流程是否正确？
3. 紧急状态下医务部调配的应急预案与处理流程落实是否符合要求？
4. 救护车反应时间是否达标？

【参考对话】

120 急救中心：您好，这里是 120 急救中心，请讲。

某学校医务室：您好，我是 ×× 学校医务室，我在 ×××× 路 ×××× 号，我校有一批学生可能食物中毒了，一共 120 名学生，半个多小时前吃了午饭后都出现"恶心、呕吐、腹痛、腹泻"等症状，其中 10 名学生比较危重，已经出现嘴唇发紫。全身发抖，神志不清的症状。请快派急救医生和救护车来。

120 急救中心：好的，请维持好现场秩序，保留可疑中毒食品和患者吐泻物以便下一步鉴定工作，我们立即调派急救人员前往，请你们在校门口接应，请保持电话通畅。

某学校医务室：好的。

【说明】120 急救中心立即通知离学校最近的 ×× 医院的急诊科，立即调派 2 辆救护车和急救人员前往现场进行勘测和急救，同时立即完成向市卫生健康委的首报工作。

市卫生健康委：您好，这里是 ×× 市卫建委应急办，请讲。

120 急救中心：您好，刚接到 ×××× 路 ×××× 号 ×× 学校医务室电话，该校约有 120 名学生可能发生食物中毒，症状均以"恶心、呕吐、腹痛、腹泻"为主，其中 10 名学生比较危重，已经出现嘴唇发紫，全身发抖，神志不清的症状。我中心现已调派 ×× 医院 2 辆救护车和急救人员前往现场，请指示。

市卫生健康委：好的，收到。我已做好相关记录。请现场急救人员立即开展抢救工作，并做好现场勘测，请你们做好续报工作，我们会酌情上报省卫生健康委应急办，立即调派市疾控人员前往现场。

120 急救中心：好的，收到。

【说明】×× 医院救护车到达现场后立即开展信息收集和现场救治工作，明确该事件为食物中毒,中毒人数大于100人,10名危重症患者,立即再次上报120急救中心并请求支援,120急救中心立即完成向市卫生健康委的续报工作,市卫生健康委立即上报省卫生健康委,在省卫生健康委统一指挥下,立即增援8辆救护车共16名急救医护人员前往现场开展现场救治,指挥省市共6家医疗机构,备选2家医疗机构做好接诊患者的准备,同时调派省疾控专家指导市疾控人员的调查工作,启动《省突发群体食物中毒卫生应急预案》《省突发公共卫生事件医疗卫生救援预案》Ⅱ级响应。

第二场　院前急救

【考核规则】

1. 现场进行实战演练,每个演练区域设有考核官进行急救人员的现场实际操作评分考核。

2. 提问考核,每个急救过程完成后采取人员随机抽签的形式来回答指定问题。

第一部分　现场演练

【事件背景】 ××××年×月×日13:00　××市××学校发生一起食物中毒事故,上报约有120名中毒患者,120急救中心接到求助电话后立即调派距离事发地点最近××医院的2辆救护车和急救人员已到达现场,现场一片慌乱,学校已开展互助互救,市疾控人员已到位。

【模拟现场情况】 现场有32位模拟中毒患者(代替背景现场的约120名患者),其中重患者2名(代替背景现场的10名重症患者)。

【现场组织体系与分工】 最先到达现场的两辆救护车及市疾控人员到达现场后立即自行开展急救工作(无提示,自行完成)。

【考核重点】

1. 现场指挥体系和职责

现场指挥官: 总体指挥安排是否合理? 信息收集是否完整? 信息收集和上报是否准确? 要求增援是否及时? 是否有考虑急救物资的不足? 是否有涉及预警信息的上报和预防隔离(传染病可能)?

救护车现场指挥负责人: 车辆安置是否合理? 转运患者时车辆的调度是否及时? 是否服从现场指挥官的指令?

医护急救人员: 检伤分类方法流程、现场针对食物中毒的急救处置技术的考核;现场针对可发生的次生灾害的急救考核。

疾控人员: 样本的采集的方法? 样本预留和送检的方法? 是否有预警性并提出建议和信息的上报?

2. 增员救护车到达现场后的组织调度

现场指挥官: 是否合理安排了增援力量? 上级指挥官到场是否能顺利交接工作?

救护车现场指挥负责人: 是否能有序安排救护车?

增援医护急救人员: 是否听从指挥官的安排? 专业急救技术?

3. 患者的转运流程　转运流程是否顺畅? 是否有转运信息登记?

4. 撤离工作　是否有清点患者人数? 是否和校方核实人数? 是否有详实的信息登记? 是否有及时上报信息和提请应急响应的终止?

5. 信息发布　是否遵循了《省突发公共事件新闻发布应急预案》的有关规定。

第二部分 答题考核

【考核内容】(仅供参考)

1. 现场的抢救指挥原则是什么?
2. 检伤分类的方法是什么?
3. 食物中毒的现场救治原则是什么?
4. 现场转运的原则是什么?

第三场 院内医疗工作的开展演练

第一部分 急诊科信息的接收和上报

【对话展示】

急诊接线员: ×× 主任, ××××× 学校有 120 名学生疑似食物中毒其中 10 名学生情况比较危重。需要调派院前急救队伍赶往现场急救,并做好接收准备。

急诊科主任: 收到,立即通知救护车,通知救援医疗队,带齐急救物品随车出发。

急诊接线员: 收到。

【现场场景】急诊科主任立即上报给院应急办 / 医务科,院应急办 / 医务科上报给分管副院长,最后上报给院长。院长立即成立重大群体食物中毒救治指挥小组,启动《群体性食物中毒突发事件院内救治应急预案》,详见附件一。

【考核重点】信息接收和上报流程的准确性。

附件一 院内信息上报流程图

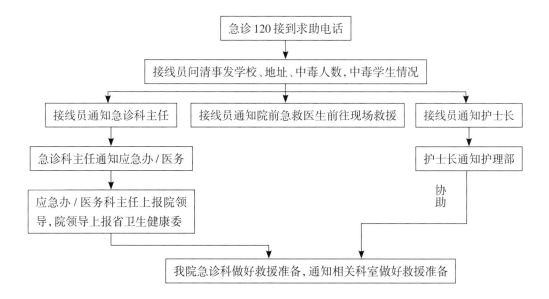

第二部分 院内应急响应

前 期 准 备

【演练要求】各相关参与演练科室接到医务科通知后,立即自行开展工作,演练考核人员会针对各科室展开的应急响应工作在全部演练后作出点评和讨论。

【考核重点】

1. 急诊科的准备工作。

2. 各相关科室的准备工作。

3. 人员协调准备。

医 疗 响 应

【模拟背景情况】再次接到 120 指挥中心电话,告知 10 分钟后将有 32 名中毒患者(其中危重症 × 名)转送入 ×× 院,要求做好接诊准备。

场景一 增援人员快速到位 迅速分工

【现场演练】消化内科、肾内科、ICU、心内科、呼吸科、感染科、肝病内科、中医科、儿科接到医务科电话通知后,立即各科室抽调医生 1 人,儿科 3 人,共 11 人,10 分钟内到达急诊科。

各专科增援人员全部到场后,立即分成 10 个紧急抢救小组在急诊科严阵以待。人员分布:一号组成员为预检分诊组(抢救室当班医生 5 人),由急诊科主任、护士长负责指挥。

其余 9 个抢救小组进行区域划分:

红区:由二、三、四号组成员负责(急诊科 2 人、消化内科、ICU)由医务处负责统一指挥。

黄区:由五、六、七号组成员负责(急诊科 1 人、呼吸科、肝病内科、感染科)由应急办负责统一指挥。

绿区:由八、九、十号组成员负责(急诊科内科诊室医生、心内科、肾内科、中医科),由护理部负责统一指挥;6 名儿童由儿科医务人员负责,接诊至儿科治疗。

【考核重点】

1. 多科协作能力的考核。

2. 各增援科室医生到达时间是否及时? 增援医师资质是否符合要求?

3. 迅速分组能力的考核。

4. 增援科室的参与度考核。

场景二 预 检 分 诊

【模拟背景情况】32 名患者到达急诊科,120 救援人员与急诊科医生完成患者交接工作。

【现场演练】一号预检分诊组成员,立即对 32 名不同程度急性食物的"患者"进行紧急分诊,为每位患者黏贴上检伤标识。在这 32 名"患者"中,1、2、3、4 号"患者"已经进入昏迷状态,这 4 名"患者"被黏贴上红色标识,被送入抢救室红色区域;5~12 号"患者"出现了不同程度的腹痛、腹泻、呕吐、四肢无力,不能行走,被黏贴上黄色标识,送入黄色区域;还有 14 名"患者"有着不同程度的腹痛及轻微的呕吐,被贴上蓝色标识,送入蓝区。6 名儿童由儿科医务人员负责,接诊至儿科治疗,"患者"多且病情轻重不一,情况紧急,不容乐观。

【考核重点】

1. 到达后 120 院前救援人员向急诊科汇报现场情况是否准确、及时?

2. 急诊科预检分诊能力。

场景三 院内急救紧张有序,各科人员配合默契

【现场演练】

红色区域(抢救室内):1、2、3、4 号患者全部得到妥善有效的处理,在对应医务人员的

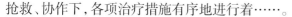

抢救、协作下,各项治疗措施有序地进行着……。

黄色区域(抢救室内): 8名患者,立即给予补液、留取呕吐物的标本等,需住院治疗者则送住院部住院治疗。

蓝色区域(留观室内): 14名患者,完善相关检查后,除个别需要住院的,其余全部留在观察室治疗观察;6名儿童由儿科医务人员负责,接诊至儿科治疗。

【考核重点】

1. 分区明确,急救有序。

2. 专业到位

(1)医务人员是否掌握食物中毒诊断要点?

(2)医生是否掌握食物中毒抢救及救治原则? 救治流程是否合理? 操作是否熟练?

3. 配合到位。

4. 转运到位。

5. 各科室接收交接明确。

场景四　样品采集与送检

医务部立即向市疾控中心汇报群体性急性食物中毒的详细情况,等待下一步指示。如明确中毒原因后立即按《食物中毒诊断标准及技术处理原则》指导开展治疗。

【演练内容】

1. 院感科、预防保健科做好吐泻标本留样,采集中毒患者的呕吐物、排泄物、洗胃液、中毒病人发病期与恢复期双份血清。

2. 所采集的样品在冷藏条件下,4小时内送达化验室。

3. 患者情况登记工作。

【考核重点】

1. 留取标本的方法。

2. 收集标本的方法。

3. 患者信息登记的标准。

第四场　演 练 结 束

1. 点评　考核官对考核环节进行点评。

2. 讨论　针对演练各环节进行讨论。

3. 总结　针对演练各环节进行总结。

4. 结束。

院长: 首先,祝贺今天应急演练取得圆满成功!

其次,通过演练检验了《省突发群体食物中毒卫生应急救援预案》《省突发公共卫生事件医疗卫生救援预案》《群体性食物中毒突发事件院内救治应急预案》的实用性和可操作性,锻炼了队伍,提高了处置突发事故的能力,圆满完成了预定演练任务。

本次事故研究演练救援组织周密,指挥得当,各演练单位及人员精心准备,密切配合,达到演练预期效果,我宣布重大群体性急性食物中毒应急救援到此结束。

附件:

1. 演练人员联系名单(略)。

2. 后勤工作人员联系名单（略）。

3. 转运伤病员登记表（略）。

4. 院内患者登记表（略）。

5. 救援流程图。

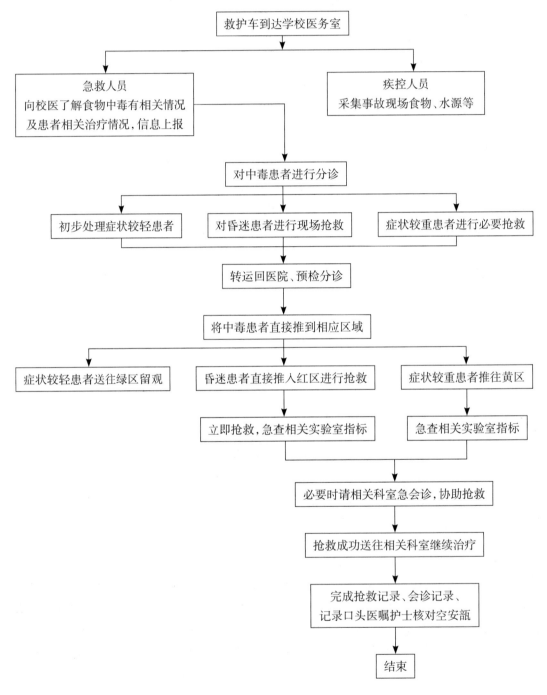

注:《××医院群体性食物中毒卫生应急演练执行脚本》详见附录8。

（颜时姣　黄　婕）

第九节　航空紧急医学救援

一、突发事件航空紧急医学救援预案
（模拟预案）

1　总则

1.1　编制目的

航空紧急医学救援作为国家应急援救体系中重要的组成部分，面对复杂的地面环境，可实施更加便捷、高效、快速、精准的紧急医疗救援服务。为切实做好突发事件的应急处置，快速有效地实施紧急医学救援，最大限度地减少人员伤亡，使伤者得到及时、高效、优质的治疗，挽救生命，提高抢救成功率，降低对社会、环境产生的不良影响，特制定本预案。

1.2　编制依据

《中华人民共和国突发事件应对法》《中华人民共和国传染病防治法》《中华人民共和国职业病防治法》《中华人民共和国公路法》《中华人民共和国安全生产法》《中华人民共和国民用航空法》《突发公共卫生事件应急条例》《医疗机构管理条例》《国家突发公共事件总体应急预案》《民用机场管理条例》《公路安全保护条例》、交通部《路政管理规定》等编制。

1.3　适用范围

本预案适用于突发事件导致的人员伤亡、健康危害的航空紧急医学救援工作。突发公共卫生事件应急工作按照《国家突发事件医疗卫生救援应急预案》的有关规定执行。

1.4　工作原则

突发事件航空紧急医学救援工作坚持统一领导、军地联动、分级负责、属地为主，资源共享、快速反应的工作原则。突发事件发生后，地方人民政府和有关部门立即自动按照职责分工和相关预案开展前期处置工作。省级人民政府是应对本行政区域特别重大、重大突发事件的主体。视省级人民政府应急的需求，国家应急部给予必要的协调和支持。

2　组织机构及职责

2.1　领导指挥组

成立航空紧急医学救援领导小组，负责统一指挥航空紧急医学救援工作：

组长：

副组长：

成员：

2.2　应急救援组

成立航空紧急医学应急救援组，根据突发事件的不同性质，组建相应的小组，负责危重伤病员的紧急救治：

组长：

副组长：

成员：

2.3　专家咨询组

成立航空紧急医学救援专家组，负责指导危重伤病员的全面救治：

组长：

副组长：

成员：

2.4 飞行机务组

成立航空紧急医学救援飞行机务组，负责救援飞行准备及机载医疗仪器设备的准备：

组长：

副组长：

成员：

2.5 职责

（1）航空紧急医学救援领导小组职责：统一领导、组织、协调突发事件航空紧急医学救援工作；贯彻落实上级主管部门对事故应急处理工作的指示，提出航空紧急医学救援措施，负责相关情况上报工作；指导监督应急救援工作，协调解决伤员处置工作的重大问题；掌握救援处置动态状况，及时调整部署救援工作。在紧急医学救援过程中，下达启动航空紧急医学救援的命令。

（2）航空紧急医学救援应急救援组职责

1）组建应急救援小组，负责创伤、传染病、生化等突发事件现场处置和航空医疗救援小组的空中救治；

2）负责领导组命令的接受、反馈，收集、整理伤病员资料，提供给专家组讨论，并进行病情转运风险评估；

3）会同飞行机务组明确任务方案和救援措施，向专家组汇报救援处置方案及伤病员救治情况；

4）协调医院各临床医技科室畅通绿色通道；

5）全面掌握患者处置信息，向领导小组提供详实救治进展；

6）完成领导组交办的其他工作任务。

（3）航空紧急医学救援专家咨询组职责

1）负责领导组命令的传递、反馈，收集、整理伤者资料，进行病情评估，组织多学科讨论；

2）会同领导小组研究处置方案和措施，并提出建议，为领导组提供决策依据；

3）全程参与伤病员的救治，及时向领导小组汇报详实救治进展，并对伤病情救治效果及预后进行预判；

4）对应急救援小组的现场及空中救治进行视频远程指导，及时掌握现场及空中救治情况，通知接诊医院及科室做好救治准备，缩短救治进程；

5）制订应急救援培训计划，按计划组织实施交通事故、地震、洪涝灾害、生物化学灾害等突发事件航空应急救援培训及演练；

6）完成领导组交办的其他工作任务。

（4）航空紧急医学救援飞行机务组职责

1）接受命令后立即作好直升机起飞准备；

2）申报飞行航线；

3）评估地形、气候等自然条件，并确定现场临时停机坪坐标；

4）核查机载医疗救援仪器装备；

5)实时掌握现场条件及气候信息,向领导小组报告飞行器位置;

6)飞行全程实行机长负责制,确保飞行安全。

3 应急响应

3.1 响应条件

按突发事件的可控性、事件严重程度、气候条件、地面救援条件和影响范围分级响应,本预案应急响应级别分为四级,分别是:

3.1.1 Ⅰ级响应

符合下列条件之一的,国家卫生健康委员会启动Ⅰ级响应。

(1)发生特别重大突发事件,启动Ⅰ级响应,人员伤亡很大,需要航空紧急医学救援;

(2)国务院认定需要实施航空紧急医学救援的特别重大突发事件;

(3)国家卫生健康委员会认定需要实施航空紧急医学救援的特别重大突发事件。响应启动后,国家卫生健康委员会负责组织协调开展实施航空紧急医学救援工作,及时向国务院报告,并向有关部门通报。根据灾区医疗卫生救援工作需要,调动国家级军队及地方航空救援力量,协助灾区开展航空紧急医学救援工作。必要时,可制定对口支援方案,组织支援地区与受灾地区协同开展工作。

3.1.2 Ⅱ级响应

符合下列条件之一的,省级卫生健康委员会启动Ⅱ级响应。

(1)发生重大突发事件,启动Ⅱ级响应,人员伤亡较大,需要航空紧急医学救援;

(2)省级人民政府认定需要实施航空紧急医学救援的重大突发事件;

(3)省级卫生健康委员会认定需要航空紧急医学救援的突发事件。响应启动后,省级卫生行政部门负责组织协调开展航空紧急医学救援工作,并及时向同级人民政府报告,获得必要的支持。

3.1.3 Ⅲ级响应

符合下列条件之一的,市(地)级卫生行政部门启动Ⅲ级响应。

(1)发生较大突发事件,启动Ⅲ级响应,有人员伤亡,地面救援难度大,需要航空紧急医学救援;

(2)市(地)级人民政府认定需要实施航空紧急医学救援的较大突发事件,启动Ⅲ级响应;

(3)市(地)级卫生健康委员会认定需要实施航空紧急医学救援的较大突发事件。实施航空紧急医学救援的较大突发事件响应启动后,市(地)级卫生行政部门负责组织协调开展灾害卫生应急工作,并及时向上一级卫生行政部门和同级人民政府报告。省级卫生行政部门加强工作指导,提供必要的支持。

3.1.4 Ⅳ级响应

符合下列条件之一的,县级卫生行政部门启动Ⅳ级响应。

(1)发生一般突发事件,启动Ⅳ级响应,有人员受伤,地面救援难度大,需要航空紧急医学救援;

(2)县级人民政府认定需要实施航空紧急医学救援的突发事件;

(3)县级卫生行政部门认定需要实施航空紧急医学救援的突发事件。

响应启动后,县级卫生行政部门负责组织协调开展灾害卫生应急工作,并及时向上一级卫生行政部门和同级人民政府报告。市级卫生行政部门加强工作指导,提供必要的支持。

3.2 响应措施

3.2.1 航空紧急医学救援

航空紧急医学救援队伍在接到救援指令后要及时赶赴现场,并根据现场情况全力开展医疗卫生救援工作。在实施医疗卫生救援的过程中,既要积极开展救治,又要注重自我防护,确保安全。为了及时准确掌握现场情况,出发前及赶赴现场途中,要与现场医疗卫生救援临时指挥部联系,了解伤员动态,作好转运前准备。

3.2.2 现场急救

到达现场后,评估现场环境安全后,要迅速查看待转运伤员伤情,本着"先救命后治伤、先救重后救轻"的原则开展工作,与地面急救人员作好交接,积极完善地面救治措施,为安全转运作好准备。

3.2.3 空中转运及到达后交接

现场处置完毕后,伤病员情况允许时,要尽快将伤病员转送至救援直升机,并做好以下工作:

(1)对伤病员进行全面复检。医护人员必须在医疗仓内密切观察伤病员病情变化,及时处置危及生命的情况。

(2)认真填写转运单,下机时提交给接纳的医疗机构,并向医疗机构报告到达时间,提前做好接机准备。

(3)在转运中,实时与机长保持通话,告知即将在医疗场内实施的救治措施,获得机长允许后方可进行。

(4)在转运过程中上下飞机时要科学搬运,避免造成二次损伤。

(5)合理分流伤病员,按医疗卫生救援指挥部指定的地点转送,到达后与医疗机构医护人员进行伤病情交接,完成后返回航空救援基地,作好再次出发的准备。

3.2.4 信息收集、报告、通报和评估

医疗急救中心(站)和其他医疗机构接到突发公共事件的报告后,在迅速开展应急医疗卫生救援工作的同时,立即将人员伤亡、抢救等情况报告现场医疗卫生救援指挥部或当地卫生行政部门。

现场医疗卫生救援指挥部、承担医疗卫生救援任务的医疗机构要每日向上级卫生行政部门报告伤病员情况、医疗救治进展等,重要情况要随时报告。有关卫生行政部门要及时向本级人民政府和突发公共事件应急指挥机构报告有关情况。

各级卫生行政部门要认真做好突发公共事件医疗卫生救援信息发布工作。

3.3 响应终止

突发事件航空紧急医学救援工作完成,伤病员在医疗机构得到救治,经本级人民政府或同级突发事件应急指挥机构批准,或经同级卫生行政部门批准,医疗卫生救援领导小组可宣布航空紧急医学救援应急响应终止,并将航空紧急医学救援应急响应终止的信息报告上级卫生行政部门。

4 航空紧急医学救援的保障

突发事件航空紧急医学救援机构和队伍的建设,是国家突发公共卫生事件预防控制体系建设的重要组成部分,各级卫生行政部门应联合通用航空公司、军警直升机大队,遵循"平战结合、常备不懈"的原则,加强突发事件航空紧急医学救援工作的组织和队伍建设,组建航空紧急医学救援应急队伍,制订各种航空紧急医学救援应急技术方案,保证突发事件

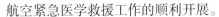

航空紧急医学救援工作的顺利开展。

4.1 信息系统

在充分利用现有资源的基础上建设紧急医学救援指挥中心,实现卫生行政部门与医疗机构之间、突发事件现场,以及卫生行政部门与相关部门间的网络互通,实施远程指挥,信息共享。

4.2 航空紧急医学救援机构

各直辖市、省会城市可根据服务人口和医疗救治的需求,建立一个国家级的航空紧急医学救援中心,并完善紧急救援指挥调度网络系统,具备远程视频指挥救援功能。每个市(地)、县(市)可依托直辖市、省会城市综合力量较强的医疗机构建立市(地)、县(市)级航空紧急医学救援中心。

4.3 航空紧急医学救援应急队伍

4.3.1 各级卫生行政部门组建综合性航空紧急医学救援应急队伍,队员需具备主治医师或以上、护师三年以上职称,并经省级或以上航空医疗救援培训班培训合格。

4.3.2 各级卫生行政部门要保证航空紧急医学救援工作队伍的稳定,严格管理,制订科学合理的各类突发事件救援培训计划,定期开展培训和演练,提高航空紧急医学救援应急救治能力。

4.3.3 医疗卫生救援演练需要公众参与的,必须报经本级人民政府同意。

4.4 物资储备

卫生行政部门提出医疗卫生救援应急药品、医疗器械、设备、快速检测器材和试剂、卫生防护用品等物资的储备计划建议。发展改革部门负责组织应急物资的生产、储备和调运,保证供应,维护市场秩序,保持物价稳定。应急储备物资使用后要及时补充。

4.5 医疗卫生救援经费

财政部门负责安排应由政府承担的突发公共事件医疗卫生救援所必需的经费,并做好经费使用情况监督工作。

自然灾害导致的人员伤亡,各级财政按照有关规定承担医疗救治费用或给予补助。

安全生产事故引起的人员伤亡,事故发生单位应向医疗急救中心(站)或相关医疗机构支付医疗卫生救援过程中发生的费用,有关部门应负责督促落实。

社会安全突发事件中发生的人员伤亡,由有关部门确定的责任单位或责任人承担医疗救治费用,有关部门应负责督促落实。各级财政可根据有关政策规定或本级人民政府的决定对医疗救治费用给予补助。

各类保险机构要按照有关规定对参加人身、医疗、健康等保险的伤亡人员,做好理赔工作。

对参与救援的通用航空公司,各级财政按照有关规定给予补助。

4.6 航空紧急医学救援的交通运输保障

空军参谋部(空中航线管理)、民航局(空中航线管理)、公安(交通管理)等有关部门,要保证航空紧急医学救援航线、人员和物资运输的优先安排、优先调度、优先放行,确保运输安全畅通。情况特别紧急时,开设航空紧急救援"绿色通道",保证航空紧急医学救援工作的顺利开展。

4.7 其他保障

公安机关负责维护突发事件现场治安秩序,保证现场医疗卫生救援工作的顺利进行。

红十字会按照《中国红十字会总会自然灾害与突发公共事件应急预案》,负责组织群众开展现场自救和互救,做好人员疏散、心理援助等相关工作。并根据突发公共事件的具体情况,向国内外发出呼吁,依法接受国内外组织和个人的捐赠,提供急需的人道主义援助。

解放军联勤部负责组织军队有关航空救援医疗卫生技术人员和直升机救援力量,支持和配合突发事件航空紧急医学救援工作。

5 责任与奖惩

突发事件航空紧急医学救援工作实行责任制和责任追究制

各级卫生行政部门,对突发事件航空紧急医学救援工作作出贡献的先进集体和个人要给予表彰和奖励。对失职、渎职的有关责任人,要依据有关规定严肃追究责任,构成犯罪的,依法追究刑事责任。

6 预案制定与修订

本预案由国务院卫生行政部门组织制定并报国务院审批发布。各地区可结合实际制定该地区的突发公共事件医疗卫生救援应急预案。

本预案定期进行评审,根据突发公共事件医疗卫生救援实施过程中发现的问题及时进行修订和补充。

7 预案实施时间

本预案自印发之日起实施。

(熊选政 段 军)

二、重大交通事故航空救援卫生应急联合演练方案
(××版)

(一)演练时间

××××年×月×日××:××

(二)演练地点

××××

(三)参加演练单位

主办:×××

承办:×××

协办:×××

参演单位有:×××、×××、×××……×××。

(四)演练观摩单位领导

×××、×××、×××等相关领导,以及×××等。

(五)演练目的

×××××××××

(六)演练内容

1. 事故报告与先期处置;

2. 卫生应急响应;

3. 现场医疗急救;

4. 直升机转运伤员;

5. 现场清理,救援人员撤离。

（七）预算

根据各自实际情况拟定（详见预算单）。

（八）伤员情况及转运车辆安排

分区	伤员编号	伤情描述	转运车辆	转送医院
红区	1号伤员	颈椎损伤	2号车	A医院
	2号伤员	颅内出血、昏迷，腰椎损伤	3号车（直升机转运）	××医院创伤中心
	3号伤员	胸部创伤、多根多处肋骨骨折	4号车	B医院
黄区	4号伤员	腹部开放损伤	5号车	C医院
	5号伤员	左上肢、左小腿骨折	6号车	D医院
	6号伤员	多发性骨折	7号车	E医院
	7号伤员	多发性骨折	8号车	F医院
绿区	8~12号伤员	头面部擦伤、右前臂擦伤、左锁骨骨折、右下肢擦伤出血、右前臂骨折等	9号车	B医院
	13~17号伤员		10号车	C医院
	18~22号伤员		11号车	D医院
	23~27号伤员		12号车	E医院
	28~32号伤员		1号车	F医院

演 练 程 序

第一环节 事故报告与先期处置

【播放录播视频】

录播视频主要内容：黎明、高速公路车流、事故现场、隔离带毁损、连环追尾、人员奔逃、交通受阻等画面。

【主持人】（××××年××月××日5时50分，××××高速北往南×千米路段，传来一声巨响，打破了黎明的宁静，一辆满载货物的大型半挂车突然失控，撞破隔离带，与对向车道迎面而来的一辆满载乘客的大客车相撞，巨大惯性作用下，两车翻滚侧翻，后续车辆刹车不及，导致现场多车连环追尾，尖锐的刹车声、人员的哭叫声混为一团，大量人员受伤，双向交通受阻。

【屏幕显示】××年航空紧急医学救援应急联合演练。

【视频播放】

1. 值班高速交警到达现场，电话呼叫救援，并报告上级现场情况。维持现场秩序，通知路政、清障、养护等部门赶赴现场，进行事故处理。

2. 警车、路政车、消防车、救护车行进的画面。

【主持人】高速交警接警后,立即奔赴现场,初步查勘,事故严重,伤亡人数较多,立即呼叫警力支援,同时呼叫119、120。

【视频播放】

1. 现场一片混乱的画面。

2. 县卫生健康局向市卫生健康委电话报告,市卫生健康委向省卫生健康委报告画面。

3. 当地医疗机构和人员救治伤员画面。

【主持人】××省卫生健康委接到××市卫生健康部门的事故报告。当地医疗急救人员已迅速奔赴现场并开展伤员救治等卫生应急工作,而伤病员数量较多,急需医疗卫生力量支援!

【参演力量】高速交警支队、高速路政、119、120

第二环节　卫生应急响应

【播放录播视频】

视频内容:

1. ××省卫生健康委画面　省卫生健康委成立由委主要负责同志任组长的事故救援卫生应急领导小组,成员会商画面。

2. ××省各支医疗救援队伍行进画面。

3. ××省卫生健康委副主任赶赴现场画面。

【主持人】事故发生后,××省迅速启动重大交通事故救援Ⅱ级响应。按照省委、省政府统一部署,××省卫生健康委启动卫生应急响应,启动紧急医学救援卫生应急领导小组,组织开展事故紧急医学救援工作;调派省级卫生应急队伍支援;同时派出一名副主任带领工作组赶赴现场成立紧急医学救援现场指挥部。

【播放录播视频】

视频内容:

1. 省卫生健康委主任远程指挥当地卫生健康委主任及各市卫生健康委视频画面。

2. ××省创伤专家组、邻近市各支院前、心理救援队伍集结、行进画面。

【主持人】由于伤员较多、事故严重,县内医疗卫生力量严重不足。××省卫生健康委立即启动卫生应急协作机制,指示××市及邻近各市卫生健康委,迅速组织各市级救援队伍,派出院前急救,创伤救治和心理救援等多支卫生应急力量,驰援××县。

第三环节　现场医疗急救

【参演力量】当地120院前急救车队、县人民医院救护车

【灾区布景】建立现场指挥部(视频会商车)

【播放录播视频】

1. 播放灾害现场伤员横躺竖卧的场景。

2. 播放1号车指挥员与交警及消防现场指挥员沟通交流画面。

【主持人】最先到达现场的是1号当地120院前急救车队和2号县人民医院救护车,按照惯例1号车将成为临时指挥车,车内救援人员,迅速设立医疗临时指挥所、划分安全区域,随车指挥员××医生立即与现场消防、交警等临时救援指挥中心进行沟通,并担任现场临时医疗指挥长,立即开始对1、2号救护车上医护人员进行工作分配。

【场景】

（对话表演）

现场临时医疗指挥长："同志们，我们现在开始对伤患进行检伤分类，请1号车医生××负责安排检伤各区设置和伤患转送区设置，驾驶员负责救护车停泊位置及行进路线，然后在救护车集结区负责救护车的停放。××××护士请协助医生对现场进行分区，余下救援人员请立即对伤患进行检伤分类，并上报伤员情况，××请引导绿区伤员到达绿区，并对绿色伤员区伤者进行监护。"

1、2号车人员："是。"

救援人员按照分配立即开始行动。

【主持人】急救队员立刻用START检伤分类法，对现场大批伤员进行初步检伤，按照能否走动、呼吸、循环、意识等状况进行判断、分类，重伤挂红牌、第一优先救治，中度伤挂黄牌、轻伤挂绿牌、死亡挂黑牌。

【场景】院前急救车辆顺序入场。

【主持人】后续到达的急救队员按检伤结果和优先顺序，分区域开展现场急救工作，并及时转运后送伤员，最大限度地提高生存率，减轻伤残。下面将向大家展示的是现场检伤分类。

【屏幕显示】现场检伤分类展示

【参演人员】救援队队员

【现场场景】

现场临时医疗指挥长（面向伤员）：我是120急救中心张医生，请大家保持镇定、不要慌张、服从安排、听从指挥。现在请大家听我的指挥，凡是能自行走动的，请马上走到我的左手边。

（动作场景）25名伤员立即到左手边，均可步行、互相搀扶、跛行，××××护士上前给伤员挂绿牌，并搀扶一名右前臂受伤的伤员，边安慰，边引导至绿区，并对绿区伤者进行监护。（25名绿区伤员分别为：08~32号伤员）

现场临时医疗指挥长（面向伤员）：凡是能听见我说话的，请马上举手示意或高声回答，能听见我说话吗？

（动作场景）：5名伤员挥手示意或者高声回答，剩余4名伤员没有反应。

现场临时医疗指挥长（面向伤员）：请××医生、××护士开始检伤分类并转至黄区。

【主持人】START检伤分类法是目前在重大突发事件时常用的一种方法，是英语单词Simple简单Triage检伤分类And和Rapid快速Treatment治疗的首字母，以呼吸状况、循环状况和意识状况来快速评估病患。具体操作方式是：第一步将可自行移动或轻伤之伤员集中在指定地点并贴上绿色牌子，带至绿区第三优先；第二步评估呼吸，开放气道后仍无呼吸而死亡者系上黑色牌子死亡，呼吸道阻塞或呼吸每分钟少于30次者系上红色牌子第一优先并立即开放气道。呼吸每分钟大于30次或小于6次者进入第三步评估。第三步评估循环，无脉搏或桡动脉微弱末梢血流回充时间大于2秒者系上红色牌子第一优先。末梢血流回充时间小于2秒者有脉搏者进入第四步评估。第四步评估意识，不能听指令系上红色牌子第一优先。反之可听从简单指令者系上黄色牌子第二优先。在事故现场与医院急诊处检伤处理最大的不同是在医院以无生命征者为处理优先级而事故现场则不是。但不管是何种检伤方式皆是希望通过检伤分类能将有限的医疗人力、物力资源得到最有效地运用使伤患能最恰当、最快速得到所需的医疗。

现场临时医疗指挥长(面向救援人员):请余下的救援队员继续检伤分类并协助将重症伤员转至红区或黑区。

【屏幕显示】指挥权交接

【现场场景】

1. 指挥长车进入现场,建立现场指挥部(××省卫生健康委视频会商车)。

2. 现场指挥长(××)持视频对讲机:"报告 ××同志,现场指挥部成立,请指示。"

3. 画外音(××):"好,请立即与临时指挥官 ×× 同志做好交接,并迅速组织开展伤员救治工作。"

4. 现场指挥长(××):"是。"

【主持人】已经赶到事故现场的 ×× 省卫生健康委副主任立即在现场成立了紧急医学救援应急指挥部,接替当地临时指挥部,并受命担任现场指挥长。

【现场场景】

1. 临时指挥长 指挥长同志,我是 ××县120急救中心医生,经过检伤分类,目前有红区伤员 2 名,黄区伤员 5 名,绿区伤员 25 名,黑区伤员 2 名。医学救援力量不足,需要增援,请指示!

2. 现场指挥长(××) 辛苦了!增援力量马上就会到,现在我来接替你,你继续进行伤员救治!

3. 临时指挥长:是!

【主持人】由于现场伤亡人数较大,现场医生随即请示现场指挥长,请求增援。指挥长接替工作后立即了解现场伤亡情况,目前有红区伤员 2 名,黄区伤员 5 名,绿区伤员 25 名,黑区伤员 2 名。联系增援救援力量回复即将到达。

【视频播放】

1. 播放灾害现场伤员经初步检伤分诊后横躺竖卧在各区域的场景。

2. 增援的救援急救车辆顺序入场。

【主持人】事故无情,受伤百姓牵动着所有人的心。接到急救指令后,各院前急救队伍一路疾驰,从不同方向陆续赶到事故现场。到达后省紧急医学救援队各队队长陆续向现场指挥长报告。

【动作】省紧急医学救援队长迅速跑向现场指挥部报道,交接并受领任务。

省紧急医学救援队长:"报告现场指挥长,省级急救队伍奉命到达,请指示。"

现场指挥长:"通过前期检伤分诊,现有伤员 34 名,其中红区 2 名,黄区 5 名,绿区 25 名,死亡 2 人,已初步分区处置完毕,请迅速分组开展二次检伤并安排救治转送。"

省紧急医学救援队长:"是。"

【主持人】 经前期呼叫,增援的 ×× 辆救护车和 ×× 名医护人员赶到现场,指挥长对增援人员按车辆进行编号分组,2、3 号车负责红区,4~8 号车负责黄区,9~12、1 号车负责绿区,迅速受领任务并开展伤员的救治工作。

【现场场景】省级救援队员迅速分组开展二次检伤,根据伤情轻重,重新调整个别伤员区域,并对伤员重新编号。

【动作展示】医务人员呼叫判断人员神志、呼吸、循环、脊柱……

【主持人】××省紧急医学救援队员立刻用"crash plan"检伤法,对红、黄、绿区伤员进行再检伤。重新调整个别伤员区域,并对伤员重新编号。按检伤结果和优先顺序,分区域开展现场急救工作,指挥长根据伤员情况,及时调整救援力量,并指示尽快后送伤员,最大限度地提高生存率,减轻伤残。

【现场场景】

救护车第二梯队组长(××)报告:报告指挥长,经过再次检伤,现红区伤员3名,黄区4名,绿区25名,请指示。

现场指挥长:请2~4号车分别负责1~3号红色伤员,5~8号车分别负责4~7号黄色伤员,9号车负责8~12号绿色伤员,10号车负责13~17号绿色伤员,11号车负责18~22号绿色伤员,12号车负责23~27号绿色伤员,1号车负责清理现场和转运28~32号绿色伤员,请大家立即开始行动。

【现场救治场景】

【屏幕显示】现场处置展示

【主持人】在红区,急救队员分别对红标危重患者进行抢救治疗。

【A】2号车——颈椎损伤(红1)

【操作+主持人】急救队员用颈托、脊柱板为一名颈椎损伤的红标危重患者进行固定、搬运,救治过程中首先用"五形拳"徒手固定头颈部,上颈托,"轴线"翻身将伤员翻上长脊柱板固定。避免扭曲造成二次脊髓损伤,同时严密监测生命体征,开放静脉通道,抬上车载担架床,准备后送进一步治疗。

【B】3号车——颅内出血、昏迷,腰椎损伤(红2),监测生命体征,开放静脉通道。

【操作+主持人】保持气道通畅,建立静脉通道,维持循环稳定,脱水降颅压,外伤止血包扎,脊柱板固定。病情危重。

【C】4号车——救治胸部创伤、多根多处肋骨骨折(红3)——黄区。

【操作+主持人】这是一位驾驶员,胸部挤压伤,多发肋骨骨折导致连枷胸,医护人员正在对他进行加压包扎,并用呼吸机正压通气稳定胸壁,保证呼吸。

【D】5号车——腹部开放损伤(黄4)——黄区。

【操作+主持人】同时,在黄区救援队员正在为一名肠管外露的腹部开放伤患者进行包扎、固定,肠管外露不能还纳,需要进行保湿、扣碗保护和外固定,同时要屈膝屈髋放松腹部。

【E】6号车——左上肢、左下肢多处骨折(黄5)——黄区。

【操作+主持人】这是一名乘客因为没系安全带,导致多处骨折,救援队员正在为其进行现场骨折固定等急救处理。其余急救队员分别在黄区、绿区紧张有序地对中度伤和轻伤患者进行现场救治(各自急救操作演练)。

【屏幕显示】转运流程

各伤员分配和救护车转运顺序及去向如下表,分层分批按序转运:

分区	伤员编号	伤情描述	转运车辆	转送医院
红区	1号伤员	颈椎损伤	2号车	A医院
	2号伤员	颅内出血、昏迷，腰椎损伤	3号车（直升机转运）	××医院创伤中心
	3号伤员	胸部创伤、多根多处肋骨骨折	4号车	B医院
黄区	4号伤员	腹部开放损伤	5号车	C医院
	5号伤员	左上肢、左小腿骨折	6号车	D医院
	6号伤员	多发性骨折	7号车	E医院
	7号伤员	多发性骨折	8号车	F医院
绿区	8~12号伤员	头面部擦伤、右前臂擦伤、左锁骨骨折、右下肢擦伤出血、右前臂骨折等	9号车	B医院
	13~17号伤员		10号车	C医院
	18~22号伤员		11号车	D医院
	23~27号伤员		12号车	E医院
	28~32号伤员		1号车	F医院

【主持人】

各救援队员正在有条不紊地对伤员进行现场处理，现场处置完毕的伤员，开始安排救护车有序转运。但是由于交通受阻，尽管已经过交警疏通，也只能通过应急车道缓慢前进。红2号伤员伤情危重，随时有生命危险，地面转运耗时长，且当地救治条件不足，急需转××××省急救中心救治。现场指挥长指示立即启动航空救援。

【现场场景】

【对话】3号车指挥员："报告指挥长，2号伤员病情危重，超出县市救治能力，请求启动航空救援，请指示。"

现场指挥长："按要求启动航空救援转运预案。"

3号车指挥员：是！

第四环节　直升机转运伤员

【屏幕显示】航空医学转运紧急救援展示

【参演力量】××省航空紧急医学救援队、××××航空医疗救援公司机组人员

【视频播放】××省航空紧急医学救援中心建设情况

【主持人】××省航空紧急医学救援中心隶属于××省急救中心，是利用直升机灵活机动的空中优势，对地面急救有力的补充，与地面急救形成立体救援体系。突发事件不可预知，人员伤亡大，如何联动协同、集中力量，让医疗资源能够科学而高效的运用，则是保障人民群众生命安全，打赢这场战役的关键。

航空应急医疗队依托××省急救中心建设，是我省第一支具备空中紧急医学救援能力的救援队，直升机常规备勤××省急救中心。

为了让红2号伤病人员能够第一时间转运至省级创伤中心有效救治，省航空救援中心调派的紧急救援直升机立即申请航线准备起飞。

【视频播放】

1. 调度直升机通话画面

现场医疗指挥长(电话)："直升机调度员同志,今日早上 5∶50 左右,×××× 高速北往南 × 千米路段,发生重大交通事故,现有一名危重伤员需要申请直升机从现场转运至 ×× 省人民医院创伤中心,我们已在 ×××× 高速 ×××× 服务区设置临时停机坪,请予支持。"

直升机指挥中心：是,我们马上安排。

调度员：机长同志,我是指挥中心调度员 ××,请你执飞基地到 ×××× 高速 ×××× 服务区,接一名危重伤员到 ×× 省急救中心的航空救援转运任务。航线已协调规划,气象、净空条件评估良好,现场已安排人员指挥,临时停机坪已安排,坐标已确定,请立即执行。

机长：明白,立即起飞!

2. 播放直升机医疗救援队准备,机组人员紧急登机,启动直升机,直升机起飞,机长报告预计到达时间。医疗救援队员随后到达,在地面人员引导下登机,飞行途中调试机载医疗设备至备用状态,与现场救援人员再次沟通明确病情的画面。

【主持人】接到指令,机组人员立即登机,启动直升机,救援人员迅速就位,直升机按预定时间起飞。在飞机上,机长向飞行调度指挥报告预计到达时间,飞行调度指挥报告给现场总指挥。急救人员再次与现场沟通伤员病情,并反馈回创伤中心,做好接待伤员准备。

【屏幕显示】事故现场航空医学转运紧急救援展示

【参演力量】机组人员,现场 4 号车组人员

【现场展示】1、3 号车救援人员提前将伤员转运至临时停机坪安全区域,直升机到达临时停机坪,经机长允许后,救援队员下机,从机头方向接近 3 号车,检查伤员,进行病情交接,共同将伤员转运上直升机,头朝机头方向平卧于担架床上,并予约束带固定。

请求起飞。妥善安置好伤患,进行监护、给氧、输液等医疗处置。再次检查担架及医疗监护管线固定并运行正常后,向机长报告。机长向飞行指挥部请求起飞。直升机起飞。(摄像跟拍投屏)

【主持人】现在展示的是直升机到达后,航空救援人员进行的救援及交接。专业人员确保空地接驳作业的无缝化衔接,全力保证伤员救治的安全性和连续性。

航空救援人员固定好伤员后,向机长报告。因为在直升机上执行的是机长负责制,救援人员严密观察伤患监护情况及生命体征,一旦发生变化,立即向机长报告并组织抢救。在医疗仓的任何操作,必须与机长沟通,确保飞行的安全性。

【视频播放】视频播放至-飞行途中机长与指挥部联系并报告到达时间(画外音)。

【主持人】飞行途中机长向指挥部报告飞行情况及预计到达时间,做好接机准备。

【视频播放】视频播放至-飞机到达 ×× 医院创伤中心屋顶停机坪,平稳降落,医护人员下机进行医护交接,并将伤员抬上担架,直接进入电梯,送入手术室画面。

【主持人】救援在一刻不停地进行,伤员进入手术室后,立即使用移动 CT 进行头部胸部腹部等检查,进一步明确诊断,并行手术治疗。

第五环节　现场清理,救援人员撤离

【屏幕显示】现场清理,救援人员撤离

【参演力量】第 1 辆到达现场的 120 救护车全体救援人员

【现场场景】

1. 120 救护车上救援人员查看现场,清查核对伤员人数。

2. 120 救护车负责人将收集汇总后的相关表格交现场总指挥。

3. 现场总指挥上报省卫生健康委主任。

【主持人】现场伤员已经陆续转送完毕,第一辆到达现场的救护车负责最后现场的清理工作,由 120 救护车负责人负责清查核对伤员人数,并将收集汇总后的相关表格交现场总指挥,现场总指挥将最后伤员人数和各医院收治情况上报 ×× 省卫生健康委主任。

【现场场景】

现场总指挥:主任同志,这是伤员人数和各医院收治情况,请核对。

此次共调派救护车 12 台,指挥车 1 台,处理伤员 32 名。其中,危重伤员 3 名、重伤员 4 名、轻伤员 25 名。分别收治于:A、B、C、D、E、F 院,死亡人员 2 名,现场已清理完毕,现场人员是否撤回,请指示!

省卫生健康委 ×× 主任:现场医疗救治任务结束,救护人员撤离。

现场总指挥:是!

120 救护车撤离

×× 省卫生健康委视频会商车撤离。

第六环节　演练结束　总结点评

【屏幕显示】演练结束　总结点评

【主持人】有请 ××× 点评

　点评专家一

　点评专家二

　点评专家三

【主持人】20×× 年模拟高速公路重大交通事故航空紧急医学救援应急演练活动至此已经圆满结束,明年的应急演练再见。

【屏幕显示】20×× 年模拟高速公路重大交通事故航空紧急医学救援应急演练活动至此已经圆满结束,明年的应急演练再见。

注:《××××年模拟重大交通事故航空紧急医学救援卫生应急联合演练方案》详见附录 9。

（熊选政　黄　婕　张兴文）

第十节　海　上　救　援

一、海难 / 海啸 / 海上救援卫生应急预案
（模拟预案）

1　总则

1.1　编制目的

贯彻国家、省有关卫生应急工作的指导方针。旨在海上突发事件发生后,医疗救援工

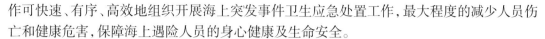

作可快速、有序、高效地组织开展海上突发事件卫生应急处置工作,最大程度的减少人员伤亡和健康危害,保障海上遇险人员的身心健康及生命安全。

1.2　编制依据

《中华人民共和国突发事件应对法》《国家海上搜救应急预案》《国家突发公共事件医疗救援应急预案》《海南省实施〈突发公共卫生事件应急条例〉办法》《海南省人民政府突发公共事件总体应急预案》《海南省海上搜救应急预案》等法律法规和规章。

1.3　适用范围

本预案应用于海域及海域周围发生海难/海啸/海上突发事件时工作人员、当地居民、游客等群众遇难时的紧急医疗救援。

1.4　工作原则

1.4.1　统一领导　分级负责　属地管理　明确责任

各级政府对海上医疗救援工作实行统一领导,根据海难/海啸/海上突发事件实行分级管理,根据事发区域采取就近原则实施医疗救援行动,提高应急反应的时效性。

1.4.2　依靠科学　依法规范　反应及时　措施果断

依照有关法律、法规明确各部门责任,迅速、规范开展海上医疗救援工作。遇到海上突发事件时,各个部门要反应及时,下达指令果断,以便能快速达到事发现场,第一时间进行医疗救援工作。

1.4.3　整合资源　信息共享　平战结合　常备不懈

各级卫生行政部门要整合辖区医疗卫生资源,包括人力资源和物力资源,实现信息共享。加强培训和演练,提高院前急救和院内救治能力。

1.5　事件分级

根据海上突发事件被困和伤亡人数,将医疗救援分为特别重大(Ⅰ级)、重大(Ⅱ级)、较大(Ⅲ级)和一般(Ⅳ级)四级。

1.5.1　特别重大事件(Ⅰ级)

1)造成30人及以上死亡(含失踪);

2)危及30人及以上生命安全;

3)国家海上搜救中心确定需启动Ⅰ级医疗救援响应的海上突发事件。

1.5.2　重大事件(Ⅱ级)

1)造成10人及以上、30人以下死亡(含失踪);

2)危及10人及以上、30人以下生命安全;

3)省级或国家海上搜救中心确定需启动Ⅱ级医疗救援响应的海上突发事件。

1.5.3　较大事件(Ⅲ级)

1)造成3人及以上、10人以下死亡(含失踪);

2)危及3人及以上、10人以下生命安全;

3)市级及以上海上搜救中心确定需启动Ⅲ级医疗救援响应的海上突发事件。

1.5.4　一般事件(Ⅳ级)

1)造成3人以下死亡(含失踪);

2)危及3人以下生命安全;

3)市级及以上海上搜救中心确定需启动Ⅳ级医疗救援响应的海上突发事件。

上述数量表述中,"以上"含本数,"以下"不含本数。

2 应急指挥体系及职责

省、市州、县市区人民政府设立海上救援卫生应急指挥机构,负责本行政区域内的海上突发事件应急处置工作。

2.1 应急组织机构

省人民政府设立省海上救援卫生应急指挥部(以下简称省卫生应急指挥部),由省人民政府主管卫生副省长任总指挥长,由省政府秘书长、省卫生健康委主任任副总指挥长。省委宣传部、省发展改革委、省工业和信息化厅、省财政厅、省人力资源和社会保障厅、省公安厅、省民政厅、省国土环境资源厅、省交通运输厅、省科学技术厅、省外事侨务办、省农垦总局、省工商局、海口海关、出入境检验检疫局、省通信管理局、省食品药品监管局、省爱卫会、省红十字会、省军区后勤部、武警省总队后勤部等单位负责人为成员。

省卫生应急指挥部办公室设在省卫生健康委,由省卫生健康委主任兼任办公室主任。

2.2 应急组织机构职责

2.2.1 省卫生应急指挥部

贯彻落实省委、省人民政府重大决策部署,决定启动和终止重大事件的应急响应,领导、指挥和协调全省海难/海啸/海上突发事件的卫生应急工作,统一调度全省卫生应急资源,领导全省开展海难/海啸/海上突发事件医疗救援工作,并组织、协调、部署特别重大事件医疗救援任务,及时向省人民政府报告情况,负责向国家有关卫生行政部门汇报医疗救援应急处理工作情况等;完成省人民政府交办的其他工作。

2.2.2 省卫生应急指挥部办公室

贯彻落实省卫生应急指挥部的各项部署,承担海上医疗救援应急指挥部日常工作,会同有关部门(单位)检查督促落实卫生应急处置措施;记录、报告、通报和汇总全省海难/海啸/海上突发事件的卫生应急工作信息;牵头起草全省海难/海啸/海上突发事件的卫生应急处置工作总结评估报告,研究协调海难/海啸/海上突发事件的卫生应急处置工作的具体问题。负责组建省级海上救援专家组并统一调度;完成省卫生应急指挥部交办的其他工作。

2.2.3 省卫生应急指挥部成员单位

省卫生健康委牵头负责组织制定海上医疗救援技术指导方案;对突发的海上灾难事件的医疗救援提出启动应急响应建议;并组织、协调、部署特别重大、重大海难/海啸/海上突发事件医疗救援任务。根据授权及时对外发布海上灾难的应急医疗救治信息。

省委宣传部:组织广播影视、新闻出版单位,积极主动地对海难/海啸/海上突发事件医疗救援工作进行舆论引导,加强医疗救援应急处理工作的宣传报道、危机心理干预和防病知识普及。

省工业和信息化厅:负责组织海难/海啸/海上突发事件医疗救援应急疫苗、药品、医疗设备和器械、防护用品以及生活必需品的生产和调度,保证供应。

省财政厅:安排海难/海啸/海上突发事件应急工作所需经费,并做好财政资金的监管。

省人力资源和社会保障厅:会同有关部门落实好参与海难/海啸/海上突发事件医疗救援应急处理工作人员的工伤待遇政策。

省公安厅:负责维持海难/海啸/海上突发事件医疗救援应急处理工作现场秩序。情况特别紧急时,对现场及相关通道实行交通管制,开设应急救援"绿色通道",保证医疗救援工作顺利开展。

省民政厅:组织指导做好受灾群众的紧急转移、安置工作,负责做好转移受灾群众吃、穿、临时居住以及基本医疗救助工作;组织指导社会捐助活动,协助做好伤亡人员的身份确认以及遇难人员亲属抚慰工作。

省国土环境资源厅:负责组织环境质量监测与环境保护监督执法,维护环境安全。

省交通运输厅:保证医疗救援人员和物资运送的优先安排、优先调度、优先放行,确保公路、水路运输安全畅通。

省科学技术厅:根据实际情况和需要,牵头组织科研力量开展医疗救援应急技术科研攻关,统一协调、解决检测技术、药物研发和应用中的科技问题。

省外事侨务办:协助做好海难/海啸/海上突发事件医疗救援应急处理的相关涉外事务;配合职能部门做好向相关国际组织和有关国家、地区通报情况及争取国际援助等方面工作。

省农垦总局:配合地方政府及有关部门做好涉及农垦系统范围内的海难/海啸/海上突发事件医疗救援应急的各项工作。

省工商局:维护市场经营秩序。

海口海关:负责海难/海啸/海上突发事件医疗救援应急处理工作急需进口的特殊药品、器材等物资的优先通关验放工作。

省出入境检验检疫局:组织做好发生海难/海啸/海上突发事件时国境口岸的出入境卫生检疫、传染病监测、卫生监督和卫生处理工作,及时收集和提供国外传染病疫情信息。

省通信管理局:负责组织、协调各电信运营企业为海难/海啸/海上突发事件件医疗救援应急处理(包括报告)提供应急通信保障。

省食品药品监管局:负责海难/海啸/海上突发事件医疗救援应急药品、医疗器械的质量监督管理。

省物价局:加强相关药品和医卫材料价格监测和检查,必要时按照《价格法》规定采取价格临时干预措施,保持物价稳定。

省爱卫会:负责组织全社会开展除"四害"等爱国卫生活动。

省红十字会:组织群众开展现场自救和互救,根据海难/海啸/海上突发事件医疗救援的具体情况,向省内外发出呼吁,依法接受组织和个人的捐赠,提供急需的人道主义援助。

省军区后勤部:负责本系统海难/海啸/海上突发事件医疗救援应急处理工作。根据上级部门的指示,调集军队医疗卫生有关技术人员和力量,支持和配合地方海难/海啸/海上突发事件医疗救援的应急处理工作。

武警省总队后勤部:根据上级部门的指示,组织指挥武警部队参与海难/海啸/海上突发事件医疗救援的应急处理工作,配合公安部门做好事件现场的控制工作。

以上部门和单位要指定相关业务处室具体负责处理海难/海啸/海上突发事件医疗救援应急处理工作,并指定专人担任联络员,负责联络和协调工作。指定处室和联络员名单报省卫生应急办公室,如有人员变动要及时报告。

其他有关部门根据本部门职责和海难/海啸/海上突发事件医疗救援应急处理工作的需要,组织做好紧急物资的进口、市场监督管理、污染扩散的控制、相关法规的制订以及省海难/海啸/海上突发事件医疗救援应急指挥部交办的相关工作等。

2.3 专家组

省海上医疗救援应急指挥部设立由省级医疗卫生机构、卫生科研机构、大专院校等医学专家组成海难／海啸／海上突发事件医疗救援专家组,为全省突发海难／海啸／海上突发事件医疗救援应对工作提供决策咨询和技术支持。

2.4　现场应急指挥机构

根据海难／海啸／海上突发事件应急处置工作需要,成立现场应急指挥部,主要负责海难／海啸／海上突发事件现场应急处置工作,下设若干个应急处置工作组,由省直相关部门分管负责人任组长。

2.4.1　现场医疗救援应急指挥中心

1)负责整合、调配现场应急资源,统一指挥医疗救援工作;

2)收集现场灾害信息,根据实际灾害现状和救援处置的变化来制定方案,并组织实施;和／或接受上级领导指示并落实指令;

3)根据现场处置需要,请求应急指挥中心协调组织其他医疗应急资源;

4)协调现场医疗救援应急小组之间的工作;

5)收集现场医疗救援处置相关信息并上报信息;

6)在医疗救援应急处置过程中,负责向省级或国家主管部门求援及配合政府应急其他部门应急处置工作;

7)核实应急终止条件并向应急指挥中心请示应急终止;

8)应急终止负责现场善后工作。

9)完成医疗救援应急指挥中心交办的其他准备工作。

2.4.2　医疗救援组

在现场医疗救援应急指挥中心指挥下开展医疗救援工作,负责现场的医疗救援工作,包括伤病员的检伤分类、急救处理、收治管理及伤员的转运等工作。同时也需要做好灾后伤病员、救援人员的心理疏导工作,并做好灾后卫生防疫工作。

2.4.3　信息管理小组

启动急诊与院前急救大平台之信息平台,迅速搭建海难、海啸及海上突发事件现场与总部应急信息快速交换的通道,传递现场相关信息。

2.4.4　交通管理小组

启动海、陆、空医疗救援通道,第一时间派遣先遣医疗救援交通工具前往现场,并与城市交通管理部门、航空部门、气象部门进行沟通,请求其协助各个救援交通工具无障碍、安全、快速、有效的到达现场,应用5G信息网络与指挥中心进行沟通上报,必要时请求支援。

2.4.5　应急资源协调组

充分了解医疗救援物资储备情况,做好医疗物资应急准备、协调和调动工作,其中包括救援直升机、医疗船、救援快艇、救护车等转运交通工具上的救援物资准备。

2.4.6　宣传组

由省政府新闻办牵头,省直相关部门、事发地人民政府参加。负责舆论的引导、相关政策以及健康科普的宣传工作。

2.4.7　后勤保障组

事发地人民政府牵头,省直相关部门参加。负责统筹保障事件现场的场地保障、电力照明、专用通信、公网通信、气象监测等工作。

2.5　日常管理机构

海难／海啸／海上医疗救援中心挂靠在各级卫生健康委员会应急办公室,负责海上医疗

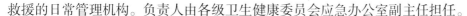

救援的日常管理机构。负责人由各级卫生健康委员会应急办公室副主任担任。

省海上医疗救援中心办公室职责：

1）负责海难 / 海啸 / 海上突发事件的医疗救援接警工作；

2）组织、指挥、协调各方面力量开展海上突发事件的紧急医疗救援工作；

3）负责海上突发事件紧急医疗救援的汇总和上报工作；

4）其他日常工作。

各省、市（地）级、县级卫生行政部门要指定机构负责本行政区域内突发公共卫生事件应急的日常管理工作。

3　信息接报

3.1　报告程序

发生海难 / 海啸 / 海上突发事件后，当地卫生医疗行政部门接到事件报告后立即启动应急预案，同时迅速向市卫生健康委应急办报告，并且根据医疗响应级别逐级向省卫生健康委和国家卫生健康委汇报。

3.2　应急报告内容

1）事发时间、地点；海域位置或船舶名称；

2）船舶的地理坐标，海难 / 海啸 / 海上突发事件类型和程度；

3）现场气象、海况；

4）涉险人数、人员落水、伤亡情况；

5）周围船舶、守护船位置及周围设施情况；

6）事件发生的初步原因；

7）已采取的卫生处理措施、处理效果；

8）卫生救援物资储备、消耗、需求情况；

9）前往灾区救援的医务人员单位、专业、配备明细；

10）请求其他交通、防疫、气象、消防等部门的支援及协助状况。

3.3　应急信息报送形式

以书面报告为主，如果有必要可采用录音、录像等形式。

4　信息通报

各级卫生行政部门在处理海难 / 海啸 / 海上突发事件过程中，要加强与有关部门和有关方面的信息沟通，及时获取其他相关部门处理海难 / 海啸 / 海上突发事件涉及的相关信息，以便及时掌握相关突发事件涉及的其他卫生应急工作情况，并及时通报实时卫生应急处理情况。

5　应急准备

5.1　预案制定与修订

本预案由省卫生行政部门组织制定并报省政府审批发布。各地区可结合实际制定该地区的海难 / 海啸 / 海上突发事件医疗卫生救援应急预案。

本预案定期进行评审，根据海难 / 海啸 / 海上突发事件医疗卫生救援实施过程中发现的问题及时进行修订和补充。

5.2　宣传和教育

省、市、县人民政府要积极组织和指导全社会开展海上突发事件的安全教育及应急防护宣传教育活动，加强医疗自救培训，努力提高企事业单位、市民群众对海难 / 海啸 / 海上突发事件的安全防范意识和自救能力,最大限度地预防和减少事故的发生及人员的伤亡。

5.3　培训和演练

海上紧急医学救援是海难/海啸/海上突发事件医疗救援的重要一环。应在国家卫生健康委的指导下组建省级海上紧急医学救援队,加强救援队队员海上救援专业技术的能力建设。省、市、州、县人民政府及相应卫生行政部门均应定期或不定期开展关于海难/海啸/海上突发事件的联防联控联合演练或者专项医疗救援应急演练,做好实施医疗应急处置的各项准备,确保辖区内一旦发生海难/海啸/海上突发事件,能迅速进入应急状态。

5.4　监督检查

省应急办及相关卫生部门,对本预案实施的全过程进行监督检查,确保各项应急措施到位。

6　医疗应急响应

6.1　分级响应

6.1.1　Ⅳ级响应

达到一般事件(Ⅳ级)级别后,县(市)级人民政府卫生行政部门立即启动Ⅳ级应急响应,迅速开展海上卫生应急工作,并将卫生应急工作情况及时报本级人民政府和上一级卫生行政部门。市(地)级卫生行政部门应当及时组织专家对卫生应急处理工作进行技术指导。省级卫生行政部门应当根据工作需要提供技术支持。

6.1.2　Ⅲ级响应

达到较大事件(Ⅲ级)级别后,市(地)级人民政府卫生行政部门立即启动Ⅲ级应急响应,迅速开展卫生应急工作,并将卫生应急工作情况及时报本级人民政府和省级卫生行政部门。省级卫生行政部门应当及时组织专家对卫生应急处理工作提供技术指导和支持。国务院卫生行政部门根据工作需要及时提供技术支持和指导。

6.1.3　Ⅱ级响应

达到重大事件(Ⅱ级)级别后,省级人民政府卫生行政部门立即启动Ⅱ级应急响应,迅速开展卫生应急工作,并将卫生应急工作情况及时报本级人民政府和国务院卫生行政部门。国务院卫生行政部门应当加强技术支持和协调工作,根据需要组织国家卫生应急救治队伍和有关专家迅速赶赴现场,协助开展卫生应急处理工作。

6.1.4　Ⅰ级响应

达到特别重大事件(Ⅰ级)级别后,在省指挥部统一指挥领导下,省卫生健康委应将海上突发事件事态发展和医疗救援情况及时报告给国家卫生健康委应急办,并提请国务院卫生行政部门立即启动Ⅰ级应急响应,省级卫生行政部门在本级政府领导和国务院卫生行政部门指导下,立即组织协调市(地)、县(市)级卫生行政部门开展卫生应急处理工作。

6.2　医疗救援应急响应措施

6.2.1　先期处置

海上突发事件发生后,事发地相关卫生行政单位要组织当地医疗救援力量先期医疗处置及相关信息收集,同时报告上级有关卫生行政部门,并按规定报告事态发展,待接到上级卫生行政部门的指令后,再在上级卫生行政部门的统一指挥下开展医疗救援。

6.2.2　现场处置

6.2.2.1　现场处置原则

到达现场的医疗卫生救援应急队伍,本着"先救命后治伤、先救重后救轻"的原则开展工作。

6.2.2.2　检伤分类

由接受过检伤分类训练,有经验的救援医生按照伤病员轻重缓急进行分度:

1)轻度:生命体征基本正常,如一般挫伤,擦伤;

2)中度:短时间内不会危及到生命,如单纯骨折,外伤后出血等;

3)重度:意识模糊,危及生命者,如窒息,大出血,休克,心室颤动等,需及时抢救;

4)死亡:意识丧失,呼吸心跳停止。

按照病情轻重给每位伤病员左手腕上分别戴上绿、黄、红、黑四种彩色标识手带,内插纸片。内容包括病人编号、姓名、性别、年龄、受伤位置、过敏史等。绿、黄、红、黑不同颜色分别代表轻、中、重、死亡四种不同的伤情。

6.2.2.3　早期救治

1)将落水者被就救上来后,立即安置在温度不低于22~25℃医疗船舱内,并快速进行"水浴复温";

2)局部升温后,对关节及肢体进行热敷,给予温水、温饮料等;

3)为防止伤病员产生严重脱水,应静脉给予等渗葡萄糖治疗;

4)重视伤后1小时内的"黄金抢救时间"和伤后10分钟内的"白金抢救时间";

5)监测生命体征、纠正休克、骨折固定,对呼吸道梗阻和窒息、心脏骤停等危及生命的急症伤员,要迅速清除伤员呼吸道异物,保持呼吸通畅,进行心肺复苏,尽早气管插管及辅助呼吸;

6)对于有伤口的伤病员给予清创术治疗,对于危重伤员给予紧急包扎、气管插管、导尿等治疗,对于开放性气胸和张力性气胸给予包扎、封闭和胸腔穿刺排气。

6.2.2.4　伤病员转运

医疗运送的目的,是使伤病员迅速脱离海难现场及受损的舰船,快速得到救治,减少伤亡率。当伤病员伤情严重现场医疗条件无法满足急需转运到后方基地医院进行治疗:

1)充分利用军队应急专业队伍、国家紧急医学救援队、医疗船、急救快艇、救援直升机、胸痛车、卒中车、创伤车等先进的转运技术和团队对伤病员进行安全转运,将其打造成军队-地方联合化、海-陆-空三维空间立体救援。

2)对待送的伤病员进行复检。对在转运途中可能出现危情的伤病员,应先经救治,做必要的处理后再进行转运。

3)详细填写转运交接卡,向指挥中心上报,并提前和院内取得联系争取无缝对接。

4)在转运途中,医护人员必须密切观察伤病员病情变化,并确保治疗持续进行。

5)在转运过程中要科学搬运,避免造成二次损伤。例如,对于伤员,发现、怀疑有脊柱骨折时,搬动应十分小心,防止脊柱弯曲和扭转,以免加重伤情。搬运时,严禁一人抱胸、一人抬腿的方式搬动,应由3~4人托扶伤员的头、背、臀、腿部,抬放至硬质担架(或平板)上,然后固定运送。

6)对于伤病员进行合理分流,转运至现场医疗卫生救援指挥部指定地点,任何医疗机构不得以任何理由拒诊、拒收伤病员。

6.3　心理疏导

心理救援队对受灾伤员和救援人员随即展开心理疏导工作,消除心理焦虑、恐慌等负面情绪。

6.4 疾病预防控制和卫生监督工作

为了确保大灾之后无大疫,海难/海啸/海上突发事件发生后,加强灾区食品卫生、饮用水卫生和公共场所卫生监督监测工作,依法对饮用水供水单位和公共场所卫生实施监管。

海啸:

1)认真做好对医疗救护和防疫人员的自身防护。所有救援队员,都要进行传染病防治知识培训,掌握预防措施与防护技能,注射预防性生物制品,做好个人防护工作,确保自身健康。

2)收集灾区卫生资源运转、灾民的伤病亡情况以及传染病动态信息,组织开展灾区现场流行病学调查,对灾区可能发生的传染病及其危险因素进行正确判断、分析、预测,并利用新闻媒体及时向外界和灾区公布。

3)加强饮食饮水卫生监督管理。对灾区的食品要进行抽检,及时发现和处理污染食品,消除食物中毒的隐患,预防食物中毒和其他食源性疾患;及时确定可供饮用的水源,对分散式供水用漂白粉或漂白粉精片等进行消毒,并开展饮用水源的卫生状况动态监则。

4)紧急建立灾后疾病监测系统,实行疫情专报制度。在灾区工作的医疗卫生人员应按要求向指定的卫生机构报告疫情,对重点传染病和急性中毒事故等实行日报和零报告制度,一旦发生重大疫情和紧急医学事件,要及时报告上一级卫生部门,以便及时组织力量开展调查处理,迅速控制和扑灭疫情。

5)是指导开展环境的卫生清理。加强人群聚集地的厕所及垃圾场的设置和管理,选择合适地点搭建临时应急厕所,并及时对粪便进行卫生处理。肠道传染病病人的粪便必须进行严格的消毒处理。做好人、畜尸体的掩埋,对患传染病死亡的尸体应依据有关规定进行处理。加强对蚊、蝇、鼠等病媒生物的监测,安全合理使用杀虫、灭鼠药物,采取多种措施,及时有效开展杀虫、灭鼠等工作。

6)对有可能发生有毒有害化学物质泄漏、放射性物质或生物战剂污染的地区,要组织专业人员指导防护工作。当已发生泄漏或污染时,应尽快判定危害范围,开展监测与消除、消毒,搞好人群的防护。

7)开展卫生防疫防病知识的宣传。组织医疗卫生人员充分利用各种宣传手段,对官兵(群众)进行健康教育和卫生防疫防病知识的宣传,最大限度地提高宣传教育的覆盖面,提高官兵(群众)自身防护能力,特别是自我保健意识和心理调节能力。

医院船:

1)船上配备专职卫生防疫干部,严格落实卫生监督制度,加强饮水、饮食卫生管理,防止病从口入。对日常饮用淡水、水果、蔬菜、肉蛋奶等食品进行严格检验检疫;同时,对炊事人员定期进行食品安全卫生知识教育,密切关注餐饮人员的个人卫生状况,督促其勤剪指甲、科学洗手,餐饮操作时戴一次性口罩,遇到发热、咳嗽腹泻、乏力、尿黄等异常情况,及时报告并科学处置。

2)经常对食堂操作间、灶具、食品储藏地、餐厅进行卫生指导,对所有餐具、厨具定期消毒。加强对船上淡水的监管力度,定期对供水水源、供水管道、淡水舱及海水淡化装置进行卫生检查。科学处理污水、污物和医疗垃圾,达到无害化标准。

3)密切关注全船空调系统,严防细菌经空调传播。对全船各舱室定期消毒、杀虫、灭鼠,利用挡鼠板、灭蝇灯等设备防控蚊蝇和老鼠。严格按照国家卫生部《医疗废物管理条例》和医院船《医疗废物处理的方案》处理医疗垃圾。医疗救援结束,离开码头前对全船进行一次终末消毒。

4）医院船舱室空间狭小、密闭,通风相对差,居住人员多,一旦有外界致病微生物输入,则成为疫病传播的温床,因此,"防患于未然、治之于未乱"的防控原则至关重要。

5）医院船所有人员定期完成HIV、HCV、HBV、梅毒、结核等重要传染病的筛查,避免了传染病侵入医院船的第一个途径。

6）靠港停泊医疗服务期间,设置前出医疗分队,在医院船之外诊治大部分无需住院的患者,需要后送至医院船的患者,一律严格体温筛查,前出医疗分队配有传染病专科医生,负责可疑传染病患者的甄别工作,尤其对不明原因咳嗽、顽固性腹泻、眼黄、尿黄的患者,重点筛查传染病。

7）对上船手术、诊疗的患者首诊医师负责传染病筛查,遇到疑似病例,立即请传染科专家会诊。同时,加强对门诊、病房、检查科室的日常巡视,密切观察疫情苗头,并在每日医疗交班会上及时通报。

7　信息发布和公告

海难/海啸/海上突发事件发生后,各级应急指挥机构要会同新闻部门按照国家有关规定,依据《国家突发公共事件总体应急预案》《省/市/县突发事件新闻发布应急预案》,做好信息发布工作。

医疗救援信息发布应当及时、准确、客观、全面。要在事件发生的第一时间向社会发布简要信息,随后发布初步核实现场伤亡情况、医疗救援情况、政府应对措施和公众防疫措施等,并根据事件后续医疗处置情况做好后续发布工作。

信息发布要积极主动,准确把握,避免猜测性、歪曲性的报道。政策规定可以公布的,要在第一时间内向社会公布。诸如授权发布、散发新闻稿、组织报道、接受记者采访、举行新闻发布会等发布形式都可以视具体情况灵活采用。保证在整个事件处置过程中,始终有权威、准确、正面的舆论引导公众。

8　医疗救援应急响应的终止

经启动响应的卫生行政部门组织评估,确定应急阶段的医疗救治和卫生防疫工作结束,已经进入恢复重建和灾后防疫阶段,可以做出终止应急响应的决定,并向上一级卫生行政部门报备。

9　善后工作

9.1　善后处置

现场医疗救援队负责现场清理工作,包括受灾伤员的清点和医疗救援物资的清点整理工作;各省、市、县州医疗机构负责获救伤病人员的后续救治工作;对参与医疗救援的相关救援人员要给予相应的补助,特别贡献人员要给予表彰;对参与救援的伤、残救援人员要给予及时的抢救、治疗,和对因参与应急处置工作而死亡的救援人员,按照国家有关规定,给予相应的补助、抚恤和表彰。

9.2　调查评估

各级卫生应急指挥机构负责对海上突发事件的医疗救援处置情况进行总结评估,评估内容主要包括事件概况、现场调查处置概况、病人救治情况、所采取措施的效果评价、应急处置过程中存在的问题和取得的经验及改进建议,评估报告报本级人民政府和上级卫生应急指挥机构。

10 应急保障

10.1 医疗队伍保障

事发当地海上医疗救援专业队伍为先期处置队伍,省市州县各级海上医疗救援专业队伍根据响应级别的高低和指挥部的统一安排作为后续处置队伍,并视情况向国家海上医疗救援指挥机构和相邻省区市海上医疗救援指挥机构提出增援请求。

10.2 医疗救援经费保障

海上突发公共事件医疗救援应急经费,应当明确动用资金的来源和筹集方式,在各级政府预算预备费和救灾救济资金以及部门不可预见费中优先安排,确保应急支出需要。紧急情况下,可由事发地市、县财政部门按照同级人民政府批准的金额先予拨款,再按照规定程序办理预算变更或预算追加手续。灾害导致的人员伤亡,各级财政按照有关政策规定承担医疗救治费用或给予补助。对应急经费使用情况要做好监督工作,明确处理途径,保证专款专用。

10.3 通信系统保障

在充分利用现有资源的基础上建设医疗救治信息网络,建立院前急救大平台之信息平台、省公共卫生紧急救援指挥中心、医疗机构、省血液中心、疾病预防控制信息系统及卫生行政部门之间的通信息沟通和协调联动机制。实现几者之间以及相关行业间的信息共享。

10.4 医疗救援物资和医疗救援技术保障

各级卫生行政部门制定医疗救助应急药品、器械、设备、快速检测器材和试剂、个人防护用品等物资的储备计划,相关部门负责组织应急物资的生产、储备和调运,保证供应,维护市场秩序,保持物价稳定。各级医疗救援应急队伍根据实际工作需要配备通讯设备和交通工具。

科技部门制定海难 / 海啸 / 海上救援卫生应急技术研究方案,组织科研力量开展医疗卫生救援应急技术科研攻关,统一协调、解决检测技术及药物研发和应用中的科技问题。

省军区后勤部组织军队有关医疗卫生技术人员和力量,支持和配合海难 / 海啸 / 海上救援卫生救援工作。

11 附则

11.1 责任与奖惩

各级卫生行政部门,对海难 / 海啸 / 海上突发事件医疗卫生救援工作作出贡献的先进集体和个人要给予表彰和奖励。对失职、渎职的有关责任人,要依据有关规定严肃追究责任,构成犯罪的,依法追究刑事责任。

11.2 预案制定与实施

本预案自公布之日起施行。

（姚津剑）

二、××××年模拟海上突发事件卫生应急演练方案
（××版）

（一）演练时间

××××年×月×日××:××

（二）演练地点

医院船

（三）参加演练单位

主办：×××

承办：×××

协办：×××

参演单位：×××、×××、×××……×××。

（四）演练观摩单位领导

×××、×××、××× 等相关领导，以及 ××× 等。

（五）演练目的

1. 检验预案　通过开展卫生应急演练，查找应急预案中存在的问题，进而完善应急预案，提高应急预案的实用性和可操作性。

2. 完善准备　通过开展应急演练，检查对应突发事件所需卫生应急救援队伍、物资、装备、技术等方面的准备情况，发现不足及时予以调整补充，做好应急准备工作。

3. 锻炼队伍　通过开展应急演练，增强演练组织单位、参与单位和人员等对应急预案的熟悉程度，提高其应急处置能力。

4. 磨合机制　通过开展应急演练，进一步明确相关单位和人员的职责任务，理顺工作关系，完善应急机制。

5. 科普宣教　通过开展应急演练，普及医疗救援知识，提高公众风险防范意识和自救互救等灾害应对能力。

（六）演练内容

1. 示范海上突发事件现场伤病员的处理流程；

2. 海上紧急医学救援的现场急救技术；

3. 使用不同医疗器材，处理各种类型的伤病员；

4. 示范用医院船、救生艇、救援直升机等先进的转运工具和团队对伤病员进行安全转运；

5. 海上突发事件的人员防护；

6. 海上突发事件应急检测；

7. 海上突发事件的调查分析；

8. 灾后疫情防控；

9. 灾后心理疏导实践检验。

（七）参与的救援交通工具

名称	数量
医院船	1
救生艇	4
救援直升机	1
救护车	15

演 练 程 序

演练全程分镜头,分场次、分人员跟踪拍摄＋网络直播。

第一阶段 演练准备,宣布演练开始

【现场】同步播放海上突发事件卫生应急救援演练的重要性和意义等

【指挥中心屏幕显示】××××年模拟海上突发事件卫生应急演练

【1号主持人】

各位领导、各位专家、各位嘉宾,大家上午好!

××××年模拟海上突发事件卫生应急演练,是由××主办,×××医院承办,×××等单位协办。

出席今天演练的领导和嘉宾有:×××等。

参加演练观摩的单位和嘉宾有:×××等。

本次演练依照××,结合××等预案进行。

演练分为五个阶段:第一阶段,演练准备;第二阶段,信息报送、应急响应;第三阶段,应急处置;第四阶段,转运后方医院;第五阶段,应急结束、响应终止;第六阶段,总结与讲评。

担任今天演练指挥长的是××主任××同志。副指挥长是××应急办主任××同志。

下面请指挥长宣布进入演练。

指挥长:"我现在宣布,××××年海上突发事件卫生应急演练现在开始。"

(各级指挥员、医院船及各支演练队伍准备就绪)

第二阶段 信息报送和应急响应,事故的发生和发展

【播放视频】

视频反映:海难发生的时间、地点、现场状况、造成的损害、伤亡的初步情况以及主要伤情等。

海上现场展示:海难发生后海上灾难现场布景,配合音效,制造气氛。海上重伤员(已化好妆)＋船上伤员(已化好妆)＋海上轻伤员(已化好妆)＋4具模型(替代10名死亡人员,贴黑标的伤员)已经分别进入演练海域。

【2号主持人】

20××年××月××日××时××分,××市附近海域两艘客运轮船发生剧烈碰撞,导致大量人员出现落水、伤亡等情况的发生。

当发生碰撞后,轮船负责人开始拨打110、119、120等电话进行求助。当地卫生健康委员会应急办立即启动应急响应并向省政府进行汇报。

接到报告后,省政府应急、环保、消防、武警、交警、卫生等部门负责人迅速成立远程指挥中心。由于事故发生在海上,陆上救护车无法进入灾害现场进行救援,决定调派省市医学专家跟随医院船前往灾害现场进行救援。

下面医疗系统上报程序展示。

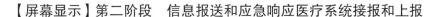

【屏幕显示】第二阶段　信息报送和应急响应医疗系统接报和上报

【现场表演】

【轮船负责人：拨打120】

轮船负责人："（急切）是120指挥中心吗！我是××号轮船船长××，今天发生海啸后，2艘轮船发生碰撞，一艘轮船的机舱发生火灾，现场将近有三四十余名人员受伤，请求支援。我的电话是13166235116。"

120指挥中心："好的，请保持电话畅通，维持好现场秩序，我们立即调派医疗救援队到场，我的工号01。"

轮船负责人："好的。"

【2号主持人】120立即向市卫生健康委报告，并迅速组织急救中心医护人员赶赴现场开展先期处置。

【120指挥中心调派医院船】

【话外配音】120指挥中心立即拨打了后方医院急救电话，说明了现场的情况，并要求腾空医疗床位，准备接收病人。同时拨打了医院船急救电话，说明现场的情况，立即前往事故现场处置进行医疗救援。

医院船立即集结医疗救援人员，前往现场进行抢救。

【视频播放】医院船开始准备＋出发的视频。

【屏幕显示】第二阶段 信息报送和应急响应

【1号主持人】

医院船接到120指挥中心的电话后，迅速向队长和院领导进行了报告，同时腾空床位，召集急诊、创伤、烧伤、神经、皮肤、骨科、妇科、普外科、眼科、检验科、影像科、麻醉科、中医科、疾控中心等50名医疗救援专家，由副院长××同志带队赶往灾害现场救援。途中，××同志将基本情况报告给了省卫生健康委应急办的负责同志。

省卫生健康委应急办主任接到报告后，迅速进行了核实，并向委领导、省政府总值班室和国家卫生健康委应急办报告了情况。下达了紧急医学救援任务，并根据《××省海上搜救应急预案》《国家突发公共事件医疗救援应急预案》和现场伤亡情况，建议启动我省紧急医学救援Ⅱ级应急响应。

下面进入第三阶段卫生应急处置

【屏幕显示】第三阶段　卫生应急处置　医院船到达现场，设置临时指挥部

【场景：现场】医院船到达灾害救援现场，×××主任临时担任现场医疗救援指挥。

【2号主持人】医院船到达现场，设立现场远程指挥中心、划分安全区域，医院船医疗组组长×××主任临时担任医疗现场指挥官，与船上的海军官兵进行沟通，派救生艇在受灾水域营救伤员。并对医护人员下达指令。

【场景】医院船上的医护人员整队接受指令

（对话表演）×××主任（医疗组组长）（带耳麦）："1、2号医生，请你们负责甲板、船舱各区划分和病人的位置分配；1、2号护士负责引导伤员并对停留绿色伤员区的伤者进行监护，其他医护人员请配合我进行接收伤员并检伤分类。"

全部医护（医疗船）回答："是。"

【场景】许多落水伤员被救生艇陆续救回，被医院船所接收。医护人员将"重伤员"置于吊篮内接至医院船上，"轻伤员"则用舷桥舷递方法，在舷差孔9m的情况下进行换乘。然后检伤分类，再由担架搬至各医疗组。

【屏幕显示】应急处置——检伤分类

【对话】（耳麦）

×××主任（面对伤员）："我是医院船救援组组长，请大家保持镇定、不要慌张、服从安排、听从指挥。现在请大家听我的指挥，凡是落水后被救起能走动的伤员，请马上到1、2号护士负责的监护区域，进行测量体温，体温<35℃的伤员均需进行复温治疗"。

【场景】6名落水伤员立即撤到左手边，均可步行、互相搀扶、跛行，由1、2号护士给伤员挂绿牌，边安慰、边引导至绿区，并对绿区伤者进行监护及测量体温，对于体温正常者（>35℃）每位伤员发一条毛毯保持体温，对于体温过低者（小于35℃）需要实施主动复温或内部复温治疗。

【注】6名绿区伤员分别为：1号体温36℃、2号体温35.3℃、3号体温35.6℃、4号体温35.8℃、5号体温33.6℃、6号体温30.1℃。

【1号主持人】经过体温测量，发现5号、6号落水伤员，由于长时间浸泡在水中，体温流失过快。需要进行主动复温或者内部复温治疗。

【场景】对其他的伤员马上进行检伤分类并挂牌。

【1号主持人】经初步检伤，有6名伤员伤势较重。现在急救医生继续ABCD检伤分类并挂牌，每个伤员判断时间为30秒。（动作：×××主任对每个伤员都进行安抚，同时再呼叫另2同伴上场，对包括这6名在内伤员进行检伤分类）。

【屏幕显示】检伤分类的四个等级、标识与救治顺序。

灾害现场的检伤分类分为四个等级——轻伤、中度伤、重伤与死亡，统一使用不同的颜色加以标识，必须遵循下列的救治顺序：

1. 第一优先 重伤员（红色标识）。

2. 其次优先 中度伤员（黄色标识）。

3. 延期处理 轻伤员（绿色标识）。

4. 最后处理 死亡遗体（黑色标识）。

ABCD检伤分类的具体操作方式是：

A. Asphyxia—窒息与呼吸困难 伤员胸部、颈部或颌面受伤后，很快出现窒息情况，表现为明显的吸气性呼吸困难，呼吸十分急促或缓慢，伴有发绀、呼吸三凹征、气胸或连枷胸等体征。常见原因为胸部穿透伤、张力性气胸、冲击性肺损伤、多发性肋骨骨折或急性上呼吸道机械梗阻。

B. Bleeding—出血与失血性休克 创伤导致伤员活动性出血，不管哪一个部位损伤出血，一旦短时间内失血量超过800ml，出现休克的早期表现，如收缩压低于100mmHg或脉压差<30mmHg，脉搏超过100次/分，伤员神志虽清楚但精神紧张、烦躁不安，伴有面色苍白，四肢湿冷，口干尿少，即应判断为重伤。休克的快速检查方法为一看（神志、面色）、二摸（脉搏、肢端）、三测（毛细血管充盈度、但暂时不用急于测量血压）、四量（估计出血量）。

C. Coma—昏迷与颅脑外伤 伤员受伤后很快陷入昏迷状态，并且伴有双侧瞳孔改变和神经系统定位体征，即使头部没有外伤迹象，也暂时无法做头颅CT证实，仍可初步诊断为颅脑损伤，属重伤员。

D. Dying(die 的现在时) 正在发生的突然死亡重度的创伤会导致伤员当场呼吸心搏骤停,如果医疗急救人员能够及时赶到现场,面对正在发生的猝死,只要伤员心脏停搏的时间不超过 10 分钟,心肺复苏仍有抢救成功的可能,故可归为重伤范围。

只要一看见伤员出现 ABCD 其中一项以上明显异常,即可快速判断为重伤,异常的项目越多说明伤情越严重;相反,如果 ABCD 四项全部正常,则归类为轻伤;而介于两者之间,即 ABC 三项(D 项除外)中只有一项异常但不明显者,则应判定为中度伤。

【2 号主持人】经快速判断:7 号伤员,呼吸深快、咳嗽、咳痰、喘憋、进行性呼吸困难,口唇及指(趾)端发绀。初步判断是由海水淹溺导致的急性呼吸窘迫综合征(ARDS);8 号、9 号伤员,持续寒战,体温分别为 30.1℃ 和 30.7℃,生命体征微弱,意识不清、初步判断是海水冻僵伤员;10 号伤员,血压下降、胸痛、呼吸困难、咯血、胸口有一处长约 5cm 的创口,初步判断是胸部开放伤合并海水浸泡;11 号伤员,初步判断是左小腿开放性骨折合并海水浸泡;12 号伤员,意识模糊、头部有创伤、呼吸困难、脉搏细弱,初步判断是颅骨开放伤合并海水浸泡。

【意外状况处理】

【2 号主持人】由于现场环境复杂,伤员较多,医护人员在检伤分类时,一名中度伤员(黄 1 号)突然发生心搏骤停,现场一阵慌乱。张医生立即跑来为伤员做心肺复苏,另一位医生用 AED,为伤员做体外除颤。

【场景表演】

(对话表演)一名船员:"医生、医生!快点过来,这边有人昏倒了。"

3 号张医生(用耳麦):"请大家不要喧哗,保持安静,我需要立即对病人进行心肺复苏,请通知其他医生立即将 AED 送来。"

(时间节点:张医生一直在进行心肺复苏,1 分钟后其他医生就送来了 AED,同时为病人进行体外除颤。5 分钟后病人恢复窦性心律,但是意识模糊,随后立即将病人送往抢救室进行抢救。)

以下为具体医疗演练展示

【屏幕显示】海水淹溺伤员处置

【1 号主持人】现在在 1 号抢救室对 7 号伤员进行救治

【屏幕显示】

症状:呼吸频率增快,咳嗽、咳痰,有时咳粉红色泡沫痰,神志恍惚、淡漠或烦躁等。体征:发绀明显,肺部听诊可有干、湿啰音,捻发音,呼吸 35 次 / 分,脉搏 101 次 / 分,血压 105/71mmHg,心率 130 次 / 分。初步诊断为:海水淹溺型呼吸窘迫综合征。

处置:

1. 复温、保暖。

2. 迅速解除气道阻塞,吸除气道内泡沫样液体或分泌物。

3. 即给予甲泼尼龙;面罩给氧 4~6L/ 分。

4. 积极治疗肺水肿。

5. 维持体内电解质平衡。

6. 使用广谱抗生素。

【场景】

×× 医生:"报告现场指挥,红 7 号伤员突然出现呼吸频率增快,咳嗽、咳痰,有时咳粉红色泡沫痰，神志恍惚、淡漠或烦躁等。发绀明显，肺部听诊可有干、湿性啰音，捻发音，呼吸 35 次 / 分，脉搏 101 次 / 分，血压 105/71mmHg，心率 130 次 / 分。诊断考虑：海水淹溺型呼吸窘迫综合征。"

现场指挥官："请将伤员马上送到 1 号抢救室进行抢救。"

××医生："是。"

【屏幕显示】海水冻僵伤员

【1 号主持人】现在在 2 号抢救室对 8 号、9 号伤员进行抢救

【屏幕显示】

症状：持续寒战，抽搐，步态笨拙，行动缓慢，容易失足，全身发凉，呼吸慢而浅，生命体征微弱意识不清；心电图：心律不齐。体温分别为 30.1℃和 30.7℃，血压分别为 98/62mmHg 和 90/60mmHg。

处置：

1. 脱掉湿衣服，裹上棉衣、棉被，恢复体温。

2. 维持血容量，心脏监护，加温、加湿给氧。

3. 维持酸碱平衡。

4. 防止并发症的发生。

【场景】

（对话表演）**××医生：**"报告现场指挥，8 号、9 号伤员持续寒战，抽搐，步态笨拙，行动缓慢，容易失足，全身发凉，呼吸慢而浅，生命体征微弱意识不清；心电图：心律不齐。体温分别为 30.1℃和 30.7℃，血压分别为 98/62mmHg 和 90/60mmHg 需要马上进行抢救。"

现场指挥官："将两位伤员送到 2 号抢救室进行抢救。"

××院医生："是。"

【屏幕显示】胸部开放伤合并海水浸泡

【1 号主持人】现在在 3 号抢救室对 10 号伤员进行救治

【屏幕显示】

症状：胸口有一处长约 5cm 的创口有海水溢出、血压下降、胸痛、呼吸困难、咯血、叩诊伤侧胸部呈实音、呼吸音减弱、器官显著向健侧偏移，×线检查可见液气胸表现。实验室检查：氧分压下降、钾离子浓度升高。

处置：

1. 复温、保暖。

2. 使用海战伤专用防水巾包扎伤口。

3. 加强呼吸道管理，保持呼吸道通畅。

4. 及时处理开放伤气胸。

5. 确诊后立即于伤侧腋中线第 6 肋间放置闭式引流管，迅速将胸腔内的海水引流出体外，解除对肺脏的压迫、浸泡，减少海水吸收。

6. 行鼻导管或面罩吸氧，必要时可行气管插管，机械辅助呼吸，改善呼吸功能，改善全身的氧气供给，防止因重度低氧血症引起继发循环障碍。

7. 止血和补充有效血容量，防止失血性休克。

8. 及时纠正体温过低。

9. 有感染情况尽早使用有效抗菌药物，皮下注射破伤风抗毒素。

10. 使用建立 2 条或 3 条静脉通路,采用快速输入低张液体的方法,将 5% 葡萄糖注射液或无菌蒸馏水 1 000ml 于 1~2 小时内输完,而后持续输入低张液体。早期不输含盐液体。补液过程中应当严密观察血压、呼吸、脉搏等生命体征,同时定期检查血生化及血浆渗透压。

11. 纠正代谢性酸中毒,按照 2~4ml/kg 的剂量静脉输入 5% 碳酸氢钠液,而后根据血气分析结果再适当补充。

12. 密切观察,根据病情变化实施心肺复苏,抗休克,纠正低氧血症、血流动力学紊乱等救治措施。

【场景】

(临时对话)医疗组组长:"大家在检查伤员的时候,一定要注意有没有隐匿性的损伤,如果有,马上进行汇报。"

【屏幕显示】胫腓骨下段粉碎性骨折合并海水浸泡

【1 号主持人】现在在 4 号抢救室对 11 号伤员进行救治

【屏幕显示】

症状:×片:胫腓骨下段粉碎性骨折伴软组织缺损,病人意识模糊,伤口剧痛且有海水溢出。

处置:先行生理盐水冲洗伤口,2% 过氧化氢或 1∶5 000 高锰酸钾溶液泡洗,再用生理盐水冲洗伤口,0.25% 碘伏浸泡 5 分钟,清除坏死组织,彻底清创,外固定支架临时固定,尽可能使骨折端解剖复位。冲洗伤口,逐层缝合,闭合伤口,无菌辅料包扎。同时大剂量静脉注射头孢菌素、林可霉素、甲硝唑。

【屏幕显示】颅脑损伤合并海水浸泡

【1 号主持人】现在在 5 号抢救室对 12 号伤员进行救治

【屏幕显示】

症状:T: 34.2℃, P: 66 次 / 分, R: 18 次 / 分, BP: 135/80mmHg。神清,精神可,头枕部肿胀明显,可触及皮下血肿,压痛(+),双瞳孔等大等圆,直径 3mm,对光反射灵敏,耳鼻道无异常分泌物,伸舌居中,腹软,无明显肌紧张及反跳痛,四肢肌力 4+,肌张力正常,巴宾斯基征(-)。CT 示:脑挫裂伤,枕骨骨折,头皮血肿。

处置:

1. 使用专用防水巾包扎伤口。

2. 及时纠正体温过低。

3. 保持呼吸道通畅,尽快清除口腔分泌物、异物、血块等。

4. 迅速控制活动性出血,同时给予抗休克治疗。

5. 用无菌敷料覆盖头部伤口。最外层用防水三角巾或绷带包扎。

6. 早期清创。将头发、碎骨片、泥沙、碎化脑组织和血肿彻底清除。

7. 静脉输注 20% 甘露醇注射液。注意纠正可能出现的电解质紊乱。

8. 有感染情况应早期使用抗生素,防止颅内、肺部和泌尿系统感染。

9. 对颅内高压所致者,注意控制颅内压,对存在尿潴留患者,应及时导尿。

10. 手术结束后送入 ICU 病房密切观察,警惕脑水肿,根据病情变化实施抗休克、抗感染、纠正低氧血症、血流动力学紊乱、电解质紊乱等救治措施。

【临时场景】病人经抢救后,送至医院船 ICU 病房进行病情监护

(对话表演)1 号抢救室医生:"指挥中心,海水淹溺病人经过抢救,暂时脱离了生命危

险,但是还需送至 ICU 病房进行每日观察。"

指挥中心:"好的,将病人送至 1 号 ICU 病房。遇到问题随时上报。"

1 号抢救室医生:"是。"

【屏幕显示】救援直升机转运重度烧伤病人

【临时场景:海上油田附近海域】接到报警,一座海上油田突发大火,海上搜救人员接到命令后迅速前往事故发生地,在失火的海上油田附近水域发现一名重度烧伤病人浸泡在水中,由于路程较远,需要直升机前往救援。

【2 号主持人】海上油田突发大火,海上搜救人员在附近水域发现一名重度烧伤病人浸泡在水中,处于昏迷状态。立即将其救上卫生艇。由于路程较远,担心延误抢救。特向医院船指挥中心发出支援请求。

【场景】海上搜救人员向医院船发出直升机支援请求

(对话表演)**海上搜救人员(戴耳麦):**"(急切)是医院船指挥中心吗?这里是坐标×××、×××,发现一名重度烧伤病人。请立即派直升机前来转运救援。病人现处于昏迷状态。"

指挥中心(医疗船)回答:"收到,我们马上派直升机前往,请保持通话畅通,配合直升机救援队员将病人安全的转运回来。"

海上搜救人员(戴耳麦):"是。"

【临时场景:海上油田附近海域】医院船上的直升机搭载两名医务人员迅速开往坐标×××、×××。到达地点后直升机放下吊篮,和海上救援队员沟通,让其帮忙把病人平放在担架上,并且用带子将病人身体固定好,防止病人在担架上滑落。

(对话表演)**直升机救援人员(戴耳麦):**"你好,我们正在将吊篮放下,请将病人平稳放在担架上,并用带子将身体固定牢靠,防止病人滑落"。

海上搜救人员(戴耳麦):"好的……(几分钟后),我们已将病人平放在担架上,并用带子固定。可以将吊篮升起。"

直升机救援人员(戴耳麦):"收到,谢谢!"

(拍摄直升机飞回医院船)

【场景:现场】

直升机飞回到医院船上空,缓缓将吊篮放下。甲板上的医务人员早已等待接收。

医院船医务人员将烧伤病人接收后,立即将病人推至 1 号抢救室,对其进行抢救。

【2 号主持人】在整个直升机救援过程中用时不到 15 分钟,为这次抢救重度烧伤病人节约了宝贵时间。直升机转运救援在现代院前急救转运中将发挥越来越大的作用。

(直升机救援任务结束后,医务人员回到救治岗位,直升机停在医院船甲板上,继续等待下一次的救援任务。)

【屏幕显示】继续救治新送来的 2 名伤员

【场景】

在陆续救治伤员的时候,急救快艇又新送来 2 名病人,抬至检伤分类区域,检伤分类组医生迅速对 2 名病人进行检伤分类,然后对其进行救治。

【屏幕显示】病人 A

症状:病人 A 小腿皮肤上留有叉棘,刺伤部位出现红肿、疼痛、烧灼感、伤口呈紫色,有轻度眩晕。初步诊断为:海胆刺伤。

处置： 首先除去叉棘，用清水彻底冲洗伤口去除毒液。然后用 5% 高锰酸钾溶液湿敷，并用 0.25%~0.5% 普鲁卡因 20ml 局部封闭。

【屏幕显示】病人 B

症状： 外耳道皮肤轻度充血肿胀、糜烂，表面附有少量浆液性的分泌物和少许脱落的上皮屑；鼓膜标志存在，无充血或轻度充血，听力无明显影响。初步诊断为：海水浸泡性外耳道炎。

处置： 首先保持外耳道干燥，用蘸有 3% 过氧化氢或温盐水的小棉签彻底清理外耳道内分泌物和脱落的上皮屑，清理时要特别注意外耳道前下隐窝，此处最容易隐藏脱落的上皮。然后用 2% 酚甘油棉条湿敷外耳道。

【场景：现场】（局部特写镜头）

两艘急救快艇回到医院船附近，缓慢靠近（防止大型船只造成的水浪将卫生艇掀翻），医院船用大型吊篮将两名伤员接上医疗船，医务人员将病人放置担架推车上，推至病房进行下一步治疗。

【屏幕显示】医疗船上发生人员晕船

【场景：现场】医院船上 5 名健康人员出现轻度晕船。

【屏幕显示】

症状： 有疲乏、眩晕、困倦思睡等感觉，随即感到咽部不适、唾液分泌增多、流涎、吞咽动作频繁、心慌、上腹部有饥饿样空虚感，对机油气味敏感。检查可见面色苍白、全身冷汗、瞳孔散大、心动加速。

处置： 给予抗胆碱类药物，然后嘱咐病人闭目养神，多注意休息。

【屏幕显示】继续检伤分类救治新病人

【场景】正在此时，又有 9 名病人被送至医疗船。现场检伤分类组医务人员再次进行检伤分类并进行及时救治。

6 号医生和护士继续现场救治 13~15 号病人，7 号医生和护士继续现场救治 16~18 号病人，8 号医生和护士继续现场救治 19~21 号病人。

【13~15 号】

13 号： 病人呼吸困难，喉部有异物感。经检查初步判断为喉部异物病人，立即采用垂俯压腹法，从背部抱住伤员上腹部，并使被救者上半身前俯，促其排除异物。初步救治结束后，由医护人员护送至普通病房继续观察治疗。

14 号： 颅顶部出血病人，采用帽式包扎法进行止血。初步救治结束后，由医护人员护送至普通病房进行继续观察治疗。

15 号： 手部划伤出血病人，采用手三角巾包扎法进行包扎止血。初步救治结束后，由医护人员护送至普通病房继续观察治疗。

【16~18 号】

16 号： 锁骨骨折病人，采用"T"字形夹板固定法，取木板两块，制作成"T"字形，夹板加垫，用绷带缠好；然后放在伤员背部用三角巾或绷带固定。初步救治结束后，由医护人员护送至普通病房进行观察治疗。

17 号： 肱骨骨折病人，采用三角巾固定法，将三角巾折叠成 10~15cm 宽的条带，将肱骨固定在躯干上。屈肘 90°，再用三角巾将前臂悬吊于胸前。初步救治结束后，由医护人员护送至普通病房继续观察治疗。

18 号：胸痛，呼吸困难，伴有刺激性干咳，患侧胸部饱满，呼吸运动减弱，触觉语颤减弱或消失，叩诊鼓音，听诊呼吸音减弱或消失。疑似气胸。立即行 × 线检查：有明确气胸线，侧胸壁与肺边缘的距离 < 2cm，初步诊断为小量气胸病人。用一个 50ml 的注射器，消毒胸部皮肤后，于患侧锁骨中线第二肋间胸膜腔穿刺，将气体抽出，直至病人呼吸功能得到缓解，然后由医护人员立即护送至 ICU 病房继续观察治疗。

【19~21 号】

19 号：发热 39.5℃，给予药物或者物理降温治疗、然后送至留观病房继续观察，注意休息。

20 号：发热 40℃，给予药物或者物理降温治疗、然后送至留观病房继续观察，注意休息。

21 号：头皮血肿病人，局部用纱布绷带加压包扎或用冰块、冰水、热水袋装上冷水外敷，以促使血管收缩，阻止继续出血。然后送至留观病房继续观察，注意休息。同时，警惕有无颅内血肿、脑震荡或脑挫伤。

待几组医生护士给予治疗后，填写《伤者人数记录表》。

【屏幕显示】心理疏导

【场景：现场】5 名心理医生正在各个病区对病人、救援人员等进行心理疏导。6 号医生正在对一名失去父母的男孩进行心理疏导。

(对话表演)6 号医生："小明，在想什么呢？"

小明哭着说："叔叔，我想爸爸妈妈了，他们为了救我，死了。我变成一个孤儿了"。(越哭越厉害)

6 号医生："小明呀，你以后不是一个孤儿，身边还有叔叔、阿姨和许多关心你的人。你的爸爸妈妈很伟大，如果他们还活着，会希望你好好地生活。这是天灾，不是人能够控制和左右的……"。

(15 分钟后，经过医生的心理开导，小男孩的情绪慢慢地平复下来了。)

【2 号主持人】

当个体经历一场灾难，面临死亡或经历过死亡威胁后，会使个体产生强烈的反应，主要表现在认知、行为和心理上，严重时会产生意志不受控制等心理危机。心理应激反应是人的身体对各种紧张刺激产生的适应性反应。当刺激强度过大以至于身体难以承受时，机体就会处于紧张、焦虑的状态，影响个体对信息的正确判断，应对能力下降甚至出现失误。同时伴有植物神经、内分泌以及免疫系统功能紊乱，抵御疾病能力下降。严重时导致各种轻重不一的躯体和心理疾病，甚至死亡。如果劣性"应激源"持续作用于机体，应激也可引起机体自稳态的变化，导致心理问题与心理疾病。在灾害现场救援阶段，应该及时对灾民进行心理疏导，降低心理应激反应；灾后也要对灾民进行随访，彻底避免心理危机的出现。而对救援人员的心理干预同样不可忽视，据调查研究，不管是有灾害救援经验还是首次参加救援的救援人员，面对整个灾害救援均或多或少地出现心理危机体验，因此，在灾后帮助灾民恢复重建的同时，既要对灾民进行心理危机干预，也要对救援队自身进行心理辅导。

【屏幕显示】防疫

【具体措施】

1. 收集医院船基本情况；灾情、伤情、病情；传染病、食物中毒、化学中毒；饮用水卫生、食品卫生、媒介生物控制、粪便处理、垃圾的收集和管理;现有卫生资源。

2. 预防肠道传染病　环境治理,健康教育。

3. 对公共场所、重点区域进行消毒、杀虫、灭鼠等工作,有效降低有害生物密度。帆缆部门应及时设置防鼠板,各舱室做好防蚊防蝇工作。定期检查食品储存区和餐厅等区域。

4. 定期对饮用水进行检验,对水箱、供水管道和海水淡化装置进行卫生学检查。加强饮用水管理,定期抽样检查和加氯消毒。船上如配备有海水淡化装置,淡化生成的清洁水应添加氯或溴后才可饮用。

5. 将医疗废物集中封存,定时送至陆地处理点。在运送中要使用专门的运送工具,用后及时消毒,注意重点防止因船体摇摆造成容器及塑料袋破损、泄漏情况发生。如果受海况影响大,船体出现剧烈颠簸,则停止运送。如果医院船上有焚烧炉,也可直接将固体废物进行焚烧。

第四阶段　转运后方医院

【场景:现场】

医院船准备返回港口,提前与120指挥中心取得联系,需要派多辆救护车将船上的病情稳定的病人及轻伤病人转运至后方医院。以便为以后的灾区病人腾出更多的床位。

(对话表演)

医院船指挥长:"是120指挥中心吗? 这里是 ××× 号医院船,准备返回港口,请派15辆救护车前来停靠港口转运病人至后方 ×× 医院。"

120指挥中心:"收到,我们马上调派救护车前往,准备接收病人。请保持电话通畅,随时联系。"

医院船指挥长:"好的,谢谢!"

【场景:现场】

医院船到达港口时,15辆救护车已经全部停靠在港口。每一组的医生、护士、担架员全部准备就绪。

(播放:将船上的病人通过担架转移到救护车中,随后完成与医院船的交接,所有救护车集体开往后方 ×× 医院。到达医院后,第一时间将所有病人转移至各个病区进行观察。)

第五阶段　应急结束、响应终止

现场总指挥:"请你们检查现场是否还有伤员。"

医疗组组长:"是"。

【场景:现场清理】经过查看医院船全部救治区域,伤员已全部救治转运完毕。将收集汇总后的相关表格交现场指挥。

【对话】

医疗队队长:总指挥,这是伤员人数和医疗船收治情况,请核对。此次医疗船共处理病人29名,其中,重度病人7名,中轻度病人22名。现场清理完毕,现场人员是否撤回,请指示!

×× 主任:现场医疗救治任务结束,救护人员撤离。

现场总指挥:现场处理完毕,各岗位撤离。

【1号主持人】根据《××省海上搜救应急预案》《国家突发公共事件医疗救援应急预案》，经请示领导同意，终止Ⅱ级应急响应。省卫生健康委专题向省政府报告了海上突发事件卫生应急演练成效，并向媒体发布了相关信息。

列队完毕；指挥长、副指挥长各自就位。

副指挥长："尊敬的各位领导，同志们，海上突发事件卫生应急演练方案所有科目已经完成，下面请演练指挥长宣布演练结束。"

指挥长："我宣布，演练结束！"

第六阶段　点评与总结

【屏幕显示】点评与总结

【2号主持人】现在进入演练点评与总结环节。

领导1点评总结

领导2点评总结

领导3点评总结

【1号主持人】海上突发事件卫生应急演练方案至此已经圆满结束了，明年的应急演练再见。

以下附件名目仅供参考，可根据各自的实际情况拟定

附件一

伤情识别卡

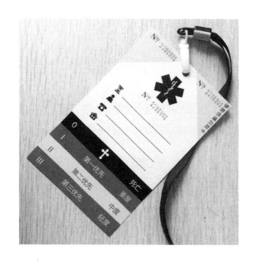

附件二

传染病疫情报告记录表

报告时间	上报单位	上报方式或电话	接电人	病名	发病地点	发病人数	首发病人发病时间	疫情处理情况	报告人

附件三

所有交通工具信息统计名单

车牌号码	车辆种类	司机	司机联系方式	所属单位	备注

附件四

演练人员信息名单

姓名	联系方式	单位	演练组别	备注

注:《××××年模拟海上突发事件卫生应急演练执行脚本》详见附录10。

（姚津剑）

附录1　××××年模拟重大危险化学品爆炸事故卫生应急演练方案执行脚本

第一阶段　演练准备，宣布演练开始

现场/预拍	步骤	主持人	对话内容	画面	字幕	音频
		10:00—10:10 进场　暖场片播放　演练人员和车辆手持队伍标识和旗帜列队准备				
现场连线	1-1	【主持人1】 各位领导，各位专家，各位嘉宾，大家上午好！ ××年模拟重大危险化学品爆炸事故卫生应急演练，是由××主办，×××医院承办，×××等单位协办。 出席今天演练的领导和嘉宾有：×××等。 参加演练观摩的单位和嘉宾有：结合××等。 本次演练依照××，结合××等预案进行。 演练分为五个阶段：第一阶段，演练准备；第二阶段，信息报送，应急响应；第三阶段，应急处置；第四阶段，演练结束，应急终止。第五阶段总结与讲评。 担任今天演练指挥长的是××主任，副指挥长是××应急办主任××同志。 下面进入演练程序。	【对话】 ××应急办主任：报告指挥长，演练准备工作就绪，是否开始，请指示！ ××主任：开始	【场景】演练人员和车辆手持队伍标识和旗帜列队 【动作】演练队伍跑步整齐散开，开始演练	××年模拟重大危险化学品爆炸事故卫生应急演练	对讲 收声

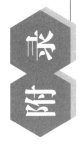

第二阶段　信息报送和应急响应

现场/预拍	步骤	主持人	画面	对话内容	字幕	音频
			事故的发生和发展			
现场连线	2-1	[主持人2] 20××年××月××日××：××，××市××县吉祥化工厂压缩机发生爆炸，导致2个装满约13吨液氯的储罐泄漏，造成多人伤亡，现场火势较大，空气中有较浓烈的刺激性气味，现场浓烟滚滚，工厂氯气报警器响起，空气中弥漫着刺激性气味…… 当化工厂发生爆炸后，工厂立即启动应急响应，开展自救互救，对参与急救受伤人员进行洗消，对严重患者进行对症处置。同时，工厂安全员开始拨打110、119、120等电话求助。接到报告后，省市县政府应急、环保、消防、武警、交警、卫生等部门负责人，迅速赶往现场，成立临时现场救援指挥所，根据各自职责，立即开展工作。 下面医疗系统上报程序展示。	[场景] 烟花烟雾，制造气氛		第二阶段信息报送和应急响应 事故的发生和发展	播放视频 爆炸声效 话筒收音

现场/预拍	步骤	主持人	画面	对话内容	字幕	音频
			医疗系统接报和上报			
			【场景】 工厂安全员现场表演及对话	【对话】 工厂安全员:(急切)是120指挥中心吗!我是××县吉祥化工厂的安全员李志,今天××:××左右我厂发生了压缩机爆炸事故,导致2个装满约13吨液氯的储罐泄漏,约有30名救援人员伤亡,具体伤情不详,现场火势较大,空气中有较浓烈的刺激性气味,请求支援。我的电话是13011111203。 120指挥中心:好的,请保持电话畅通,维持好现场秩序,我们立即调派医疗救援队到场,我的工号01 工厂安全员:好的。	第二阶段信息报送和应急响应 医疗系统接报和上报	
		【主持人2】 120立即向市卫生健康委报告,并迅速组织急救中心医护人员赶赴现场开展先期处置。			120指挥中心就近调派救护车	【话外配音】 120指挥中心:立即拨打了×1医院急救电话,说明了现场的情况,并要求腾空医疗床位,做好个人防护,立即派出医疗救

续表

现场/预拍	步骤	主持人	画面	对话内容	字幕	音频
		【主持人1】 ×1医院急诊科接到120指挥中心的电话后,迅速向科室主任和院领导进行了报告,同时腾空床位,召集急诊、创伤、烧伤等5名医疗专家,由副院长××同志带队赶往事故现场救援。途中,××同志将基本情况报告给了省卫生健康委应急办的负责同志,并请求省职防院派中毒专家赶往现场,共同参与救治工作。 省卫生健康委应急办主任接到报告后,迅速进行了核实,并向委领导、省政府总值班室和国家卫生健康委应急办报告了情况。下达了紧急医学救援任务,并根据《××省突发事件紧急医学救援应急预案》和现场伤亡情况,建议启动我省紧急医学救援Ⅱ级应急响应。 先期到达现场的消防人员,在灭火的同时,测定风向,快速划分热区、暖区和冷区,拉开警戒线,同时积极搜救伤员,并将伤员快速送至暖区。经洗消后,转至冷区。 下面进入第三阶段卫生应急处置				洽小组前往事故现场处置。 【视频播放】 医院开始准备+出发的视频。

第三阶段　卫生应急处置

现场/预拍	步骤	主持人	画面	对话内容	字幕	音频
			冷区医疗救援			
现场连线	3-1	【主持人2】×1医院救护车迅速到达现场，开设了医疗指挥所，划分安全区域，随车队长张××医生，临时担任医疗现场指挥官，立即与现场消防、武警等救援指挥人员沟通，并立即对医护人员下达指令。	【场景】×1，×2医院共2台救护车9名医护人员，（第一台救护车5人，第二台救护车4人）人员鸣笛入场，张××医生临时担任现场医疗救援指挥。 A1，A2救护车上的医护人员整队接受指令	【对话】×1医院1号张××医生（面对A1，A2救护车上队员）：1，2号医生，请你们负责划分各区位置和救护车的停放；×护士负责引导伤员并对停留绿色伤员区的伤者进行监护，其他医护人员请配合我进行检伤分类。 全部医护（×1，×2医院）回答：是！	冷区医疗救援 救护车到达现场，设置临时指挥部	（戴耳麦） 话筒收音

续表

现场/ 预拍	步骤	主持人	画面	对话内容	字幕	音频
			应急处置——检伤分类			
现场 连线			【场景】 所有医护人员散开，开展工作	【对话】 张医生（面对伤员，第一次口令）：我是×1医院的张××医生，请大家保持镇定，不要慌张。服从安排，听从指挥。现在请大家听我的指挥，凡是能自行走动的，请马上走到我的左手边（重复一遍）。	应急处置——检伤分类	
			【动作】 8名伤员立即撤到左手边，均可步行，互相搀扶、跛行，由×1医×护士给伤员挂绿牌，并搀扶一名（17号）右前臂绕伤的伤员，边引导至全绿区，并对绿区伤者进行监护。			（戴耳麦）
检伤 跟拍	3-2		5名伤员挥手示意或者高声回答，剩余2名伤员没有反应。	（第二次口令）凡是能听见我说话的，请马上举手示意或高声回答，能听见我说话吗？		话筒收音
			这时所有医生前往伤员区，进行START/SALT检伤分类并挂牌。		START检伤分类的具体操作方式是：呼吸检查，无呼吸者开放气道后再评估是否有呼吸，无呼吸挂黑牌，有呼吸如频率>30或<6次/分，挂红牌；如果呼吸	

续表

现场/预拍	步骤	主持人	画面	对话内容	字幕	音频
		【主持人1】 经初步检伤，有7名伤员伤势较重。现在急救医生继续START/SALT检伤分类并挂牌，每个伤员判断时间为30秒。			正常就继续评估循环，毛细血管回流试验＞2秒，挂红牌；如果循环评估正常，意识不清楚挂红牌。	
检伤跟拍	3-2	【主持人2】 经快速判断：1号伤员，呼吸在每分钟30次，毛细血管回流试验大于2秒，怀疑内出血，休克，骨盆骨折，脊柱损伤；2号伤员，呼吸在每分钟32次，毛细血管回流试验大于2秒，大面积烧伤，颅脑损伤，挂红色伤标；3号伤员，呼吸在每分钟38次，毛细血管回流试验大于2秒，（左股骨骨折，加戏），需要手术；4号伤员，（颈椎损伤）；5号伤员（双手烧伤）；6号伤员（右小腿骨折）；7号伤员（左前臂重度擦伤，氯气中毒）4、5、6、7号呼吸均在每分钟26次，毛细血管回流试验均小于2秒，挂黄色伤标。				

现场/预拍	步骤	主持人	画面	对话内容	字幕	音频
			意外状况处理			
现场连线	3-3	【主持人2】由于现场环境复杂，伤员较多，医护人员在检伤分类时，一名轻伤员（绿15）拉着检伤医生哭喊，在现场救护人员的安慰下，伤员很快安静下来。	【场景】现场表演	【对话】绿15（用耳麦）："医生，医生！请你们马上将红1号伤员，他先送往医院抢救！他的家属）他马上送往医院抢救！他快不行了，求你们啦！"。检伤医生（用耳麦）：同志，你好，请不要着急，我们正在按照伤员伤势的轻重进行优先救治，同时也需要处理现场的其他伤员，特别是必须立即处理任何情况的伤势变化和控制现场，所以明白，保持冷静和配合救援行动，其他救护人员很快就会到场。	意外状况处理	（戴耳麦）话筒收音
			指挥官支援			
现场连线	3-4	【主持人1】现在大家看见驶入现场的是紧急医学救援指挥中心指挥车，车内人员为省、市、县卫生健康委员会负责人，将组成现场紧急医学救援指挥中心，并指定120指挥中心主任为现场医疗总指挥官，承担组织现场急救、伤员转运、信息统计、医院联系及与其他部门联系等工作。	【场景】现场紧急医学救援指挥中心指挥车到达现场，在救护车集结区停放。【动作】120中心主任将现场医疗指挥官的旗帜标志放在预定位置。	指挥官支援	（戴耳麦）话筒收音

续表

现场/预拍	步骤	主持人	画面	对话内容	字幕	音频
				[对话] 现场指挥官：张医生，你好！我是××，现场紧急医学救援指挥中心指定我为现场医疗救援总指挥员，请你简要报告现场情况。 张医生：报告指挥员同志，我是×1医院张医生，经救援队员初步检伤，现有17名伤员，危重伤员2名，重伤员5名，轻伤员10名，其中1号危重患者伤员（怀疑颅内出血、昏迷、脊柱损伤），3号伤员现已昏迷（血气胸、大面积烧伤），其余伤员均为不同程度烧伤和肢体创伤，初步考虑氯气中毒，有待进一步的毒物确定，急需要增援，请指示。 现场总指挥员120：收到，辛苦了！现已增派×3医院、×4医院、×5医院、×6医院各1台救护车，移动诊疗救援车（MCTC）一台前来支援。请做好转运伤员准备。下一批，×7医院、×8医院、×9医院救护车各1台也会陆续赶到现场参与救援。 张医生：是。	经救援队员初步检伤，现有17名伤员，危重伤员3名，重危伤员4名、轻伤员10名，其中1号危重患者伤员（怀疑颅内出血、休克、昏迷、骨盆骨折、脊柱损伤）、2号伤员现已昏迷（大面积烧伤），其余伤员均为不同程度烧伤和肢体创伤，同时怀疑有不同17名伤员均有不同程度的中毒，初步考虑氯气中毒。	

续表

现场/预拍	步骤	主持人	画面	对话内容	字幕	音频
			第一批增援到达			
现场连线	3-5	【主持人2】现在第一批增援的救护车陆续到达现场，他们是 ×3 医院、×4 医院、×5 医院、×6 医院，以及 ×× 医院的 MCTC 车	【场景】增援的救护车陆续到达现场，并在 A1 的指挥下有序停放。【动作】×3 医院、×4 医院、×5 医院、×6 医院，MCTC 车出车，MCTC 车向中心 120 医生向现场指挥车主任报到。现场指挥官安排工作。	【对话】现场指挥官（手势）：现 ×1 正在处理 1 号伤员，×2 处理 2 号黄色伤员，请 ×3 处理 3 号红色伤员，×4 医院处理 4 号黄色伤员，×5 医院处理 5 号黄色伤员，×6 医院处理 6 号黄色伤员；MCDC 车展开待命。同时回复：是（立即分开救治）。		（戴耳麦）话筒收音
			医疗演练展示			
现场跟拍投屏	3-6	【主持人1】现在为大家展示的是脊柱损伤，颅内出血红色 1 号患者的现场处理。	【动作】×1 医院（A1 救护车）4 名医护人员走到 1 名颅内出血、脊柱损伤，深度昏迷的危重伤员前，用铲式担架将伤员抬送到		操作投屏	

续表

现场/预拍	步骤	主持人	画面	对话内容	字幕	音频
现场连线	3-6		红区。首先采用"五形拳"徒手固定头颈部，上颌托，"轴型"翻身将伤员翻上长脊柱板固定。监测生命体征，开放静脉通道。用铲式担架将伤员抬上车床担架，送至救护车上，救护车鸣笛驶入航空转运候机通道，准备航空转运。	[对话]×1医院（A1）：报告指挥员，我们刚处理完一名红色伤员，因患者伤情危重，需要马上转送至医院。需立即请求直升机转运。现场指挥官：收到，立即向上级汇报，请求直升机增援。		（戴耳麦）话筒收音
	3-7		直升机转运流程（具体流程见后单列表格）（此处联系直升机程序）			
	3-8	[主持人1]爆炸导致液氯罐泄漏，目前伤员已怀疑氯气中毒，下面进入-中毒事件应急处置流程。现在进入演练场的是××省职业病治病院的救护车。	第二批增援到达现场　中毒事件应急处置[场景]职防院的救护车和应急处置车相继到达现场，并在指定区域停放，向医疗总指挥报告后，立即开展应急处置工作。		第二批增援到达现场中毒事件应急处置	（戴耳麦）话筒收音

235

续表

现场/预拍	步骤	主持人	画面	对话内容	字幕	音频
				【对话】 职防院领队××医生：报告现场指挥，我是省职防院领队××医生，根据指令，××院组织应急队员7名携带相关应急设备，到达现场进行流行病学调查、洗消等工作，报告完毕，请指示。 120指挥中心：收到，火情与液氯泄漏已基本控制，经武警防化部队检测氯气浓度已显著下降。请穿好防护服，即刻进入现场了解相关情况，并协助消防和武警进一步明确冷、暖区分界线。协助武警完成冷区前洗消工作，划分好卫生救援区域，并随时报告工作进展情况。	播放视频	
		【主持人1】 现在视频展示的是2名穿戴好A级防护服、佩戴氯气报警器和通讯设备的队员，携带便携式多功能毒物检测			现场调查结果报告：确认现场毒物为氯气，未检出其他毒物。事故核心区域氯气浓度为126 mg/m³。泄漏的氯气污染带呈约60°扇形分布，建议消防用高压水枪连续稀释，控制氯气继续扩散，事故已造成	话筒收音

现场/预拍	步骤	主持人	画面	对话内容	字幕	音频
		仪、多功能风速仪以及准备好的氯气采样器等，由事故外围向事故核心区渐行。对现场进行快速检测，并根据现场检测结果进行分区核定，按分为热区、冷区和温区界限，划分为热区，确定红色警戒线；按氯气浓 1mg/m³ 设置冷区和温区界限，确定黄色警戒线。队员对核心污染污染区进行现场采样，及时送省职防院中心实验室检测。同时现场检测该区域的风速、温度、相对湿度、气压。			13 人死亡，17 人中毒和外伤。据 119 报告，周边村民大约 100 多人处于干爆炸现场的上风向，已被消防官兵疏散至安全地带。下风向 800m 无居民。	
3-9		中毒事件应急处置——中毒检伤				
		【主持人 2】 接下来展示中毒检伤，中毒检伤是创伤合并中毒患者检伤中的重要环节。现在开始现场中毒检伤。氯气中毒检伤分类标准为：红标：咯大量泡沫样痰，昏迷，窒息，严重呼吸困难。黄标：眼灼伤，皮肤灼伤。绿标：流泪，畏光，眼刺痛，流涕，呛咳等。 【主持人 2】 经省职防院对伤者再次检伤分类，7号伤员出现呼吸困难，咯大量泡沫样痰，挂上红色伤标。8 号伤员右眼泡沫痰，臂化学性灼伤，挂黄色伤标。	【场景】 中毒检伤操作流程		现场中毒检伤 氯气中毒检伤分类标准为：红标：咯大量泡沫样痰，昏迷，窒息，严重呼吸困难。黄标：眼灼伤，皮肤灼伤。绿标：流泪，畏光，眼刺痛，流涕，呛咳等。	话筒收音

现场/预拍	步骤	主持人	画面	对话内容	字幕	音频
		中毒事件应急处置——现场洗消				
	3-10	【主持人1】 职防院救援工作人员的另一职责之一即协助武警防化进行洗消工作，而且我们都知道，任何怀疑有毒物污染的伤员从暖区进入冷区均需要进行彻底地洗消工作。因此，我们在此向大家展示洗消流程，请大家移目洗消帐篷区域。 【主持人2】 现在为大家展示的是伤员由暖区进入冷区的洗消环节 洗消程序分为六步： ①第一步初步分流 穿着C级防护装备人员为患者进行首次分诊（Triage），登记伤员个人信息。伤情特别严重的伤者，先进行救治后再进行洗消 ②第二步着C级防护装备人员指导（非卧床）伤员脱除衣服及收取患者个人物品。活动自如的伤者可自行脱除衣物活动受限的伤者由工作人员协助脱除衣物	【场景】 洗消展示 【动作】 1人进入洗消帐篷，然后张开双手顺时针转两圈，帐篷内部的喷淋装备会从不同角度喷淋，然后进入更衣室更换干净的衣服。 所有从现场出来的受伤人员以及救援人员都需要经过洗消清除和中和身上大部分的危害污染物，洗消后再进行分诊、分流。 经过洗消的污物水需要用储存罐体存放，然后输送到规定的地方进行排放。		灾难现场洗消环节 洗消目的：去除以及中和身体上的危害污染物 洗消装备：充气式洗消帐篷 洗消人员的防护装：备：C级防护装备	话筒收音

续表

现场/预拍	步骤	主持人	画面	对话内容	字幕	音频
	3-10	③第三步穿着C级防护装备人员指导(非卧床或协助卧床)伤员进行洗消。 一般洗消需时3~5分钟/人次。 活动自如的伤者:有条理的从头到脚进行喷淋,每个人洗消时间约在3~4分钟; 活动受限的伤者:每位伤员需要2~3名工作人员协助洗消,从头到脚进行冲洗.(脸部、伤口、背部),每个人洗消时间约在3~5分钟; ④第四步穿着C级防护装备人员提供毛巾给伤员擦干身体及指引进入更衣间换上洁净衣服。 活动受限的伤者:清洗后更换干净的衣物并转移到清洗担架或轮椅 ⑤第五步穿着D级防护装备人员负责护送伤员到二次分诊观察中心/治疗中心。D级防护装备人员不能进入洗消帐篷的清洗区域位置; ⑥第六步确定伤员污染物清除后才准入院作进一步治疗或释放。 我们现在展示的是一名自由活动伤员的完整洗消过程。				话筒收音

续表

中毒事件应急处置——医疗处置

现场/预拍	步骤	主持人	画面	对话内容	字幕	音频
		【主持人1】现在展示的是职防院的急救队员对7号、8号伤员的处理流程。	【动作】职防院的急救队员对7号、8号伤员的处理流程。（同时进行）		职防院医疗处置 7号伤员： 问诊：询问接触史和病史，确定该名患者是来自液氯泄漏区的工人，突然出现呼吸困难，剧烈咳嗽，咳大量泡沫痰，口唇发绀。 处置： ①立即给予糖皮质激素等支气管扩张剂吸入；面罩给氧6～8L/分，地塞米松20mg+10mlNS静脉推注。 ②向患者说明目前病情，并安慰病人。 ③马上转运到救护车，持续心电监护，上无创呼吸机支持。 8号伤员：	
现场	3-11	【主持人1】现在职防院的急救队员对7号、8号伤员已经处理完毕。	【场景】处理完毕后先后向现场总指挥予以报告	【对话】 省职防××医生：报告现场指挥，红7号伤员突然出现呼吸困难，剧烈咳嗽，咳大量泡沫痰，口唇发绀。患者来自液氯泄漏区，且半小时内出现肺水肿。诊断考虑：急性氯气中毒致化学性肺水肿，需要马上转送回院。 现场指挥官：请将伤员转送到省职防院。 省职防院医生：是！		

续表

现场/预拍	步骤	主持人	画面	对话内容	字幕	音频
				省职防 ××× 医生：报告现场指挥，黄 8 号伤员急性痛苦面容，右眼刺痛和右臂烧灼样痛，流泪，畏光，呛咳。初步诊断：眼和皮肤轻度化学性灼伤。眼和皮肤已经过洗消，无明显喉头水肿和窒息，需要马上转送回院。现场指挥官：请将伤员转送到省职防院。省职防院医生：是！	问诊：询问接触史和病史，确定该名患者是来自液氯泄漏区的工人、左眼结膜充血，水肿，点状出血，右上臂和前臂有约 5×30cm 大小的水肿性红褐色斑，上有多个薄壁水疱。两肺呼吸音低，无啰音。处置：④立即给予患者吸入糖皮质激素等支气管扩张剂预防肺水肿的发生。⑤使用抗生素眼药⑥5% 碳酸氢钠湿敷右前臂灼伤部位。⑦安慰病人，嘱其配合抢救。	

续表

现场/预拍	步骤	主持人	画面	对话内容	字幕	音频
卫生医疗应急处置——MCTC 工作						
现场跟拍投屏	3-12	**【主持人2】** 现在对大家展示的是×2院（4人）对红2危重伤员的处置流程及手法。	**【场景】** ×2院（4人）对红2危重伤员的处置。		助骨开放性骨折血气胸救治	话筒收音
		救援人员立即用铲式担架将伤员抬送到红区，开始再次评估伤情：伤员中年男性，40岁左右，气道通畅，呼吸35次/分，4～5肋开放性骨折，脉搏101次/分，血压90/60mmHg对疼痛刺激有反应；快速B超：胸腔内液性暗区合并有气胸。经过诊查后，该伤员烧伤面积达60%，4～5肋开放性骨折，合并有血气胸。	**【动作】** 吸氧、胸部伤口包扎，胸带固定、颈托固定，开放静脉通道并输液、监测生命体征。 **【动作】** 转送MCTC车，并与车上医务人员进行交接。	**【对话】** ×2医疗队组长：报告指挥员，×2院救治的2号伤员，目前考虑重度烧伤、助骨骨折合并血气胸，已经做初步处理，正转送去移动治疗车上做进一步紧急治疗，报告完毕。 现场指挥官：收到，立即调派一辆救护车到红区转运区MCTC车前，伤员紧急处理完毕后立即转送医院。	MCTC 紧急救治	
			【场景】 ①展示双方医生的患者交接。 ②投屏展示MCTC上手术过程。 ③处置完毕后予以报告，请求将患者转送医院。	**【对话】** ×2医疗队组长：报告指挥员，×2院救治的2号伤员已手术完毕，急需一台救护车将伤员转送医院进一步治疗，报告完毕。 现场指挥官：收到！立即调派A3救护车前往。		（戴耳麦）话筒收音
			【场景】 各医院救拟处置同时展示，有序报告，分批转运。			

续表

现场/预拍	步骤	主持人	画面	对话内容	字幕	音频
			【场景+动作】×3院医疗队（A2救护车2人）到黄3重伤员抬送到黄区前，用铲式担架将伤员抬送到黄区。该伤员为左股骨骨折。用夹板固定左下肢，开放静脉通道，吸氧，监测生命体征，用铲式担架将伤员抬上车床担架，准备转送回院。向现场指挥报告。	[对话]×3院医疗队队长（（A3）：报告现场指挥官，×3院医疗救援队刚处理完一名黄色伤员，需要马上转送回院。现场指挥官：收到，×3院到达黄色运区，将该伤员立即调派一辆救护车A3到达转运区，将该伤员立即转送到×3院。×医生：是！立即调派救护车！		
现场连线	3-13		【场景+动作】×4院医疗队（A4）：第一步：到达4号伤员（脊髓损伤）前，按ABCDE程序快速进行初步检查，作出初步诊断。用铲式担架将伤员抬到黄区进一步处理。第二步：然后采用"五形拳"徒手固定头颈部，上颈托，"轴型"翻身将伤员翻上长脊柱板固定。吸氧，监测生命体征，开放静脉通道。并将伤员抬上车床担架，准备转送。最后向医疗指挥官报告。第三步：填写《伤者人数记录表》。	[对话]×4院医疗队队长：报告现场总指挥，我们刚处理完一名黄色伤员，需要马上转送回院。现场指挥官：好的，请立即转送至×4院。×4院医疗队队长：是！		（戴耳麦）话筒收音

续表

现场/预拍	步骤	主持人	画面	对话内容	字幕	音频
现场连线	3-13		【场景+动作】第一步：到达5号伤员（双手烧伤）前，按ABCDE程序快速进行初步检查，作出初步诊断。用铲式担架将伤员抬到黄区进一步处理。第二步：冷生理盐水冲洗烧伤部位，用烧伤敷料覆盖伤口。吸氧，监测生命体征，开放静脉通道。将伤员抬上车床担架，准备转送。向医疗指挥官报告。第三步：填写《伤者人数记录表》。	【对话】×5院医疗队队长：报告现场指挥员，我们刚处理完一名黄色伤员，需要马上转送回院。现场指挥官：好的，请将伤员转送到×5院。×5院医疗队队长：是！		
			【场景+动作】第一步，到达红6号伤员（左小腿骨折）前，按ABCDE程序快速进行初步检查，作出初步诊断。用夹板固定伤员左小腿。用铲式担架将伤员抬上车床担架到黄区，向医疗指挥官报告，填写《伤者人数记录表》。	【对话】×6院医疗队队长：报告现场指挥员，我们刚处理完一名黄色伤员，需要马上转送回院。现场指挥官：好的，请将伤员转送到×6院。×6院医疗队队长：是！		

续表

现场/预拍	步骤	主持人	画面	对话内容	字幕	音频
			第三批增援到达			
			【场景＋动作】第三批增援的3台救护车鸣笛依次到达现场，在救护车集结区停放，并分别向现场指挥员报到。现场指挥员根据"先重后轻"的原则安排救护人员抢救。×9院、×10院、×11院3台救护车的医护人员依次列队，接受任务。		第三批增援到达	
			【对话】120中心主任（现场指挥官）：请各救援小组听从指令，请立即到达绿区处理伤员。×9院医疗队处理9-11号伤员，×10院医疗队处理12-14号伤员，×11院医疗队处理15-17号伤员，处理完毕后立即有序转送。各单位统一答复：是！			（戴耳麦）话筒高收音
现场连线	3-14		【动作】队伍紧急分开，奔向伤员进行处理【场景＋动作】×9院医疗队（A9）第一步：到达9号伤员（左锁骨骨折）前，快速全身检查，	【对话】×9医疗队队长：报告现场指挥员，我们刚刚处理完9、10、11号绿色伤员，需要马上转送回院。	各队有序进行医疗处置种转运	

续表

现场/预拍	步骤	主持人	画面	对话内容	字幕	音频
			作出诊断,用三角巾悬吊(大手挂),三角巾宽带固定左上肢。吸氧。第二步:到达10号伤员(右前臂烧伤)前,快速全身检查,作出诊断,烧伤敷料覆盖伤口,包扎。第三步:到达11号伤员(右前臂骨折)前,快速全身检查,作出诊断,用夹板固定右前臂,三角巾悬吊(大手挂),三角巾宽带固定右上肢。吸氧。第四步:向医疗指挥员报告,填写《伤者人数记录表》。	现场指挥官:好的,请将伤员转送到×6院。 ×9院医疗队队长:是!		
现场连线	3-14		[场景+动作] ×10院医疗队(A10):1.第一步:到达12号伤员(前额皮肤挫裂伤)前,快速全身检查,作出诊断,进行止血包扎。第二步:到达13号伤员(左前臂皮肤挫裂伤)前,快速全身检查,作出诊断,进行止血包扎。第三步:到达14号伤员(左侧踝关节扭伤)前,快速全身检查,作出诊断,用弹力绷带作	[对话] ×10院医疗队队长:报告现场指挥员,我们刚处理完12、13、14号绿色伤员,需要马上转送回院。 现场指挥官:好的,请将伤员转送到×6院。 ×10院医疗队队长:是!		话筒收音

续表

现场/预拍	步骤	主持人	画面	对话内容	字幕	音频
现场连线	3-14		左踝关节"8"字固定。第四步：向医疗指挥官报告，填写《伤者人数记录表》。 【场景+动作：】 ×11院医疗队（A11）： 第一步：到达15号伤员（右侧踝关节扭伤）前，快速全身检查，作出诊断，用弹力绷带作右踝关节"8"字固定。第二步：到达16号伤员（头晕）前，快速全身检查，作出诊断，给予吸氧。第三步：到达17号伤员（头晕）前，快速全身检查，作出诊断，给予吸氧。第四步：向医疗指挥官报告，填写《伤者人数记录表》。 【场景】 A09、A10、A11救护车连续将患者转送回院	【对话：】 ×11院医疗队队长：报告现场指挥员，我们刚处理完15、16、17号绿色伤员，需要马上转送回院。 现场指挥官：好的，请将伤员转送到×6院。 ×11院医疗队队长：是！		话筒收音

第四阶段　应急结束　响应终止

现场/预拍	步骤	主持人	画面	对话内容	字幕	音频
			现场清理			
现场连线	4-1		[场景] 经过查看现场，伤员已全部转送完毕。将收集汇总后的相关表格交现场指挥。现场指挥请120中心核对伤员人数和收治情况。	[对话] 现场总指挥：×1院，请你们检查现场是否还有伤员。 ×1院医疗队队长：是。 [对话] 现场总指挥：主任同志，这是伤员人数和各医院收治情况，请核对。此次共调派救护车11台，指挥车1台，移动治疗车1台，处理伤员17名。其中，危重伤员5名，重伤员3名，轻伤员9名。分别收治于：×1、×2、×3、×4、×5、×6、×7、×8、×9、×10、×11院，现场清理完毕，现场人员是否撤回，请指示！ ××主任：现场医疗救治任务结束，救护人员撤离。 现场总指挥：现场处理完毕，各岗位撤离。		话筒收音

续表

现场/预拍	步骤	主持人	画面	对话内容	字幕	音频
		[主持人1] 根据《突发事件紧急医学救援应急预案》，经请示领导同意，终止Ⅱ级应急响应。省卫生健康委专题向省政府报告了吉祥化工厂爆炸事故的救治伤员的救治情况和空气中氯气的含量，并向媒体发布了相关信息。				
			影响评估			
		[主持人2] 消防部门灭火结束，已消除危险。对泄漏物质的洗消结束。根据检测结果，现场领队向指挥部报告了以下情况：泄漏点空气中氯气浓度为0.5mg/m³，抢险成功，下风向居民区空气中氯气浓度未检出。				
	4-2	[主持人2] 在全国家、省、市、县卫生健康行政部门统一领导下，各级医疗卫生机构和应急、消防、交警的共同努力，成功救治了受伤人员。目前，所有受伤人员生命体征平稳。根据《突发事件紧急医学救援应急预案》，经请示领导同意，终止Ⅱ级应急响应。省卫生健康委专题向省政府报告了吉祥化工爆炸事故的受伤人员的救治情况。并向媒体发布信息。	[场景] 所有参与演练人员列队入场			播放转场背景音乐

现场/ 预拍	步 骤	主持人	画面	对话内容	字幕	音频
			【场景】 列队完毕；指挥长、副指挥长各自就位；	【对话】 副指挥长：尊敬的各位领导、同志们，×× 车模拟重大危险品爆炸事故卫生应急演练所有科目已经完成，下面请演练指挥长宣布演练结束。 指挥长：我宣布，演练结束！		

第五阶段　点评与总结

现场/ 预拍	步 骤	主持人	画面	对话内容	字幕	音频
现场 连线	5-1	【主持人2】 现在进入演练点评与总结环节。 【主持人1】 ×× 车模拟重大化工危险品爆炸事故卫生应急演练活动至此已经圆满结束了，明年的应急演练再见！	【场景】 所有演练人员、演练车队、直升机列队	【对话】 领导1 点评总结 领导2 点评总结 领导3 点评总结	点评与总结	话筒收音

附件　直升机转运流程

现场/预拍	步骤	主持人	画面	对话内容	字幕	音频
	3-7	[主持人2] 为确保事故危重伤员及时救治，经领导同意，决定将1名危重伤员用直升机从现场转至××1创伤中心救治。	直升机调度	[对话] 120指挥中心：指挥员同志，今日上午××左右，吉祥化工厂发生一起爆炸事故，现有一名危重伤员需要由直升机从现场转运回×1医院创伤中心，请予支持。 直升机指挥中心指挥员：是，我们马上安排。 直升机指挥中心指挥员：机长同志，我是指挥中心指挥员××，请你执行从吉祥化工厂到×1医院创伤中心伤员转运任务，现已协调规划好航线，气象、净空条件良好，现场已安排人员指挥，请马上起飞。 机长：收到，已准备完毕，马上起飞！	直升机调度 120指挥中心联系直升机指挥中心	话筒收音 播放起飞视频 起飞声效

现场/预拍	步骤	主持人	画面	对话内容	字幕	音频
			直升机转运			
		【主持人1】下面进入直升机转运流程 为确保重伤员及时救治，经请示委领导同意，决定将1名危重伤员用直升机转运至省人民医院创伤中心救治。	【场景】直升机飞入，地面工作人员做好安全工作。	【对话】×1院医生：骨盆固定带固定，已开放两条静脉通道，暂且生命体征平稳。直升机转运医生：已了解病情。		
现场连线跟拍	3-14		【场景】机长（1名），副机长（1名），医生或护士各1名。飞机到达现场指定降落区域，平稳降落，医护人员下机进行医护交接，并将伤员抬上担架送上飞机，飞机起飞。	交接完毕，直升机飞往×1院。		

附录2 ××××年××省重大突发公共卫生事件应急联合桌面演练执行脚本
（×月×日，演练现场合计××分钟）

开场	时长（分钟）					
镜头/音乐	时间	视频内容	行动、对话、动作	主持词（旁白）		屏幕显示内容
播放音乐	14：45-14：55		进场	（音乐止） 【主持人】各位领导、各位专家、各位嘉宾，下午好！ 今天我们举行××××年××省重大突发公共卫生事件应急征疫情联合演练，即：中东呼吸综合征疫情协同处置演练。 这次演练由××承办。参演单位有：××× 本次演练按照《××省突发公共卫生事件应急预案》《××省中东呼吸综合征冠状病毒感染防控应急预案》等预案开展。 演练分为五个阶段：一，先期处置；二，应急响应；三，应急处置；四，突发状况处置；五，应急结束。 担任今天桌面演练指挥长的是××省人民政府副秘书长×××同志，副指挥长是省卫生健康委副主任×××同志。 下面进入演练程序。		××××年××省重大突发公共卫生事件应急桌面演练

续表

镜头/音乐	时间	视频内容	行动、对话、动作	主持词（旁白）	屏幕显示内容
			省卫生健康委×××副主任：报告指挥长，演练各项准备工作就绪，是否开始演练，请指示！省指示！我宣布，××省突发公共卫生事件—中东呼吸综合征疫情应急联动桌面演练，现在开始		
		科目一：先期处置			
播放视频资料1		1. 病例发现。 2. 流行病学调查。 3. 标本采集与检测。 4. 病例的诊断。 5. 专家紧急会商会。 6. 中东呼吸综合征疫情背景资料 [视频结束]		【演练主持人】下面进入突发××省公共卫生事件—中东呼吸综合征应急演练情应急演练科目一：先期处置	屏幕显示——演练目的：熟悉《××省突发公共卫生事件应急预案》《××省中东呼吸综合征疫情防控应急预案》各个主要环节的工作流程，应急响应的级别确定及应急启动步骤。

续表

镜头/音乐	时间	视频内容	行动、对话、动作	主持词（旁白）	屏幕显示内容
				【主持人】11月2日12时，中国疾控中心应急总值班向我们反馈：患者××的鼻咽拭子中东呼吸综合征冠状病毒核酸阳性，与××省疾控中心的检测结果一致。省卫生健康委组织省级临床专家结合病例的流行病学史、临床表现，中国疾控中心复核结果，判定为中东呼吸综合征确诊病例。 疫情发生后，省突发公共卫生事件应急指挥部办公室按照应急预案和上级要求，立即向省政府领导、国家卫生计生委应急办报告疫情，报送《××省卫生健康委值班信息》	屏幕显示——疫情发生后，省突发公共卫生事件应急指挥部向省政府领导、国家卫生计生委应急办报告疫情，报送《××省卫生健康委值班信息》，并将情况通报给相关单位。
			指挥部办公室×××主任：××副秘书长，您好！我是省卫生健康委副主任×××，现在向你报告中东呼吸综合征确诊病例。11月1日11时，××省人民医院接诊了1名从沙特务工回国的病人，结合病例的流行病学史、临床表现、中国疾控中心检测结果，省级专家组判定其为中东呼吸综合征确诊病例。患者于10月24日乘××××航班入境，一同回国的还有我省××市4人。××省人民医院已按国家卫生计生委制定的《中东呼吸综合征病例诊疗方案（2015版）》全力救治病例，并做好了我院感染相关人员安排相关的防控。同时省、市、区疾控中心正在准备对相关人员安排相关的防控处置。根据《××省		

续表

镜头/音乐	时间	视频内容	行动、对话、动作	主持词（旁白）	屏幕显示内容
			突发公共卫生事件应急预案》《××省中东呼吸综合征疫情防控应急预案》，建议省人民政府启动××省突发公共卫生事件应急Ⅱ级响应，汇报完毕，请指示。 省政府×××副秘书长：同意，请按照省突发公共卫生事件应急Ⅱ级响应程序启动××省卫生应急Ⅱ级响应，并立即召集成员单位召开突发公共卫生事件——中东呼吸综合征疫情防控工作紧急部署会。请你们高度重视、妥善处置，整理各地各部门处置情况，有最新情况及时报告。 省卫生健康委×××主任：是。		
			科目二：应急响应		
				【主持人】下面进入演练第二阶段：应急响应。本阶段主要是按照《××省人民政府突发公共卫生事件应急响应——中东呼吸综合征疫情应急预案》《××省突发公共卫生事件应急预案》规定的程序开展工作。	屏幕显示——××省突发公共卫生事件——中东呼吸综合征疫情应急演练 科目二：应急响应 屏幕显示——演练目的：各单位熟悉在《预案》中的职责、掌握突发公共卫生事件处置的基本步骤和重要环节

续表

镜头/音乐	时间	视频内容	行动、对话、动作	主持词（旁白）	屏幕显示内容
					大屏显示——××省突发公共卫生事件应急指挥部会议
			省政府××省突发公共卫生事件防控部署会议。首先请省卫生健康委汇报汇报前期工作情况。 省卫生健康委×××副主任：报告指挥长，现在由我报告我省发生首例中东呼吸综合征疫情的处置情况，并就今后的工作提出建议： 一、患者的情况（具体略） 二、已采取的措施（具体略） 三、建议（具体略） 汇报完毕。	〔主持人〕省政府接到疫情报告后，××副秘书长按照应急程序部署相关工作，启动了××省突发公共卫生应急Ⅱ级响应。省突发公共卫生事件应急指挥部通知各成员单位负责人，迅速赶往省政府应急指挥中心召开突发公共卫生事件——中东呼吸综合征疫情防控工作部署会。为全面了解疫情的处置情况，部署下一阶段的工作。	屏幕显示——省卫生健康委汇报前期工作情况

续表

镜头/音乐	时间	视频内容	行动、对话、动作	主持词（旁白）	屏幕显示内容
			省政府×××副秘书长：下面请省政府新闻办汇报情况。 省新闻办：报告指挥长，根据预案要求，我办主要负责本次事件的信息发布和舆论引导工作。目前，已经根据省卫生健康委提供的疫情信息，拟定了第一篇新闻通稿，主要内容包话事件发生的时间、地点、波及人数，以及目前省委省政府和相关部门已采取的防控措施。我办将尽快通过新华社、中国新闻社、红网、移动客户端，稍后，××卫生健康委门户网站对外发布通稿，滚动发布事件处置信息，掌握舆情分析研判，滚动媒体也将进行报道。随后，我办将根据媒体和公众关注焦点做好舆情引导主动权；并联合国安、公安等相关部门厂严厉打击网络谣言和不实炒作，维护社会稳定。同时，我们将通过××等省直媒体，及时发布预警、防范、避险综合征信息，特别是做好有关中东呼吸综合征的健康教育宣传。汇报完毕。		屏幕显示——省政府新闻办汇报情况
			省政府×××秘书长：请××地区出入境检验检疫局汇报。 ××地区出入境检验检疫局：报告指挥长，在疫情发生后，我局一是进一步加强了入境人员的体温监测、医学巡查、医学排查等检疫查验工作；二是在实际工作中，根据疫情发展动态，进行风险评估，突出重点，尽可能保持内紧外松的状态，		屏幕显示——省政府新闻办汇报情况

258

续表

镜头/音乐	时间	视频内容	行动、对话、动作	主持词(旁白)	屏幕显示内容
			在监测方式方法上科学有效,避免给公众造成不必要的恐慌;三是进一步追踪确诊病例同机人员信息,确定同机人员中的密切接触者,将相关信息及时通报给指挥部。汇报完毕。		
			省政府×××秘书长:请省机场管理集团汇报。 省机场管理集团有限公司:报告指挥长,根据省卫生健康委的情况通报,我们主要做了以下几个方面的工作:一是迅速确定了当班航班的人员情况,并将其提供给了指挥部,以便开展后续工作;二是为可能接触者的当班航班工作人员,我们已通知相应的航空公司,并要求按照卫生计生部门的要求,做好必要的隔离;三是进一步关注往来自疫区的航班情况,做好相应的防护工作;四是将根据指挥部的要求,随时做好应急处置人员、防治药品、器械等急用物资和有关标本的空运工作。汇报完毕。		屏幕显示——省机场管理集团汇报
			省政府×××秘书长:请××市人民政府汇报。 ××市人民政府:报告指挥长,疫情发生后,我市立即按照疫情报告程序和要求,逐级报告疫情事件。同时,根据省指挥部要求和《××市突发公共卫生事件应急预案》,××市人民政府按		屏幕显示——××市人民政府汇报

续表

镜头/音乐	时间	视频内容	行动、对话、动作	主持词（旁白）	屏幕显示内容
			照案发公共卫生事件Ⅱ级应急响应，由市应急委迅速组织本次疫情应急处置工作，各级各部门按照预案规定职责立即开展疫情防控。我市疾控机构立即开展流行病学调查并及时送上级复核确认。第一时间开展病例密切接触者追踪工作，调查掌握到与确诊病例共同回国的还有4人是××市居民，均为××县××镇人，现已对这4人采取居家隔离措施，对病例其他密切接触者均严格实施医学观察。按照省指挥部及市应急委的统一部署，市卫计委、市教育局、市商务局、市旅游局、市外事侨办、出入境检验局、××机场办事处、××国际机场分公司等部门立即启动联防联控机制，加强疫区回来人员的信息掌握及疫情监测，切实做好与科技教育国家及地区的经济贸易与疫区国家文化交流等活动的疫情防控措施，努力防止疫情输入。公安、宣传、食药监等各级各部门按预案职责做好维稳打非、舆论引导，应急药品调配等工作，全面落实综合防控措施，切实做好社会稳定与次生衍生事件防范应对工作。汇报完毕。		

续表

镜头/音乐	时间	视频内容	行动、对话、动作	主持词（旁白）	屏幕显示内容
			省政府××副秘书长：刚才，省卫生健康委报告了基本情况，几个与疫情较为密切的单位汇报了本单位的工作措施，应该说情况都不乐观。下面请省应急办提出防控和工作部署建议。 省政府应急办主任××：指挥长，我就当前疾病防控工作和下一步工作提出建议。 1. 提请省政府主管领导宣布启动突发公共卫生事件Ⅱ级响应，各相关部门防联控，各司其职。 2. 请卫生计生部门全力救治病人，全力做好疫情防控工作。 3. 请新闻办做好公众的宣传教育工作。 4. 请各成员单位及时将报告相关工作进展情况，我办将及时提供信息参考。汇报完毕。 省政府×××秘书长：原则同意省应急办提出的措施建议，请各单位迅速开展相关工作。总体上而言，此次疫情不可轻视，但也不要引起不必要的恐慌。现在，我再强调几点： 1. 要高度重视，严防死守。各级各部门要以对人民高度负责的精神，重视中东呼吸综合征的防控工作。各部门要根据《预案》要求，认真搞好联防联控，密切合作，绝对不能出现第二代病例。 2. 要全力救治患者，开展流行病学调查，追踪密切接触者，搞好医学隔离观		

续表

镜头/音乐	时间	视频内容	行动、对话、动作	主持词（旁白）	屏幕显示内容
			察，防止疫情蔓延。 3. 特别要注意的是所有的医护人员，一定要加强自身的防护措施，要严格按照相关要求开展救治工作。 4. 省政府新闻办及时举行新闻发布会，通报疫情防控情况，教育群众做好个人防护，防止造成恐慌。 最后，我宣布，启动重大突发公共卫生事件Ⅱ级应急响应。 请各单位迅速开展各项工作，指挥部紧急会议到此结束。		
		科目三：应急处置			
				【演练主持人】现在进入演练第三阶段：应急处置	屏幕显示——××省突发公共卫生事件—中东呼吸综合征疫情应急演练 科目三：应急处置 屏幕显示——演练目的：本阶段主要是检验相关专业单位和政府行政部门开展疾病防控、疾病防控的情况

镜头/音乐	时间	视频内容	行动、对话、动作	主持词（旁白）	屏幕显示内容
			副指挥长（省卫生健康委×××副主任）：同志们，根据工作需要，现在召开指挥部第二次会议。首先请省卫生系统介绍病人救治、流行病学调查以及宣传教育情况，并请出入境检验检疫局介绍联防联控情况。	【主持人】疫情发生后，各单位根据《预案》要求，积极开展疫情防控工作。为了全面了解情况，部署下一阶段的防控工作，省指挥部召开了第二次会议	屏幕显示——××省突发公共卫生事件指挥部第二次会议
[播放视频资料2]		病例管理与救治 一、医院应急处置（个人防护、隔离措施、环境清洁消毒、手卫生、医疗废物处置等） 1. 病情加重的救治。 2. 医院感染预防与控制。 二、疾控中心应急处置 1. 沟通协调、联防联控。 2. 机动队的出动。 3. 现场流行病学调查。 4. 采样与检测。 5. 疫点消毒。 6. 同机密切接触者的追踪。 【视频结束】			
			副指挥长（省卫生健康委×××副主任）：下面请省政府新闻办汇报新闻宣传方面情况。		

263

续表

镜头/音乐	时间	视频内容（行动、对话、动作）	主持词（旁白）	屏幕显示内容
		省政府新闻办：报告指挥长：疫情发生后，我办第一时间通过新华社、中国新闻社、红网等媒体发布了新闻通稿。随后，根据事件处置进展，对事件处置整体情况、患者隔离治疗情况、医院管理控制情况、密切接触者观察监测情况等信息进行了滚动发布，并在移动客户端、红网、都市报、晨报等媒体开辟了中东呼吸综合征健康教育宣传专栏，全面介绍中东呼吸综合征的病因、症状和防护知识。截至目前，我办已发布新闻通稿42条。此外，我办还积极为境外省外媒体记者采访提供便利，目前，提出采访请求的新闻媒体基本都采用了我办提供的新闻通稿，没有来进行采访，也没有出现任何负面炒作。在此次事件处置过程中，信息发布及时、真实、准确、权威、统一，没有发生违规行为，越权发布、不实炒作、不当发布等违规行为；网络谣言、舆论平稳可控。下一步，我办将继续做好信息发布工作，切实满足人民群众的知情权；继续做好舆论引导工作，为事件处置营造健康的舆论氛围。汇报完毕。		屏幕显示——省政府新闻办汇报新闻宣传方面情况

续表

镜头/音乐	时间	视频内容	行动、对话、动作	主持词（旁白）	屏幕显示内容
			副指挥长（省卫生健康委 ×××副主任）：请省教育厅汇报应对措施。省教育厅：报告指挥长，我厅获悉疫情后，高度重视，召开了专题会议，下发了《关于做好教育系统防控中东呼吸综合征的通知》，在全省教育系统部署了防控工作。一是督促各级各类学校遵循属地原则在当地政府的领导下有序开展防控工作，落实各项防控措施，配合做好突发公共卫生事件的应急处置。二是有针对性做好预防工作，我们已要求招有留学生的普通高校对有可能来自疫区的留学生加强医学观察和监测，如发现异常情况应按传染病疫情管理程序立即报告并迅速对疑似病例实施医学隔离。汇报完毕。		屏幕显示——省政府新闻办汇报新闻宣传方面情况
			副指挥长（省卫生健康委 ×××副主任）：请省经信委汇报。省经信委：报告指挥长，根据疫情的发展情况，我委主要做了以下两个方面的工作：一是依据省卫生健康委所需要的药品、医疗设备和器械、防护用品等物质，急储备了中东呼吸综合征治疗所需的药品，保障市场供应；二是协调有关单位，保障应急无线电通讯畅通。汇报完毕。		屏幕显示——省经信委汇报情况

续表

镜头/音乐	时间	视频内容	行动、对话、动作	主持词（旁白）	屏幕显示内容
			副指挥长（省卫生健康委×××副主任）：请省公安厅汇报。 省公安厅：报告指挥长：我厅于11月2日接到"××市发现首例输入性中东呼吸综合征病例"情报后，第一时间启动了《全省公安机关处置突发公共卫生事件应急预案》《××省公安机关联勤指挥调度工作机制》，成立了专项工作领导小组，开展联勤勤值守。并派出工作组赶赴××市指导事件处置。针对当前社会面情况，主要采取如下措施： 1. 指挥开启交通疏导管制工作，为患者前往医院救治开辟绿色通道。同时做好患者所在医院正常秩序维护，协助开展患者亲属的劝导、安抚工作。 2. 积极配合卫生计生等部门查找甄别与患者密切接触人员，并协助做好此类人员的隔离措施，对不配合调查、检验、隔离的人员采取相应控制措施。 3. 严格社会面管控，加强社会治安状况的预警分析，依法打击造谣起哄、聚众滋事等违法犯罪行为，牢牢掌握工作主动权。 4. 对患者居住、生活区域进行重点监控，加强巡逻防控力度，及时排查各类矛盾纠纷，开展群众思想疏导工作。		屏幕显示——省公安厅汇报情况

续表

镜头/音乐	时间	视频内容	行动、对话、动作	主持词（旁白）	屏幕显示内容
			5. 加大网络媒体的监控和查控力度，安排专人开展24小时不间断网络巡查，及时发现封堵各种苗头性、预警性信息，加大对恶意炒作、行动性的信息查处，合理引导网络舆情。 目前，全省社会治安秩序平稳，未发现因此疫情引发的各类不稳定因素。 汇报完毕。		
			副指挥长（省卫生健康委×××副主任）：请省交通运输厅汇报。 省交通运输厅：报告指挥长：疫情发生后，我厅高度重视，重点做了以下两项工作： 一是在××市区周边所有高速公路出入口紧急开辟了专项应急通道，确保中东呼吸急综合征应急处置人员和治疗所需药品器械，防护用品以及生物标本等能够得到快速运输。 二是通知××市各大汽车站和公交公司密切关注发现中东呼吸综合征疑似人员，协助做好疫情监控工作，必要时做好运输工具消毒工作。 汇报完毕。		屏幕显示——省交通运输厅汇报情况
			副指挥长（省卫生健康委×××副主任）：请省旅游局汇报： 省旅游局：报告指挥长：我局根据疫情通报，一是通过××省旅游网发布通知公		屏幕显示——省旅游局方面情况

续表

镜头/音乐	时间	视频内容	行动、对话、动作	主持词（旁白）	屏幕显示内容
			告紧急提醒民众谨慎前往发生中东综合征疫情的国家和地区旅游，提醒已任发生疫情地的游客注意安全，避免接触疑似患者和带毒动物。二是为防止恐慌情绪蔓延，对旅游从业人员及旅游者进行了中东呼吸综合征的发病症状及防控知识的宣传教育。三是已下发通知，要求各地旅游部门及相关涉旅企业提高旅游安全警戒级别，做好应对疫情准备和相关防控工作；要求旅行社不要将疫情发生的国家和地区作为旅游目的地组团出游。四是要求旅行导游人员，发现游客发热，伴有咳嗽、呼吸困难等疑似症状的要立即就医，并及时报告，果断采取隔离措施，防止疫情扩散。汇报完毕。		
			副指挥长（省卫生健康委×××副主任）：请省武警总队发表意见。 省武警总队：报告指挥长：我总队对此次疫情高度重视，迅速采取了应对防范措施。一是立即启动《处置公共卫生事件应急预案》，组织召开动员部署会，向所属部队下达紧急指示；二是加强各级各类值备值班，密切关注社情、疫情动态，指定总队战备值班分队300名兵力全时备勤，确保遇有情况迅速出动、高效处		屏幕显示——省武警总队汇报情况

续表

镜头/音乐	时间	视频内容	行动、对话、动作	主持词（旁白）	屏幕显示内容
			置。三是根据公安机关的统一部署，严密组织公安武警勤务联装巡逻，加强社会面管控，维护社会大局稳定。四是通知总直升机大队和医疗救援队随时做好空中输送、抢救重症患者的行动准备。汇报完毕。		
			副指挥长（省卫生健康委××副主任）：请××市人民政府汇报。 ××市人民政府：报告指挥长，在本次疫情处置中，××市人民政府高度重视，主要领导靠前指挥，积极部署，按照省指挥部和《××市突发公共卫生事件应急预案》及《××市中东呼吸综合征疫情防控方案》等要求，积极做好病例救治，全面落实防控措施，努力防止疫情扩散，保障人民群众健康安全，维护社会和谐稳定。一是在省级专家组的指导下，集中专家、集中资源，全力做好病例的隔离治疗，最大程度避免危重、死亡等病例情况出现。二是市、区二级疾控机构联合开展流行病学调查，指导病院做好院感控制及个人防护，对各疫点全方面开展消毒，对密切接触者严格实施医学观察，对涉及其他地区信息及时通报，确保疫情处置科学、到位。三是明确××市一医院公共卫生救治中心为定点救治医院，		屏幕显示——××市人民政府汇报情况

续表

镜头/音乐	时间	视频内容	行动·对话·动作	主持词(旁白)	屏幕显示内容
			明确××市120急救中心负责病例转运,分别按照预案要求做好定点收治与病例转运工作,确保各个环节衔接到位,并做好技术力量与人员力量储备,有序应对疫情的进一步发展,市人民政府做好临时征用救治场所及调配救治力量的工作准备。四是启动应急监测,全市各级各类医疗机构密切监测疫情,加强各热病病例及疫区来长人员就诊病例的询问和筛查,发挥哨点堡垒作用,切实做到早发现、早诊断、早治疗。五是做好重点门联防联控,做好疫区人员入境的有效管控和监测,切实抓好关键环节的重点防控,发挥各级政府的属地主导作用,切实抓好疫区务工人员较多的重点区域、高校等重点单位的疫情防控。六是全面做好社会层面的维稳工作,依法打击造谣传谣、聚众滋事违法行为。七是充分利用主流媒体,做好防控知识宣传,引导居民正确对待,避免社会恐慌,同时,加强舆情监测,及时澄清事实,对疫情与防控动态按照突发事件信息发布相关规定实行归口管理,避免或消除疫情带来的负面影响。 汇报完毕。		

续表

镜头/音乐	时间	视频内容	行动、对话、动作	主持词（旁白）	屏幕显示内容
			副指挥长（省卫生健康委×××副主任）：现在，请指挥长作指示。 指挥长（省政府××副秘书长）：同志们，刚才，预案中的各成员单位汇报了应对疫情的处置措施和工作情况，基本都能按照职责，快速有效应对，说明大家的应急准备工作抓得比较扎实。由于各单位（部门）密切配合，积极防控，此次疫情应该说是平稳可控，特别是宣传、稳控工作得力，没有在社会上造成恐慌。但目前而言，疫情还在发展，各单位绝不能松懈。为此，请大家认真做好以下工作： 1. 卫生健康部门要切实做好确诊病例的救治工作，确保万无一失，并同时要密切关注其他隔离对象的情况； 2. ××市要及时跟进当地社会稳定情况，及时发布相关信息； 3. 各相关单位做好本行业本单位的疫情防控之外，要切实服从指挥，做到相互配合，及时响应。		屏幕显示——指挥长作指示

续表

镜头/音乐	时间	视频内容	行动、对话、动作	主持词（旁白）	屏幕显示内容
			科目四：突发状况处置		
		省卫生健康委的处置措施：远程会诊（具体内容省略）		【主持人】下面进入××省突发公共卫生事件—中东呼吸综合征疫情应急演练科目四：突发状况处置。	屏幕显示——××省突发公共卫生事件—中东呼吸综合征疫情应急演练科目四：突发状况处置。
				【主持人】××市××县××乡报告：昨晚的暴雨引发山体滑坡，导致通往××乡卫生院的简易公路多处堵塞完全不能通车，也无其他道路能进××乡卫生院，省卫生健康委接此意外情况的报告，考虑患者×××病情发展很快，有生命危险，立即向省政府应急指挥中心请求直升机增援。并要求相关单位做好病例的会诊、转运和密切接触者的追踪。	屏幕显示——演练目的：考察各单位执行情况，提高各单位处置突发公共卫生事件和相互协作能力。
[播放视频资料3]		[视频结束]	省突发公共卫生事件指挥部办公室×××主任：指挥长，你好！我是卫生健康委副主任×××，现在向你报告紧急	【主持人】突发状况发生后，为了挽救患者的生命，防治疫情扩散，省突发公共卫生事件指挥部办公室主任向省政府指挥长×××同志报告情况，并请求直升机支援。	

续表

镜头/音乐	时间	视频内容	行动、对话、动作	主持词（旁白）	屏幕显示内容
			情况：×× 县 ×× 乡 ×× 村村民 ×××，因与患者 ×× 一同回国，现已发病，经省专家组远程会诊，符合中东呼吸综合征的特征，病情十分危急，需要尽快转至 ×× 市公共卫生救治中心治疗，但 ×× 县 ×× 乡唯一外出公路昨晚暴雨引发山体滑坡，导致通往 ×× 乡卫生院的简易公路多处堵塞，不能通行，特请求直升机转运，请指示。省政府指挥长：好的，我们马上协调，请你们做好直升机转运患者的准备。省委发公共卫生事件指挥部办公室 ××× 副主任：是。省政府指挥长：参谋长，因 ×× 县 ×× 乡 ×× 村村民 ×××，经省专家组会诊，符合中东呼吸综合征的特征，病情十分危急，需从 ×× 乡卫生院转至 ×× 市公共卫生救治中心治疗，请你们支援。省武警总队：是！我总队立即向武警总部报批。报告指挥长，经报武警总部批准，我总队直升机大队 1 架直 -8 型飞机已经升空，正飞往 ×× 县 ×× 乡卫生院遂行空运任务。		
[播放视频资料 4]	直升机转运视频	接到报告后省应急指挥中心当机立断，决定调动省武警空中救援大队的直升机增援。在视频中体现出 ×× 市公共			

续表

镜头/音乐	时间	视频内容	行动、对话、动作	主持词（旁白）	屏幕显示内容
		卫生救治中心的反应速度（时间）、急救人员、急救设备、个人防护配备、现场急救、快速运转、善后处理、终末消毒、病例交接、信息传递。 医疗救治专业人员转运病人演示。 1. 直升机及空勤人员做防护。 2. ××乡乡干部安排人员腾出空地，直升机到达，各方有条不紊配合将患者×××送上直升机。直升机平稳远去。医务人员在直升机内控制患者×××病情。 3. ××市公共卫生救治中心做好直升机降落的准备。 4. 直升机飞到临时降落点，××市公共卫生救治中心医务人员已在等候直升机平稳着陆后，各方迅速将患者×××转移到负压担架上，护送的医务人员与接受医务人员共同监护伤员迅速直接送入重症监护病房，在行进中介绍病情，相关科室的专家已在等候。 5. 追踪和管理密切接触者。			

续表

镜头/音乐	时间	视频内容	行动、对话、动作	主持词（旁白）	屏幕显示内容
		×× 县卫生局组织、协调密切接触例的追踪和管理。疑似病例的密切接触者要求居家观察，接受健康随访，密切接触者均实行居家医学观察，每日至少进行 2 次体温测定，并询问有无急性呼吸道症状或其他相关症状及发病情况进展。密切接触者医学观察期为与病例末次接触后 14 天。医学观察期内，一旦出现发热、咳嗽、或腹泻等非呼吸道感染症状，或有肺炎症状和体征等表现的病例，则立即将其转至当地的定点医疗机构进行诊断、报告、隔离及治疗。 ×× 县疾控中心需要采集密切接触者的双份血清标本。第一份血清标本应当尽可能在末次暴露后 7 天内采集，第二份血清标本间隔 3 周后采集。双份血清标本按照要求及时送 ×× 市疾控中心和省疾控中心检测。 【视频结束】			

275

续表

镜头/音乐	时间	行动、对话、动作	视频内容	主持词（旁白）	屏幕显示内容
		科目五：应急结束			
				【主持人】现在进入演练第五阶段：应急结束。本阶段主要是该次 ×× 省中东呼吸综合征疫情应急领导报告向省领导报告应急响吸综合征疫情控制和患者病救治的相关情况。演练目的：熟悉突发公共卫生事件应急响应的终止的条件、程序和评估要求等	屏幕显示——×× 省突发公共卫生事件—中东呼吸综合征疫情应急演练 科目五：应急结束
【播放视频5】			专题报告 省卫生健康委专题向省领导和省政府应急办报告。 1.报告内容（略）。 2.示病人康复情况 镜头展示患者康复情况。 3.宣布应急响应终止 根据《×× 省突发公共卫生事件应急预案》规定，×× 省人民政府副省长同意，×× 省重大突发公共卫生事件 II 级应急响应结束。 4.向公众发布信息 新闻通稿 2：《×× 省首例输入性中东呼吸综合征确诊病例已康复出院》 【视频结束】		

续表

镜头/音乐	时间	视频内容	行动、对话、动作	主持词（旁白）	屏幕显示内容
			省卫生健康委×××副主任：尊敬的各位领导、同志们，×××年×省特别重大、重大突发公共卫生事件应急联合桌面演练所有科目已经完成，下面请演练指挥长、省人民政府副秘书长×××同志宣布演练结束。 省政府×××副秘书长：我宣布，×××年×省特别重大、重大突发公共卫生事件应急联合桌面演练结束！		屏幕显示—×××年×省特别重大、重大突发公共卫生事件应急联合桌面演练
			科目六　点评与总结	[主持人] 现在进入演练点评与总结环节	
			副指挥长（省卫生健康委×××副主任）：现在，请××省政府应急管理专家、×省疾控中心×××副主任，对此次演练进行点评。 副指挥长（省卫生健康委×××副主任）：感谢×主任的点评，下面请国务院应急办副主任×××讲话。 副指挥长（省卫生健康委×××副主任）：感谢×主任对此次演练的评价与肯定，我们将认真落实×××主任的讲话精神，切实加强突发公共卫生事件的防范		屏幕显示—×××年×省特别重大、重大突发公共卫生事件应急联合桌面演练：点评与总结

277

续表

镜头/音乐	时间	视频内容	行动.对话.动作	主持词（旁白）	屏幕显示内容
			与应对工作，确保人民群众的健康与安全。下面请××省人民政府×××副秘书长讲话。 省政府×××副秘书长：尊敬的×副主任、××省应急办的各位同仁： 在全体人员的共同努力下，在有关部门和单位的大力支持下，此次重大突发公共卫生事件应急联合桌面演练圆满结束了，在此我代表××省政府对你们付出的辛勤努力和给予的大力支持表示衷心的感谢！ 突发公共卫生事件直接危害人民群众生命健康安全，社会影响重大，关系到经济改革发展稳定大局。科学、有效处置突发公共卫生事件，最大程度减轻和消除事件造成的危害，是政府部门行政能力的重要体现。近年来，随着各地区、各国经济活动的日益频繁，突发公共卫生事件、传染病疫情多发频发，动态防控的难度也越来越大。这次演练尽管准备时间较短，但演练整体来看组织严密、操作有序，在一些细节把握是比较准确的；在推演事件的选择上，针对性强，贴近实战，尤其吸收了国内在应对中东呼吸综合征病例的实际经验，收到了良好的效果，达到了锻炼队伍、提升水平、熟练预案的目		

续表

镜头/音乐	时间	视频内容	行动、对话、动作	主持词（旁白）	屏幕显示内容
			的，为有效应对跨地区突发公共卫生事件起到了积极作用。 当然，大家也看到，在组织演练的过程中由于经验不足，还存在很多亟待解决的问题，需要继续学习改进，我们将根据专家点评意见，认真落实国务院领导的讲话精神，进一步完善突发公共卫生事件应急处置的联动长效机制。并以此次演练为契机，进一步增强卫生应急意识，明确各部门在处置突发公共卫生事件中的工作职责，建立科学的应急预案体系，强化工作机制，不断加强应急队伍建设，提高处置突发公共卫生事件的能力，为全面开创我省卫生应急工作的新局面，保障社会公众的健康和生命安全作出更大的贡献。 省卫生健康委×××副主任：……散会！		屏幕显示——谢谢各位！

（肖蔷薇　黄　婕）

附录 3　×××年模拟核及核辐射事故卫生应急演练方案执行脚本

第一阶段　演练准备，宣布演练开始

09：00—09：20 进场　暖场片播放

现场/预拍	画面	主持人	画面	对话内容	字幕	音频备注
现场连线	1-1	【主持人1】 各位领导、各位专家、各位嘉宾，大家上午好！ ×××年模拟核及核辐射事故卫生应急演练，是由国家卫生健康委核与辐射应急办、××省卫生健康委核与辐射应急办、××核电厂协办。 出席今天演练的领导嘉宾有：×××等。 参加演练观摩的单位和嘉宾有：×××等。 本次演练观摩依照××，结合××等预案进行。 演练分为五个阶段：第一阶段，演练准备；第二阶段，信息报送，应急响应；第三阶段，应急处置；第四阶段，应急结束，响应终止；第五阶段应急结束与讲评。 担任今天演练指挥长的是××主任×××同志。副指挥长是××与辐射应急办主任×××同志。 下面进入演练程序。	【场景】演练人员和车辆手持队伍标识和旗帜列队	演练人员和车辆手持队伍标识和旗帜列队准备 【动作】 各演练队伍迅速扩散在指定部位待命 【对话】 ××应急办主任：报告总指挥长，所有演练人员到位，演练准备工作就绪，是否开始，请指示！ ××主任：开始。	【屏幕显示】 ×××年模拟核与辐射事故卫生应急演练	对讲收声

第二阶段　信息报送和应急响应

现场/预拍	画面	主持人	画面	对话内容	字幕	音频备注
			事故的发生和发展			
			【场景】 现场布景，配合音效，人群的奔走喧哗，大声呼叫，制造气氛。11名伤者烟雾中出现在××核电厂不同地方。			播放视频核电厂员工喧哗声效
现场连线	2-1	【主持人2】 20××年××月××日××：××，××核电厂核反应堆发生放射源钴60泄漏，造成多人受到核辐射，受辐射人员出现不同程度的头晕目眩，恶心、呕吐等症状，核反应堆暂时没有得到控制，核电厂人员目前都处于惊慌失措状态……。当核电厂发生放射源钴60泄漏后，核电厂立即启动应急响应，核电厂负责人立即安托对核反应堆泄漏处进行抢救，对现场人员进行洗消，并对现场开展辐射监测，拉起警戒线。同时，核电厂安全员开始拨打省卫生健康委核与辐射应急办，国家核与辐射应急办等电话求助。			【屏幕显示】 第二阶段信息报送和应急响应 事故的发生和发展	话筒收音

续表

现场/预拍 画面	主持人	画面	对话内容	字幕	音频备注
	接到报告后，国家核与辐射应急办与省卫生健康委核与辐射应急办立即成立现场指挥部，并派××主任担任现场指挥部的指挥长，省卫生健康委核与辐射应急办、公安、武警、消防、医疗、公卫、环保、气象、交通等部门负责人，迅速赶往现场，成立临时现场救援指挥所，根据各自职责，立即开展工作。下面医疗系统上报程序展示。				
		第一环节　医疗系统接报和上报			
		[场景] 工厂安全员现场表演及对话	[对话] 核电厂安全员：(急切)是××省卫生健康委核与辐射应急办吗！我是××核电厂的安全员××，今天××点××左右我厂发生了核反应堆事故，主要是放射源钴60泄漏，约有11名工作人员收到核辐射污染，具体污染情况不详，现场核辐射污染情况是××，×××××。 ××省卫生健康委核与辐射应急办：好的，请保持电话畅通，负责组织场内核应急准备与应急处置	[屏幕显示] 第二阶段信息报送和应急响应 第一环节　医疗系统接报和上报	话筒收音

续表

现场/预拍	画面	主持人	画面	对话内容	字幕	音频备注
				工作，我们立即调派核与辐射专家组到场，我的工号01核电厂安全员：收到，我们已启动厂内应急预案开展救援，保证配合国家救援工作。		
	2-2	【主持人2】：×× 省核与辐射立即向国家核安全局核与辐射应急办报告，并迅速组织省内核与辐射专家组赶赴现场开展先期处置。	×× 省卫生健康委核与辐射应急办现场表演及对话	×× 省卫生健康委核与辐射应急办：你好！我是 ×× 省卫生健康委核与辐射应急办 ××，现向您紧急汇报，今天 × 点 ×× 左右，我省 ×× 核电厂发生核反应堆事故，主要是放射源钴60泄漏，约有11名工作人员收到辐射污染，具体伤情不详，现场核与辐射污染情况不明，请求派遣国家核与辐射救援专家队前往支援，同时我省已派遣核工程与核技术、医学、环境保护、武警等部门专家第一时间前往现场。国家卫生健康委核与辐射应急办电话：好的！立即启动应急预案，做好一切救援准备，随时等候下一步指令。国家将迅速组织核与辐射专家组赶赴现场。		

续表

第二环节　卫生应急响应（××省内应急响应、国家应急支援）

现场/预拍	画面	主持人	画面	对话内容	字幕	音频备注
			1.国家卫生健康委画面：国家卫生健康委成立由国家核与辐射应急办负责的国家核事故应急指挥部，指派××领导担任总指挥长，并指派××省卫生健康委核与辐射应急办主任担任核与辐射现场指挥官。××主任担任核与辐射事故现场，组织此次核与辐射事故的救援工作。同时就近召集核辐射技术、核安全、辐射监测、辐射防护、环境保护、交通运输、医学、气象学、海洋学、应急管理、公共宣传、疾控中心等方面专家组成国家核与辐射救援队前往前核与辐射事故现场开展救援工作。	【屏幕显示】第二环节　卫生应急响应（××省内应急响应、国家应急支援）	播放视频1
2-3		【1号主持人词】国家核与辐射应急指挥部：立即拨打了核工程与核技术、核安全、辐射监测、辐射防护、环境保护、交通运输、医学、气象学、海洋学、应急管理、公共宣传、疾控中心等方面专家的电话，说明了现场的情况，并要求立即组成专家救援队，做好个人防护，前往核与辐射事故现场处置。同时给国家核与辐射救护中心打电话，要求空军医疗救治救援队，立即腾空医疗床位，做好个人防护，立即派出医疗救治小组前往前事故现场处置。		话筒收音 播放视频2

284

续表

现场/预拍	画面	主持人	画面	对话内容	字幕	音频备注
		【2号主持人词】××省卫生健康委核与辐射应急办给××省核与辐射救治基地、××三甲腾空医疗床位、立即集结人员，要求做好个人防护，立即派出医疗救治小组前往事故现场处置。	2. 省卫生健康委核与辐射应急办画面：省卫生健康委遵从国家指示，派遣××主任前往核与辐射事故现场，调动武警、交通、气象等部门协作此次救援辅助工作。			
			3. ××省卫生健康委××主任赶赴现场。 4. 交通部门开启绿色通道配合救援队伍畅通无阻赶赴现场，武警部门赶赴现场维持秩序，疏离附近人民群众，气象部门随时监测天气，风向报告。			播放视频 3/4/5
		下面进入第三阶段卫生应急处置	5. 核工程与核技术、核安全、辐射监测、医学、气象学、海洋学、应急管理、公共宣传、疾控中心等方面专家队伍行进。各领域专家级医疗机构救护车开始准备＋出发的视频。			【视频播放】各领域专家级医疗机构救护车开始准备＋出发的视频。

第三阶段　卫生应急处置

现场/预拍	画面	主持人	画面	对话内容	字幕	音频备注
			核事故现场救援			
		【主持人2】 核工程与核技术、核安全、辐射监测、辐射防护、环境保护学、气象学、海洋学、交通运输、应急管理、公共宣传、疾控中心等方面专家、国家核与辐射救护中心、××省核与辐射救治基地、××三甲医院共11台救护车陆续到达现场。 由××主任临时担任现场指挥官，立即对核与辐射救援专家组下达指令。	【场景】 核工程与核技术、核安全、辐射监测、辐射防护、环境保护学、气象学、海洋学、交通运输、应急管理、公共宣传、疾控中心等方面专家、国家核与辐射救护中心、××省核与辐射救治基地、××三甲医院共11台救护车33名救援人员，鸣笛入场，设置临时指挥部，由××主任担任现场指挥长。 【场景】所有医疗救援人员整队接受指令		【屏幕显示】 第三阶段　卫生应急处置 救援专家组到达现场，设置临时指挥部	
现场连线 3-1				【对话】 ×× 主任（面对所有医疗救援人员） （带耳麦）：所有救援人员应进行现场辐射检测，在巡测仪器读数为100~Sv/h的地方用红线布设安全界线。在安全界线外用黄线布设警戒线，在此区域内上风向开展现场抢救治疗，并设置出人控制污染检测，所有出此污染区域的人员在此线上进行去污洗消。在分区后，对伤员进行分类、急救、去污、同		（戴耳麦） 话筒收音

续表

现场/预拍	画面	主持人	画面	对话内容	字幕	音频备注
				时对现场样品进行采集，疾控人员协助现场地质，食品和饮用水放射性污染检测及去污洗消，心理专家对现场人员进行心理疏导。全部救援人员回答：是！		
			应急处置——核与辐射事故现场分区与检伤分类			
现场连线			[场景] 所有救援人员散开，开展工作		[屏幕显示] 应急处置——核与辐射事故现场分区与检伤分类	（戴耳麦）话筒收音
检伤跟拍	3-2		[场景] 救援队人员穿戴个人防护设备（防放射性沾染防护服，防护手套，防护靴和防护面罩等个人防护装备）携带场所辐射监测仪，多用途γ/β巡	[对话] ××核与辐射应急办主任××（面对核与辐射应急办主任××；我是××核与辐射应急办主任××，请大家保持镇定，不要慌张，服从安排，这是一场没有硝烟的战争，需要我们一起努力打赢它，请你们配合国家的救援工作。（重复一遍）。	[屏幕显示] 应急处置——检伤分类	

附　录

续表

现场/预拍	画面	主持人	画面	对话内容	字幕	音频备注
3-2		[主持人1] 经初步检伤，有4名伤员受辐射污染较重。救援人员对现场人员进行分类并做好登记，统一在医学应急救援区进行相应的医学处理。	测仪、β/γ表面污染监测仪等辐射防护检测设备等，开始进行现场人员辐射检测，根据现场巡测仪器读数将事故现场分成危险区、控制区、监督区及非限制区，各区界限分明，拉起警戒线，并在监督区的上风向设置医学应急救援区。在分类区，救援人员利用各种核与辐射检测设备根据受辐射剂量将伤员进行分类，同时利用电子仪器设备做好登记记录，现场伤员被分为辐射、内污染伤员，辐射无污染伤员，可疑辐射人员，未受辐射人员。根据辐射剂量测及症状发现8名受辐射人员，3名可疑受辐射人员，25名未受辐射人员。 [注]1号、2号伤员照射剂量大，出现头晕目眩，四肢瘫软，恶心，呕吐；3号、4号伤员照射剂量中等，有头晕，偶有恶心；5号、6号、7号伤员照射剂量弱，偶有头晕；8号照射剂量弱，无不适，9号、10号、11号伤员可疑受辐射。		对损伤人员进行早期分类的方法：损伤的严重程度取决于受照剂量和剂量率，身体的受照范围，有关组织的辐射敏感性以及器官系统的重要性。最重要的早期临床症状有：头晕、恶心、呕吐、腹泻、皮肤和黏膜红斑、颜面充血、腮腺肿大、发热等。 1. 无症状，照射剂量小于1戈瑞，可在普通医院就诊观察； 2. 有头晕，照射剂量在1~2戈瑞之间，可在指定医院住院观察治疗； 3. 有头晕、呕吐，照射剂量在2~4戈瑞之间，可在专科	

288

续表

现场/预拍 画面	主持人	画面	对话内容	字幕	音频备注
	【主持人2】 经快速判断：1号、2号、3号伤员，照射剂量大于30戈瑞，有头晕症状，四肢瘫软，恶心、呕吐的症状，考虑受辐射污染严重；3号、4号伤员，照射剂量大于4戈瑞，有头晕目眩，偶有恶心，呕吐的症状，考虑受辐射污染较严重；5号、6号、7号伤员照射剂量在2-4戈瑞，偶有头晕，考虑有轻度核辐射污染；8号照射剂量在2戈瑞以下，无不适，考虑有轻度核辐射污染；9号、10号、11号伤员无任何不适，可疑受辐射。		【对话】 现场指挥官（××）（耳麦）：事故现场应急主任××分区负责人、伤员分类急办××核与辐射应急办××主任，我是××主任，请你们分别简要报告各区现场情况。	医院或放射性疾病治疗中心治疗； 4. 有头晕，呕吐或其他严重症状，照射剂量大于6戈瑞，尽快到专科医院或放射性疾病治疗中心治疗。 【屏幕显示】 经救援队员事故现场分区，事故现场各区界限分明，在巡测仪器读数为100μSv/h的地方用红线布设安全界线。在安全界线外用黄线布设警戒界线，在此区域内上风向搭建救护帐篷，洗消设置伤员分类区、侦查区、洗	

289

现场/ 预拍	画 面	主持人	画面	对话内容	字幕	音频备注
				事故现场分区组（向现场总指挥员汇报）：报告指挥员同志，我是事故现场分区组，经救援队员对现场辐射剂量检测，已完成事故现场各区划分，分成危险区、控制区、监督区及非限制区、各区界限分明，已拉起警戒线，请指示。 现场总指挥员（耳麦）：收到，辛苦了！请继续维持各区秩序，并协助做好转运伤员准备。 事故现场分区组：是。 伤员分类区（向现场总指挥员汇报）：报告指挥员同志，我是伤员分类区×，目前正在有序开展伤员分类，目前现场已确定8名受辐射人员，其中5名人员受辐射情况严重，3名可疑受辐射人员。 现场总指挥员（耳麦）：收到，辛苦了！请继续对伤员进行伤员分类并做好信息登记。 伤员分类区：是。	消区及后送区、各区设立标识牌界限分明连通，快速有序地开展现场抢救治疗。	

续表

现场/预拍	画面	主持人	画面	对话内容	字幕	音频备注
				意外状况处理		
现场连线	3-3	[主持人2] 由于现场环境复杂，伤员较多，救援人员在检伤分类时，一名未受辐射人员拉着检伤医生求助，在现场救护人员的安慰下，伤员很快安静了下来。	[场景表演]	[对话] 未受辐射人员（用耳麦）："医生，医生！请你们马上将（手指3号伤员）他先送往医院抢救！麻烦你们啦！"。 检伤医生（用耳麦）：同志，你好，请不要着急，我们正在按照收辐射轻重进行优先救治，同时也需要处理现场和监测大家的伤势变化，所以现场不可以没有救护人员。请您理解并保持冷静和配合救援行动，其他救护人员很快就会到场。	[屏幕显示] 意外状况处理	（戴耳麦） 话筒收音
				对伤员进行检查及生物样品采集		
现场连线	3-4	[主持人1] 现在大家看见的是现场所有人员进行分类后进入侦查区，进行下一步受辐射人员的检查与生物样品采集。	[场景] 伤员进行分类后，陆续接受救援人员的外周的淋巴结检查，并对耳、鼻、皮肤等分泌物收集采样，并抽血送检。每一个伤员做好检查及采样的同时，进行信息登记。	[屏幕显示] 对伤员进行检查及生物样品采集	

现场/预拍	画面	主持人	画面	对话内容	字幕	音频备注
				[对话] 伤员侦查区（向现场总指挥员汇报）：报告指挥员同志，我是伤员侦查区××，目前正在有序开展伤员侦查同时采集生物样品，目前现场工作配合较好。 现场总指挥员（耳麦）：收到，辛苦了！请继续进行伤员侦查并做好信息登记。 侦查分类区：是。 伤员洗消区（向现场总指挥员汇报）：报告指挥员同志，我是伤员洗消区××，目前洗消帐篷已搭建好，各种洗消设施都已准备好，随时对送过来的伤员进行去污洗消。 现场总指挥员（耳麦）：收到，辛苦了！请一定保证对伤员做好彻底洗消，有任何困难请随时向我报告！ 伤员洗消区（耳麦）：是！保证完成任务！		（戴耳麦） 话筒收音

对事故现场人员进行去污洗污－现场洗消环节

现场/预演	画面	主持人	画面	对话内容	字幕	音频备注
现场跟拍 投屏	3-5	【主持人1】 所有伤员进行侦查后，进入洗消区。对受到放射性核素污染的人员进行体表放射性去污：测量污染程度，脱去受污染的外衣，用特定局部伤口洗消器擦洗污染局部，检测去污效果，然后按指定路线用淋浴消除放射性污染（去污），达到去污标准后统一撤离事故现场，进一步对上述人员的放射性核素内污染进行相应的医学观察和处理。 【主持人2】 事故现场人员有序进行去污洗消，分别收集现场人员衣物，同时做好标记。在达到去污标准后统一撤离事故现场进入清洁安全区，接受下一步的救治工作，同时接受心理专家的心理疏导，并尽快安排撤离。	【场景动作展示】 让受伤员先进入洗消帐篷，利用各种医疗设备对现场人员进行去污洗消。脱去受污染的外衣，用特定的局部伤口洗消器洗消去污染局部，检测去污效果，然后按指定程序用特定核护皮肤洗消压淋浴设施及核消除放射性污染（去污）。一名吸吐伤员先进入救护帐篷给子促排，缓解胃肠道症状等处理再送入洗消帐篷进行去污洗消。救援人员在洗消后，进行去污洗消后，收集其衣物，用黄色塑料袋装好，并写上"勿动，有辐射"。	【屏幕显示】 对现场人员进行去污洗污	（戴耳麦） 话筒收音

293

现场/预拍	画面	主持人	画面	对话内容	字幕	音频备注
现场跟拍投屏	3-6	【主持人2】现在为大家展示的是伤员进行洗消的环节。洗消程序分为六步：①第一步初步分诊，救援人员为患者进行首次分诊，登记伤员个人信息，辐射特别严重的伤员，先进行洗消；②第二步救援人员指导（非卧床）或协助（卧床）伤员脱衣服及收取患者个人物品，活动自如的伤者可自行脱除衣物，活动受限的伤者由救援人员协助脱衣物，所有物品用黄色塑料袋装好，并写上"勿动，有辐射"。③第三步救援人员指导（非卧床）或协助（卧床）伤员进行洗消。一般洗消需时3～5分钟/人次。活动自如的伤者：有条理的从头到脚进行喷淋，每个人洗消时间约在3～5分钟；活动受限的伤者：每位伤员需要2～3名工作人员协助洗消，从头到脚进行冲洗，每个人洗消时间约在3～5分钟；④第四步救援人员提供毛巾给伤员擦干身体及指引进入更衣间换上洁净衣服。	【动作】9号伤员进入洗消区，登记个人信息，救援队员指导其使用画面，告知脱下的衣物放置在黄色塑料袋里，然后进入洗消帐篷，使用高压喷淋的方式进行全身去污洗消5分钟，洗消完成后救援人员进入帐篷协助擦干净身体，穿好干净衣服送至安全区。	【备注】具体洗消演练说明：1人进入洗消帐篷，然后张开双手顺时针转两圈，帐篷内部的喷淋装备会从不同角度喷淋，然后进入更衣室至更换干净的衣服。所有从现场出来的受伤人员以及救援人员都需要经过洗消环节，通过洗消清除和中和身上大部分的危害污染物，洗消后再进行分流。经过洗消的污物水需要用储存罐存放，然后输送到规定的地方进行排放	【屏幕显示】现场洗消环节 【屏幕显示】洗消目的：去除以及中和身体上的辐射污染物；洗消装备：洗消车与2顶核辐射应急洗消专用帐篷，高压供水泵，洗消液均混罐，高压水管，高压喷嘴或手持喷头，洗消剂，冷热水高压洗消设备，600L/2 000L储水袋，2 000L*2废水回收袋，便携式洗消枪，洗消防护服，局部口洗消器，核污染皮肤洗消剂，洗消粉，洗消床，洗消担架：洗消池 废水处理：洗消池	操作投屏
现场连线						

续表

现场/预拍	画面	主持人	画面	对话内容	字幕	音频备注
		活动受限的伤者：清洗后更换干净的衣物并转移到担架或轮椅。⑤第五步救援负责护送伤员到到清洁安全区。			积水后用自动排污泵将废水抽至废水回收袋运走处理。	
			受辐射人员接受进一步救治			
现场连线	3-7	【主持人1】现场受辐射人员经过去污清洗消后进入清洁安全区，根据之前的辐射检测剂量信息，核与辐射专家讨论后建议根据不同辐射剂量服用不同剂量稳定性碘剂及促排药。 【主持人2】核与辐射事故时，服用一定量的碘剂可以防止吸收放射性污染，也预防和缓解核辐射，但需在专家指导下服用。大量服用碘片，会产生一定的副作用，可能促进甲状腺结节、甲状腺功能亢进症、甲状腺癌，诱发甲状腺	【场景】3名核与辐射专家经过慎重讨论后请示指挥长，建议根据辐射程度给受辐射的伤员服用不同剂量稳定性碘剂及促排药。指挥长同意后给受辐射人员安排8名受辐射人员服用不同剂量的稳定性碘剂及促排药，并做好登记。	【对话】核辐射专家：报告指挥长，目前检测8名受辐射人员照射剂量较大，建议发放碘剂，请批准。指挥长：同意，注意登记信息，密切观察伤员反应，需要支援请随时报告。核辐射专家：是！	【屏幕显示】受辐射人员接受进一步救治	（戴耳麦）话筒收音

现场/预拍	画面	主持人	画面	对话内容	字幕	音频备注
		功能亢进危象，从而危及生命。因此救援人员对现场 8 名确定受辐射人员进行碘剂发放，并确定受辐射人员服用时间。同时对受到辐射伤员服用促排药物，并做好记录。				
			伤员生物等样品采集			
现场跟拍投屏	3-8	【主持人1】现场受辐射污染严重，需对现场样品进行采集登记。 【主持人2】救援人员仔细对事故现场样品进行采集，同时检测是否受到放射性污染，并做好登记，统一集中后进行下一步处理。	【场景动作展示】救援人员采集现场可能受到内污染及伤员的耳道、鼻孔、口角等口等的擦拭物样品，检测是否受到放射性污染；收集的样品贴上标签，并进行登记，用塑料袋和合适的容器收集保存现场所有的衣物、被单和金属物件，并在醒目地方标明："放射性衣物扔掉"。同时登记受照史、体表放射性核素污染测量和去污效果，填写记录单。		【屏幕显示】伤员生物等样品采集	话筒收音

续表

事故现场地质、建筑、饮用水等样品采集及放射性污染检测与救援现场的质量控制

现场/预拍	画面	主持人	画面	对话内容	字幕	音频备注
现场跟拍、投屏	3-9	【主持人1】 对可能造成食品和饮用水放射性污染的事故，在事故发生若干时间后，疾控中心的救援队员应对事件发生地周边地区表、种植基地的露天蔬菜、地质、建筑、饮用水进行放射性监测，采集有关样品并送至专业移动现场实验室或固定实验室进行快速放射性分析。 【主持人2】 在疾控中心人员的质量监测下，救援人员对核与辐射事故区进行空气、水、土壤、植物和现场食物污染测量及核素分析，同时进行取样，做好标记，确认事故现场辐射超过安全标准，下一步疾控人员协助消洗消对现场进行去污洗消及质量监测。	【场景】 救援人员携带生物样品采样箱和标本转运箱，采用向心心侦查的方式，对核与辐射区及周围的空气、水、土壤、植物和食物等有代表性放射性污染采样后，同时进行放射性收集采样，并做好登记检测信息登记，将现场收集的各种样品分装保存，对辐射剂量超过安全标控中心对已经检测登记的区域进行复检，对某区域的剂量检测与救援队不一致的地方，双方进行再次检测，最后达成一致记录最终数据。 【动作】 救援队员在事故现场采集代表性样品。		【屏幕显示】 事故现场地质、建筑、饮用水等样品采集及放射性污染检测与救援现场的质量控制	全程跟拍

续表

核与辐射事故现场去污洗消

现场/预拍	画面	主持人	画面	对话内容	字幕	音频备注
	3-10	【主持人1】 经过事故现场样品采集、土地、饮用水等放射性污染检测，事故现场人员转运后，因此次核与辐射污染严重，需对现场的设备、建筑物和道路进行洗消处理，以降低环境辐射污染。	【动作】 现场去污洗消 【场景】 救援人员携带洗消喷枪分布在事故现场，对事故现场的设备、建筑物和道路进行仔细洗消，由里向外，逐层喷洒液体洗消剂，每层清洗后再次用辐射剂量检测仪检测，达到去污标准后再清洗下一层，最后拉起警戒隔离。国家疾控中心人员在每层去污洗消完成后用修辐射检测仪再次对清洗区域进行辐射剂量检测，对于某处去标或辐射剂量检测不达标，协助洗消队再次对该区域进行洗消复测，最终辐射剂量检测达标后拉起警戒线。			
现场跟拍投屏	3-11	【主持人1】 经过现场的去污洗消后，疾控监测队对现场环境进行放射性监测监测后达到安全标准，周围空气环境无污染。			【屏幕显示】 核与辐射事故现场去污洗消	全程跟拍

续表

对事故现场人员进行心理疏导

现场/预拍	画面	主持人	画面	对话内容	字幕	音频备注
现场跟拍投屏	3-12	[主持人1] 一些伤员在核与辐射事故发生后，心理受到较严重的创伤，情绪不稳定，难以配合救援处理工作，亟需心理疏导。 [2号主持人词]通过3名心理专家安抚，2名伤员最终情绪稳定，配合救援工作。	[场景] [1]现场人员在进行分类侦查，去污洗消过程中，大家情绪依然很惊慌失措，A伤员甚至吵闹，不配合救援工作，大声要求"我没事，我要离开这"，B伤员沉默拒绝所有人靠近"你们别过来，我受辐射很严重，马上就要死了" [场景] [2]3名心理专家到达现场分类侦查，去污洗消区，对AB伤员进行安抚与心理疏导"请不要紧张，我是医生××，现在核泄漏事故已得到控制，政府已经派遣大量专家救援组进行救援处置，大家都会没事的""不要怕，只要配合治疗，一定会没事的"……	[对话] ×救援组长：报告指挥员，我们这有几名伤员情绪不稳定，心理创伤严重，请求心理专家支援。 现场指挥官：收到，立即派心理专家增援。 现场指挥官：心理专家组，你好！我是现场指挥官××，现在事故现场有伤员出现事故后心理创伤，请立即到场给予心理疏导。 心理专家组组长××：是！	[屏幕显示] 对事故现场人员进行心理疏导	（戴耳麦）话筒收音

续表

现场/预拍	画面/画面	主持人	画面	对话内容	字幕	音频备注
		【2号主持人词】通过心理专家的心理干预,事故现场人员情绪逐渐趋于稳定,事故现场救援工作有序进行。				
现场跟拍投屏	3-12		【场景】 【3】心理专家组在事故现场与伤员进行个体交流,利用各种心理干预,鼓励当事人表达自己的情感,合理释放情绪,在清洁安全区,组织集体晤谈,现场人员聚集在一起,倾诉内心感受,相互支持和安慰……	【对话】 心理专家组组长××:报告指挥官,我是心理专家组组长××,通过心理疏导,目前伤员心理已得到安抚,正配合去污洗消工作。考虑事故突然,现场人员可能会受到不同程度的创伤,请求对现场事故人员进行集体晤谈及个人心理干预。 现场指挥官:辛苦了!同意您的建议,请做好事故现场人员的心理疏导工作。 心理专家组组长××:是。		(戴耳麦) 话筒收音

300

续表

现场/预拍	画面	主持人	画面	对话内容	字幕	音频备注
现场连线	3-13	**【1号主持人词】** 伤员根据受辐射程度不同，在经过分类侦查、生物样品采集、去污洗消后可安排转运至不同医疗机构接受进一步治疗。 **【2号主持人词】** 现场处置完毕的伤员，根据辐射剂量至送不同的救治中心进行救治。各级医疗机构的已接到	伤员转运 **【场景】** 救援人员用担架将1号伤员、2号伤员及3号伤员A1、A2、A3救护车，送至国家核与辐射应急中心；救援人员用担架将4号、5号分别抬至A4、A5号救护车，转运至××省级核与辐射救治基地，救援人员将6号、7号、8号伤员扶至A6、A7、A8号救护车，转运至××省三甲医院；9号、10号、11号伤员步行至A9、A10、A11号救护车，转运至普通三甲医院。25名未受到辐射的人员登记姓名、性别、住址、联系方式后，嘱附如有不适，及时报告，可放其自行回家，并做好随访。	**【对话】** 救援组长××：报告指挥官，我是现场救援组长××，此次核事故有3名伤员受辐射污染严重，建议转运至国家核与辐射中心进行进一步治疗；2名伤员受辐射污染较严重，建议转运至省级核与辐射救治基地进行进一步治疗；3名伤员受轻度核辐射污染，建议转运至三甲医院进行进一步治疗；3名伤员可疑受辐射，建议转运至普通医院就诊。25名未受到辐射的人员建议登记后做好随访，可让其回家。请指挥官指示！ 现场指挥官：同意！请有序转送至各医疗机构救护车，进行下一步治疗；同时做好未辐射人员的登记随访。	**【屏幕显示】** 伤员转运	（带耳麦） 话筒收音

301

续表

现场/预拍	画面	主持人	画面	对话内容	字幕	音频备注
		命令，立即开辟绿色通道，预留收治床位，做好医疗器械和药品准备，组织精干医护力量全力救治伤员。未受到辐射的人员已做好登记，后期随访跟踪。	[动作] 救援队员奔向分类伤员进行转运			

第四阶段　应急结束　响应终止

现场清理

现场/连线	画面	主持人	画面	流程	字幕	音频备注
	4-1		[场景] 经过查看现场，伤员已全部转送完毕。将收集后的相关表格交现场指挥。现场指挥请救援小组核对伤员人数和收治情况。	[对话] 现场总指挥：各救援人员，请你们检查现场是否还有伤员。 各救援组队长：是。 [对话] 现场总指挥：主任同志，这是伤员人数和各医院收治情况，请核对。	[屏幕显示] 第四阶段 应急结束　响应 终止 响应结束	话筒收音

续表

现场/预拍	画面	主持人	画面	流程	字幕	音频备注
				此次共调派救护车 11 台,指挥车 1 台,洗消车 2 台,处理伤员 11 名。其中,危重伤员 3 名,重伤员 2 名,轻伤员 6 名。分别收治于:国家核与辐射应急中心、××、×4、×5、×6、×7、×8、×9、×10、×11 院,现场清理完毕,现场人员是否撤回,请指示! ××主任:现场医疗救治任务圆满结束,收集物品,组织救护人员有序撤离。 现场总指挥:收到!尽快处理现场,收集装备撤离。		
			救援队伍撤离			
现场连线 4-2		[1号主持人词] 在现场伤员分类和急救、放射性污染去污、现场样品采集等现场救援工作完成后,按照现场演练指挥者指令,结束现场救援活动。救援队员应在撤离前做好需带离现场样品、物品、设备的放射性污染检测和防护去脱工作,救援人员按防护要求脱去防护服装,进行人体放射性污染检测,确定无污染后撤离现场。	[场景] 救援人员按照现场放射性水平的高低,分类现场样品、物品,搬运至核辐射防护车,将所有使用过的防护用品、器具和仪器放入密闭仪器车内。救援队员按防护要求脱去防护服装,并进行去污洗消,疾控检测人员最后对撤离的每一位救援人员进行放射性检测,确定无污染后有序上车撤离现场。		[屏幕显示] 救援队伍撤离	

续表

现场/预拍	画面	主持人	画面	流程	字幕	音频备注
现场连线	4-2	**[主持人2]** 在现场伤员分类和急救、放射性污染去污、现场样品采集等现场救援工作完成后，总指挥下令撤离，救援人员按照防护要求脱去防护服装，进行去污洗消及人体放射性沾染检测，疾控人员逐一对其进行放射性沾染检测确定无污染后，整理现场样品、物品及设备撤离现场。根据《国家核应急预案》，经请示国家核与辐射应急指挥部总指挥长××同意，终止Ⅱ级应急响应。由卫生健康委宣传部向媒体发布了相关信息。		**[对话]** 救援组长××：报告指挥官，我是现场救援组组长××，目前各小组已完成现场救援工作，受辐射伤员已转运，并已起警戒线，核事故现场样品已采集，事故现场已得到污洗消，并已拉起警戒线，核事故现场样品已采集，核反应堆已得到控制，请指示！ 现场指挥官：辛苦了！救援工作结束，请准备撤离，做好检测和防护工作，准备撤离！		

续表

现场/ 预拍	画面	主持人	画面	流程	字幕	音频备注
		【主持人 2】 核电厂运营单位已终止放射性源钴 60，已消除危险，对泄漏物质的洗消结束。根据检测结果，现场领队向指挥部报告了以下情况：空气、泥土、水的辐射剂量在 1 支端，抢险成功，下风向居民区无核辐射剂量检出。				
现场 连线	4-3	**【主持人 1】** 在国家、省及各级部门统一领导下，各级医疗卫生机构和应急、武警、环境保护、气象等的共同努力，成功终止了放射源钴 60 的继续污染，救治了受辐射人员，目前，所有受伤人员生命体征平稳。经请示国家核应急预案，经请示国家卫生健康委领导同意，终止突发事件医学救援 II 级响应。国家卫生健康委专题向政府报告了这次核与辐射事故的受伤人员的救治情况。并向媒体发布信息。	**【场景】** 所有参与演练人员列队入场		**【屏幕显示】** 影响评估	播放转场 背景音乐

影响评估

续表

现场/预拍	画面	主持人	画面	流程	字幕	音频备注
			【场景】 列队完毕；指挥长、副指挥长各自就位。	【对话】 副指挥长：尊敬的各位领导、同志们，××年模拟重大核与辐射事故卫生应急演练所有科目已经完成，下面请演练指挥长宣布演练结束。 指挥长：我宣布，演练结束！		

第五阶段　点评与总结

现场/预拍	画面	主持人	画面	流程	字幕	音频备注
现场连线	5-1	【主持人2】 现在进入演练点评与总结环节。 【主持人1】 ××年模拟重大核与辐射事故卫生应急演练活动至此已经圆满结束了，明年的应急演练再见。	【场景】 所有演练人员、演练车队	【对话】 领导1点评总结 领导2点评总结 领导3点评总结	【屏幕显示】 点评与总结	话筒收音

（茱兴月　黄　婕）

附录 4　××年模拟洪水暴发卫生应急联合演练执行脚本

（×月×日，演练现场合计××分钟）

区域	镜头	时间	地点	参演力量	行动、对话、动作	解说词（旁白）	备注	备注 2
				第一环节　灾情报告与先期处置　时长／分钟				
		×分钟			播放灾害现场情景的剪辑视频（暴雨、洪涝、泥石流、房屋和电力等基础设施受损的画面）	播音员：（洪水画面）2019 年 6 月中旬，S 省宁静的夏日被多地频现的暴雨打破，持续一夜的狂风暴雨，让 × 市地处山区的 A、B、C 县发生严重内涝，山洪和泥石流成灾。多处房屋倒塌，供气、电力等基础设施遭到严重损坏，大量人员伤亡、失踪。		
录播		×分钟		县卫健局长、市卫委主任、省卫委主任	1. 医疗卫生机构被水淹没，医疗设施严重受损画面。 2. A 县、B 县卫健委向市卫生健康委电话报告，市卫生健康委向省卫生健康委报告画面。 3. 当地医疗机构和人员救治伤员画面。	播音员：S 省卫生健康委连续接到多地卫生健康部门的灾情报告。其中，× 市 A 县、B 县的主要医疗卫生机构分别被洪水和泥石流冲毁，已经不能开展医疗卫生服务，当地医疗机构人员迅速开展伤员救治等卫生应急工作，而伤病员数量责任不断增加，急需医疗卫生力量支援！		
				第二环节　卫生应急响应（S 省省内应急响应、三省应急协作、国家应急支援）　时长／分钟				
录播		×分钟			1. 省卫生健康委画面：省卫生健康委成立由委主要负责同志任组长的救灾卫生应急领导小组，成员与会画面。 2. S 省各支援队伍行进画面。	播音员：灾害发生后，S 省迅速启动救灾 I 级响应。按照省委、省政府统一部署，S 省卫生健康委启动卫生应急响应，成立救灾卫生应急领导小组，组织开展全省灾害紧急医学救援工		

续表

区域	镜头	时间	地点	参演力量	行动、对话、动作	解说词(旁白)	备注	备注2
					3. S省卫生健康委副主任赶赴现场画面。	作:调派省级卫生应急队伍支援各灾区;同时派出一名副主任带领工作组赶赴受灾严重的×市成立救灾卫生应急现场指挥部。		
					1. S省卫生健康委主任与J/T两省卫生健康委主任电话沟通或视频会商画面。 2. J省、T省各支院前、疾控、监督、心理救援队伍集结,行进集结画面。	播音员:由于多地受灾,灾情严重,S省内医疗卫生力量严重不足。受灾最重的×市位于S/J/T三省交界地带。S省卫生健康委立即与J/T省两地卫生健康委会商,启动S/J/T三省卫生应急协作机制。J/T两地组织派人,省卫生防疫、卫生监督和心理救援等多支卫生应急力量,驰援灾区。		
		×分钟	国家卫生健康委应急指挥中心	录播	1. S省卫生健康委向国家卫生健康委应急办电话画面。 2. 国家卫生健康委卫生应急办公室组织视频会议商讨、研判和指挥决策(指挥大厅)画面。 3. 展示国家突发公共事件卫生应急指挥系统及其调派队伍的示意画面。	播音员:与此同时,S省卫生健康委向国家卫生健康委报告灾情及救灾卫生应急工作情况,申请调派国家卫生应急力量给予支援。 经请示国家卫生健康委领导同意,国家卫生健康委卫生应急办公室就近从J省调派Z××医院承建的国家紧急医学救援队和J省疾控中心承建的国家突发急性传染病防控队,从T省调派T省市人民医院承建的中国国际应急医疗队,紧急赶赴灾区驰援。 同时,派出卫生应急专家组赶赴灾区,协调指导工作。 一方有难,八方支援,S省周边的相关省份卫生健康委,其他国家卫生应急队伍也积极请战,并按照国家卫生健康委指令做好准备,随时待命。		

第三环节　现场医疗急救　时长　min

区域	镜头	时间	地点	参演力量	行动、对话、动作	解说词（旁白）	备注	备注2
		×分钟	灾区布景	现场指挥长、通讯人员	1. 建立现场指挥部（S省疾控视频会商车） 2. 现场指挥长（A主任）持手机。"报告×××同志，现场指挥部成立，请指示。" 3. 画外音（B主任）："好，请立即组织开展伤员救治工作。" 4. 现场指挥长（A主任）："是。"	播音员：已经赶到灾区的省卫生健康委副主任立即在现场成立了救灾卫生应急指挥部，并受命担任现场指挥长。（解说10秒）		
A区	现场	×分钟	院前急救区	院前急救车队	1. 播放灾害现场伤员横躺竖卧的场景。 2. S省、J省、T省院前急救车辆顺序入场。	播音员：无情的洪水吞噬了秀丽的家园，失去家园的百姓牵动着所有人的心。接到现场指挥部指令后，S省、J省、T省急救队伍一路疾驰，从不同方向陆续赶到灾区。（解说20秒）		
		×分钟			1号车指挥员迅速跑向现场指挥部报道，领受任务。 指挥员："报告现场指挥部，院前急救队伍奉命到达，请指示。" 现场指挥部："请迅速展开检伤分类和救治转送" S省指挥员："是。"	同期声：		

区域	镜头	时间	地点	参演力量	行动、对话、动作	解说词（旁白）	备注	备注2
		×分钟			1. 检伤分类挂牌：医务人员呼叫判断人员神志、压手指甲判断血液灌流情况…… 2. 2号车建立救治分区（在空旷平坦位置铺设地毯/树立标识牌）。	播音员：最先到达的急救队员立刻用START检伤分类法，对现场大批伤员进行初步检伤，按照能否走动和呼吸、循环、意识等状况进行判断、分类，重伤挂红牌、第一优先救治、中度伤挂黄牌、轻伤挂绿牌、死亡挂黑牌。后续到达的急救队员按检伤结果和优先顺序，分区域开展现场急救工作，并及时转运后送伤员，最大限度地提高生存率、减轻伤残。（解说40秒）		
A区		×分钟			现场处置：	播音员：在红区，急救队员分别对红标危重患者进行抢救治疗。（解说8秒）		
					A、S省3号车——颈椎损伤（红）——现场	急救队员用颈托、脊柱板为一名颈椎损伤的红标危重患者进行固定、搬运，救治过程中通过各种手法锁定头颈部、轴式翻身等操作，避免扭曲造成二次脊髓损伤（解说20秒）（停顿）；	三台手术同时进行，位置提到主席台前	
					B、S省4号车——腹部开放损伤（红）——红区	同时，在红区救援队员正在为一名肠管外露的腹部开放伤患者进行包扎、固定，肠管外露不能还纳，需要进行保湿、扣碗保护和外固定，同时要屈膝屈髋放松腹部。（解说20秒）（停顿）；		
					C、T省1号车——救治17号伤员（驾驶员胸部创伤）——红区。	这是一位驾驶员，胸部挤压伤，多发肋骨骨折导致连枷胸，医护人员正在对他进行加压包		

区域	镜头	时间	地点	参演力量	行动、对话、动作	解说词（旁白）	备注	备注2
					D, J省2号车(全地形越野救护车)开赴冲毁河道内现场展示车辆性能。	扎，并用呼吸机正压通气稳定胸壁，保证呼吸。（解说15秒） 播音员：指挥部获悉，冲毁的河道内，发现一名溺水者，普通车辆现场无法通行，J省医院急救队派出适用于雨雪、泥石流、地震等恶劣环境的，四轮驱动全地形越野救护车前往救治。（解说30秒）		
					E, 救治转运8号伤员(溺水窒息，重点展示心肺复苏示范机应用)。	播音员：经现场评估，溺水患者意识丧失，呼吸心跳停止，急救队员立即应用全自动心肺复苏系统实施高质量心肺复苏。这一系统不仅节约人力，更能提高复苏成功率。（解说20秒）		
					F, 黄区和绿区开展急救处置	播音员：其余急救队员分别在黄区、绿区紧张有序地对中度伤和轻伤患者进行现场救治。（解说10秒）		
					G, 转运： 红1号伤员-3号车-T省人民医院 红2号伤员-4号车-不转送(T省医院自备) 黄3号伤员-5号车-T省人民医院 绿4号5号伤员-6号车-T省人民医院 绿6号伤员-2号车-J省Z×××医院	播音员：现场处置完毕的伤员，安排救护车向后方医院转运。×市内相关医院开辟绿色通道，预留收治床位，做好医疗器械、药品和血液准备，组织精干医护力量全力救治伤员。（解说20秒）		

续表

区域	镜头	时间	地点	参演力量	行动、对话、动作	解说词（旁白）	备注	备注2
					红7号伤员 -J省2号车 -Z××× 医院			
					红8号伤员 -J省1号车 -Z××× 医院			
					红9号伤员 -J省3号车 - 不转送（Z×× 医院自备）			
					黄10号伤员 -J省4号车 -T省人民医院			
					绿11～16 号伤员 - J 省 5 号车 -Z×× 医院			
					红17号伤员 -T省1号车 -T省人民医院			
					红18号伤员 -T省2号车 -T省人民医院			
					黄19号伤员 -T省3号车 -T省人民医院			
					绿20~21号伤员 -T省4号车 -T省人民医院			
					绿22号伤员 -T省5号车 -T省人民医院			
					H，院前院内信息化传输（IPAD 心电图信息传输）	播音员：信息化技术助力突发事件紧急医疗救援，J省120应用5G技术第一时间将接收伤员心电图等检查信息和救治情况共享到接收医院，		
					I，成批伤员转运车，转运绿区伤员			

区域	镜头	时间	地点	参演力量	行动、对话、动作	解说词（旁白）	备注	备注2
						院内专家随时随地对伤员进行会诊，提前介入治疗，实现伤员信息院前院内的高效衔接和及时、有效救治。 在绿区出现了大批轻伤员聚集，J省急救中心调用了大大轮椅位，2个担架位，9个座椅位，并配有医护人员，供氧及输液固定装置的成批伤员转运车，对聚集轻伤员进行救治和转运，该型车辆适用于群体伤亡现场，大大提高现场转运效率。		
				第四环节　移动医院救治（含直升机转运伤员）和应急援助心理援助　时长/分钟				
B区	录播	x分钟	移动医院	T省EMT	中国国际应急医疗队（T省EMT）搭建情况 帐篷医院生活、工作保障功能模块画面	播音员：为了让更多的伤病人员能够第一时间在现场得到有效救治，国家卫生健康委调派的中国国际应急医疗队在现场搭建起一座帐篷医院。 　　这支应急医疗队依托T省市人民医院建设，于2019年4月通过了世界卫生组织认证，成为II类国际应急医疗队（简称EMT），是我国第4支、全世界第24支国际应急医疗队。 播音员：帐篷医院可满足最低14天的医疗服务和自给自足需求，包括洁净水、能源照明、食物、通讯、住宿、卫生设施、交通运输、医疗设备耗材及药品供应、消毒灭菌、医疗和生活废物处理等全方位保障。 播音员：帐篷医院根据现场地形和医疗救援实际需求，进行科学合理布局，设立了门急诊、病房、药房、化验室、影像检查室和1间独立		

续表

区域	镜头	时间	地点	参演力量	行动·对话·动作	解说词（旁白）	备注	备注2
	现场	×分钟	T省移动医院	T省市人民医院队员 检查车1~2人 另4名负责手术	EMT救治能力介绍	的手术室，1间麻醉复苏室，能够提供检伤分类、高级生命支持、伤口处理、骨折管理、麻醉、急诊手术治疗、产科急症治疗、儿科急诊治疗、实验室检测、安全输血、基础检查等医疗卫生服务；每天至少可为100名门诊病人、20名住院患者提供服务，可实施7台大手术和15台小手术。（解说1分15秒）		
					（腹部外伤肠管外露手术）辅助检查手术画面	现在正在处理的是一名下腹部外伤肠外露的伤者，危及生命，立即补液、抽血检查，并查腹部彩超。送手术室至急诊手术。（解说30秒）	现场进行手术	
					（急诊剖宫产手术）产房画面	这是一名高龄产妇，怀孕39周，出现胎儿宫内窘迫，为保障产妇和胎儿的安全，决定在帐篷医院中施行紧急剖宫产手术。（解说25秒）	剖宫产手术、胸部挤压伤手	
					（胸部挤压伤伤员，多发肋骨骨折，严重肺挫伤手术）ECMO手术画面	这是一名胸部挤压伤伤员，多发肋骨骨折，严重肺挫伤。在使用呼吸机辅助通气后，情况仍无明显改善，为抢救生命，决定采取体外人工心肺治疗方案（也就是ECMO，体外膜肺氧合），替代心肺功能。（解说20秒）	术提前录制，现场解说	
					（儿科病房及人文关怀展示）儿科病房画面 其他体现人文关怀画面	紧急医学救援既需要高水平的医疗技术，也需要国际应急医疗队在建设管理中，全方位、多角度体现了人文关怀的理念和高效安全的宗旨，包括简单实用的室内设计、轻巧便携的仪器设备、精细入微		

续表

区域	镜头	时间	地点	参演力量	行动、对话、动作	解说词（旁白）	备注	备注2
C区	录制	x分钟	Zxxx移动医院	Zxxx院队员 检查车1~2人 另4名负责 手术		的物品管理，舒适的诊疗环境和无微不至的贴心服务。（解说30秒） 播音员：这是Zxxx医院承建的国家紧急医学救援队，在现场建立了一座车载化移动医院。这支队伍是2010年建设的第一批国家卫生应急队伍之一，配备有专业医疗救援车、通讯指挥车和后勤保障车，能够开展门诊、住院、化验和影像检查、手术等医疗救援工作，并在灾害现场实现自我保障。现场移动医院还可实现与后方医院的远程实时互通。这支队伍先后多次执行重大灾事故现场救援和大型活动医疗保障任务。		
	现场				移动医院院内救治内容和展示画面。（下肢开放性骨折并休克）体格检查 辅助检查 生化检查 手术画面	现在医护人员正在救治一名下肢开放性骨折伴休克的伤者失血过多，危及生命。立即补液、抽血化验、X线检查，确定伤者为右胫腓骨开放骨折伴神经血管损伤，头部外伤，失血性休克。开展急诊手术治疗。（解说1分30秒）	下肢开放骨折伤者提前录制，现场解说	
C区转D区	现场	x分钟	Zxxx移动医院	Zxxx医院医护人员转运送伤者转车	（Zxxx营地后方） [0~30秒]航空转运 [30秒至1.5分钟]院内病人转救护车 [1.5~2.5分钟]救护车转运 [2.5~3分钟]救护车患者转运到飞机	播音员：在开放性骨折伤者一般状态趋于稳定后，需要进行一步治疗，因地面交通受阻，为了用最短的时间安全地将伤员转至后方医院治疗，医生向现场指挥部申请使用医疗直升机转运后送。现场指挥部迅速通过联动机制，调用J省专业航空医疗救援直升机执行此次航空转运任务。	搬上救护车转移 现场换乘 （空中不能有航拍器）	

续表

区域	镜头	时间	地点	参演力量	行动、对话、动作	解说词（旁白）	备注	备注2
						专业救援人员保证全地接驳作业的无缝化衔接，全力保证伤员救治的安全性和连续性。（解说50秒）		
B区	现场	x分钟	T省EMT医院	J省饰治疗师，S省饰伤员	集体晤谈场景镜头	播音员：救援在一刻不停地进行，灾难给当地人民造成巨大的生命财产损失，也使身处灾区经历和目睹无数悲惨情景的灾区群众遭受巨大心理创伤。 心理救援队员对灾区民众和救援人员随即展开心理疏导工作。分别采取集体晤谈与个人心理干预两种方式。 集体晤谈，是在心理专业人员指导下，受灾人群聚集在一起，倾诉内心感受；相互支持和安慰；发现自身的资源……这一方式能够很好地帮助人们在心理上化解灾后的创伤体验。 个人心理干预，是让心理专业人员通过交流与沟通，鼓励当事人表达自己的情感，合理释放情绪，建立自信和正确的自我评价，促进同事之间相互交流、关爱，防止过激行为的发生。（解说1分10秒）		
					个人心理咨询场景镜头			
				第五节　灾后卫生防疫　时长/分钟				
E区	录播	x分钟			国家突发急性传染病防控队（S省）建设情况。	播音员：伤员救治和心理抚慰工作已经迅速展开，灾后传染病疫情防控也刻不容缓。卫生防疫队伍已经进驻灾区全面开展工作。 国家突发急性传染病防控队（S省）是按照国家卫生健康委统一安排部署，由S省承建的一支国家级卫生应急队伍。		

续表

区域	镜头	时间	地点	参演力量	行动、对话、动作	解说词（旁白）	备注	备注2
					队伍车辆画面，重点是后勤保障车、宿营车（应急发电车、炊事车、物资车）画面	播音员：国家突发急性传染病防控队分为指挥会商、采样检测、现场处置、通讯会商、后勤保障等功能模块。由应急指挥车、理化检测车、现场处置车、微生物检测车、样品采集运输车、应急发电车、炊事车、物资车、防疫车、防疫消杀车、应急特种作业车等13辆车箱组成，配备现场采样箱组、快速检测装备、个体防护装备、办公通信设备等，同时，供电照明等设备一应俱全，可满足现场卫生应急处置需要。	沙漠摩托由A区摄像拍摄	
E区	现场	×分钟	居民安置点场景	S省疾控中心	各环节卫生防疫、监督人员同时进入场地准备	播音员：这次洪灾受灾区域广，转移安置的群众多，居民安置点生活环境和卫生条件差，饮用水供应中断，传染病防控形势异常严峻，卫生防疫人员抵达灾区后，立即开展现场风险评估，症状监测，饮用水监测消毒、病媒生物监测防制、外环境消杀、防病知识宣传、爱国卫生运动等工作。		
			演练现场	J省疾控中心2人 S省疾控中心2人	2名队员乘沙漠摩托前往车辆不能到达的地区探查。1名队员背负单兵系统绕演练场景区域侦查。1名队员操控侦查无人机探查整个演练现场。	卫生防疫人员或驾驶沙漠摩托，或徒步，使用单兵系统，探查危险人员不能进入的区域，使用无人机探测危险区域，迅速将事件现场情况回传，报告现场指挥部，为现场指挥部实时了解灾害情况，及时分析识别公共卫生风险，制订完善卫生防疫策略提供依据。（解说1分10秒）		
A-E区	现场	×分钟	演练场地	S省、J省、T省疾控中心各派3人（合计9人）	3辆消杀车按照S省、J省、T省的顺序依次从主席台北侧人场，南侧退场。途中使用车载的超低容量喷雾器和常量喷雾器进行消杀展示。	播音员：防疫消杀车可以对重点区域开展环境消毒、杀虫、控制病媒生物密度。车载式超低容量喷雾器远程式送式喷药，雾化效果好，喷药范围广，流动性强，大量增加了消杀面积，提高了工作效率，降低了劳动强度，最大限度的减少操作人员与药物的接触，保障操作人员的身体健康。（解说30秒）	消杀车进人、边走边喷	

续表

区域	镜头	时间	地点	参演力量	行动、对话、动作	解说词（旁白）	备注	备注2
E区	现场	×分钟	演练布景区	S省、J省、T省疾控中心各派3人。（合计9人）	1. S省、J省、T省疾控流行病学调查员开展工作。2. S省疾控人员放置宣传牌，张贴宣传画，向居民发放宣传材料。	播音员：在突发地区传染病疫情和突发公共卫生事件信息网络直报系统完全瘫痪的情况下，卫生防疫人员立即启用了手机疫情应急报告系统，确保疫情的及时报告和有效处置。为提高灾区群众卫生防病知识，有效减少传染病疫情发生，卫生防疫人员向安置点内居民发放防洪救灾后传染病预防知识宣传资料并进行健康宣教。（解说35秒）		
	现场	×分钟	临时供水点或模拟水井	S省、J省、T省监督局各2人（合计6人）、群众演员1人	1. 卫生监督员开展居民安置点生活饮用水卫生和传染病防控情况监督检查；2. 卫生监督员开展供水单位水质现场快速检测；3. 卫生监督员现场打印检查照片和执法文书。	播音员：卫生监督人员迅速展开了灾区生活饮用水隐患排查，对居民安置点生活饮用水进行现场快速检测；使用移动执法终端，4G执法记录仪，无线打印设备，现场拍照、录音、录像取证同步上传，制作电子执法文书，实现可视化执法场景定位，执法全过程留痕，检查结果追溯查询，确保灾后各项传染病防控措施得到有效落实，依法保障饮用水卫生安全。（解说40秒）		
E区	现场	×分钟	居民安置点布景	J省疾控2人、群众演员3名	居民安置点陆续出现不明原因腹泻患者，携带流行病学调查箱行进至居民安置点，对传染病患者进行询问。	播音员：在某居民安置点，卫生防疫人员主动监测时，发现4名腹泻病人，立即对病人进行隔离治疗，并开展流行病学调查，判定密切接触者，划定疫点、分析污染涉及范围，对密切接触者进行隔离观察。（解说30秒）		
	现场	×分钟	居民安置点布景	J省疾控2人（采样）、群众演员3名	携带生物样品采样箱和标本转运箱进行病例标本采集。对食品、临时供水点水样进行采集。样品送至S省移动微生物检测车。样品送至J省移动微生物检测车。（群众演员退场）	播音员：采样人员采用生物安全三级防护，穿一次性生物防护服，佩戴医用防护口罩、乳胶手套、防护眼罩等。对病人及密切接触者均采集吐泻物、大便、肛拭子等相关标本，同时采集食品样本，通过生物安全转运箱、转运至微生物检测车，移交给实验室人员。（解说30秒）		

续表

区域	镜头	时间	地点	参演力量	行动、对话、动作	解说词（旁白）	备注	备注 2
	现场	×分钟	居民安置点布景	J省疾控 2 人、T省疾控 2 人、S省疾控 2 人	现场切换镜头或分屏显示不同镜头：S省 2 人和 T省 1 人在 S省移动微生物检测车进行病原检测。J省 2 人和 T省 1 人在 J省移动微生物检测车进行水质检测。	播音员：微生物检测车能达到生物安全二级实验室标准，配有以二氧化碳灭菌培养箱、移动荧光PCR基因扩增仪、核酸全自动提取仪、酶标仪为主，其他设备为辅的专业设备，能够对人、动物、媒介生物和水、空气、土壤等样本，通过核酸检测等方法，开展 70 余种病原微生物检测，基本满足灾害和疫情现场微生物检测需求。实验室人员对采集样本进行全自动核酸提取，对提取物进行多重荧光 PCR 快速筛查检测，同时采用选择性培养基，对标本进行病原体的分离培养。2 小时后，多重荧光 PCR 检测结果显示：粪便样本和水样中志贺菌属特异性基因阳性，培养物经过分离鉴定，得到志贺菌 10 株，经诊断血清鉴定为末内志贺菌，确定此次突发疫情为末内志贺菌感染引起的细菌性痢疾疫情。（解说 1 分 30 秒）		
E 区					【同期声】 （S省）队长："报告现场总指挥，经过流行病学调查结合实验室检测结果，判断本次疫情是由末内志贺氏菌感染引起的细菌性痢疾疫情，病人均已隔离治疗。 现场总指挥："要关注整个区域疫情防控情况，高度重视各个安置点的症状监测，及时发现苗头性事件，及时报告，及时处理。" 队长："是。"			
						播音员：经有效治疗和防控，4 名病人症状好转，继续隔离治疗。现场监测显示该居民安置点未再发现新的腹泻病例。		

319

续表

第六环节　次生危化品泄漏事故卫生应急处置　时长／分钟

区域	镜头	时间	地点	参演力量	行动、对话、动作	解说词（旁白）	备注	备注2
	录播	x分钟	化工厂布景		画面1：黄绿色液氯泄漏和喷溅出黄绿色气体升腾画面，化工园区内事故现场相关画面。 画面2：国家中毒应急处置队行进画面。	播音员：逐渐平静下来的次区潜藏着更大的风险，新的情况正需急处置。C县化工园区因洪水冲刷导致地面塌陷，园区内氯碱厂30吨储存液氯的输送管路变形开裂，高压下的液氯喷出生成浓烈黄绿色气体向周围升腾，并朝下风向扩散。 S省当地缺乏危化品事故卫生应急处置力量。接到S省卫生健康委请求，国家卫生健康委迅速调派中国疾控中心和J省市承建的2支国家突发中毒事件处置队伍，共同组成国家突发中毒事件处置队，迅速赶赴现场开展卫生应急处置工作。		
F区	现场	x分钟	化工厂布景		画面1：队伍车辆顺序驶入中毒演练区。演练人员各自就位，在相应工作区域内进行准备工作。 〈动作1：车辆按规定路线入场。〉 〈动作2：队员下车，进入指定工作区域进行准备。〉 画面2：队长向现场指挥部报告 【同期声】 队长："报告现场总指挥，国家中毒处置队奉命到达，请指示。" 现场总指挥："立即开展中毒现场处置！" 队长："是！"	播音员：国家突发中毒事件处置队是高度专业化的队伍，在危化品事故现场承担样品采集、毒物快速检测、人群健康危害评估、伤员去污洗消和现场应急救治等任务。（解说20秒）		

续表

区域	镜头	时间	地点	参演力量	行动、对话、动作	解说词（旁白）	备注	备注2
F区	现场	x分钟	化工厂布景	中国疾控2人（同评估环节人员）	画面1：队员设备调试。〈动作：2名操作人员在指定区域内组装、调试设备。〉画面2：无人机起飞，进入热区侦测毒物。〈动作：一名操作人员操控无人机进入热区侦测毒物，另一名人员进行数据读取。〉画面3：现场侦察画面。画面4：近拍飞行器飞行，拍摄屏幕显示检测数据。〈动作：飞行器回传数据，侦测任务完成，飞行器回收。人员返回车辆。〉画面显示相关检测仪器和所显示数据的画面	播音员：两名队员身穿戴C级防护装备，携带智能应急监测飞行器，在安全区域，遥控无人机开展现场毒物应急监测，该设备由无人机、且读式毒物测定仪器和传输控制模块构成，能直接将实时测定检测结果显示在操控端屏幕上，通过遥控方式深入事故现场，减少人员进入热区造成伤害的风险。 无人机这次搭载了摄像头和包含氯气在内的多种气体检测模块，图像和检测结果通过无线网络实时显示，为防护措施采取、风险评估，隔离疏散和患者救治等应急措施提供数据支持。 回传图像和数据显示泄漏现场上空主要有害成分为氯气，从回传图像看到事故现场还有部分人员昏倒在地。泄漏核心区上空10米现场检测，挥发性有机物，一氧化碳严重超标。（解说1分钟）	飞行器屏幕显示内容，现场提前录制，现场解说	
F区	现场	x分钟	化工厂布景	J省中毒队2人	画面1：工作人员进入热区，特写A级防护服。〈动作：两名队员身着A级防护，手持采样工具，从冷区出发，经温区工作通道进入热区指定区域〉画面2：采样人员使用采集设备采集空气。	播音员：两名采用A级个体防护的队员进人事故核心区开展现场样本采集工作。A级个体防护由气密性防护服，携气式空气呼吸器和气体报警器构成，是危化品事故处置最高等级个体防护。队员使用空气采样泵，用吸收液法采集现场空气样本供实验室分析。		

续表

区域	镜头	时间	地点	参演力量	行动、对话、动作	解说词（旁白）	备注	备注2
		x分钟			〈动作：架设采样装备，开始进行空气采样〉 画面3：采样工作区域。 〈动作：采样工作结束，整理装备，离开工作区域。〉 〈动作：采样结束后，整理采样设备，经温区工作通道，离开工作区域，进入个人洗消点〉 画面4：工作人员洗消。 〈动作：洗消点工作人员身着C级防护服，佩戴过滤式空气呼吸器，为采样人员洗消。〉	在洗消区，两名队员穿着C级个体防护装备，协助从事故核心区撤出的两名采样人员对防护服、采样工具等所有进入现场物品进行洗消并脱除防护装备。（解说45秒）		
F区	现场		指挥帐篷内	中国疾控2人、J省中毒队3人（队员服装）	画面1：特写两台电脑屏幕上分别显示"毒物数据库"和"突发中毒事件卫生应急信息平台"结果。 〈动作：队员电脑查阅"毒物数据库"和"突发中毒事件卫生应急信息平台"〉 画面2：中毒事件区域指挥帐篷中5人风险评估组进行研讨。 〈动作：组员间进行讨论〉 【同期声】 评估员1：测定现场主要毒物为氯气，查询毒物数据库，现场氯气浓度已超过立即致死浓度，短时间内吸入可引起以呼吸系统损害为主的全身性疾病，液氯还会引起皮肤黏膜化学性烧灼伤。	播音员：根据现场毒物检测结果和伤情报告，风险评估组结合气象部门报告的风力、风向等综合数据，国家突发中毒事件处置队对该事件进行了风险等级评估并提出处置建议。（解说25秒） （接同期声1分钟30秒）		

续表

区域	镜头	时间	地点	参演力量	行动、对话、动作	解说词（旁白）	备注	备注2
					评估员2：本次事故现场溢出的液氯浓度高，泄漏量大，并且已有10名工人伤亡，现场毒物危害健康风险等级高。评估员3：S省中毒救治基地为S省人民医院和S省医科大学第二医院。建议重症患者立即送往这两家医院进行救治。 画面3：队长汇报。 【同期声】 队长："报告指挥部！经评估，我队建议：1.迅速组织和引导村民和厂区工人转移至上风向3公里外空旷处； 2.此化工厂存有大量强酸和强碱性物质，事故工人身体受到有毒有害液体污染，需立即开展检伤分类，并对伤员进行皮肤黏膜洗消，清除毒物后尽快转诊； 3.持续监测现场毒物危害环境直至全部人员撤离。报告完毕！" 【指挥部】指挥部收到，请中毒处置队立即严格按规程对身体受到污染的人员进行洗消处理！	播音员：国家突发中毒事件处置队队长将现场快速风险评估结果向现场指挥部进行报告。		
F区	现场	1分钟	中毒处置现场检伤分类区	J省中毒队（朝阳医院2人，其中检伤登记各1人）	画面1：自助洗消帐篷。 〈动作：在消防员指导下，绿标轻伤员（群演演员，有咳嗽、皮肤灼伤等）进入自助洗消帐篷洗消。〉	播音员：经过快速检伤分类，绿标轻伤员在消防员指导下进入自助洗消帐篷进行洗消。 播音员：重伤员须由医护人员进行洗消，首先		

续表

区域	镜头	时间	地点	参演力量	行动、对话、动作	解说词（旁白）	备注	备注2
					画面2：重伤员洗消 〈动作1：4名消防员用担架将检伤后的重伤员（人体模型）抬入伤员洗消帐篷进行毒物清除。包括保存贵重物品，脱除污染衣物，毒物表面吸附。〉 〈动作2：6个部位皮肤洗消。〉 〈动作3：清洁区洗消检查，保温，移至清洁区担架，盖上棉被保温，送出洗消帐篷。〉	在去污区，保存伤员贵重物品，脱除污染衣物，用吸附敷料去除面部、肢体黏附的污染物。重病人洗消要严格按规程进行。洗消帐篷分为3个相互隔离的区域，分别为污物去除区，清洗区和洁净穿衣区，以及人、物2个通道，以确保伤员不会带到现场外。 播音员：医护人员将伤员交至到清洁区，通过救护车转运至医院进一步救治。		
				第七环节　国家卫生应急力量撤离　时长/分钟				
录播		1分钟35秒			1. 受灾严重医疗卫生机构恢复工作，移动医院收治伤员陆续出院和转送当地医院画面。 2. 医学救援相关数据展示："应急响应阶段，在x市A县、B县灾区，国家卫生应急队伍建立的两个移动医院累计诊治1 209名伤病员，收住院268人，开展各种手术197台；国家突发急性传染病防控队和三省卫生防疫人员采集检测水样各种样本335份，开展环境消杀11万余平方米，发放防病宣传资料4万余份；三省组织专业人员累计开展心理咨询和辅导2 000余人次，对22人进行了心理危机干预。"（以打字机方式字幕显示）	播音员：面对突如其来的巨大灾难，在各级党委、政府的坚强领导下，三省和国家救援力量通力合作，各项救灾工作有序、有力、有效开展。x市A县、B县医疗卫生机构服务能力和工作秩序快速恢复，移动医院收治伤员及时转送当地医院继续治疗。C县液氯泄漏事故处置工作结束。经S省卫生健康委应急现场指挥示国家卫生健康委同意，救灾队现场应急指挥部安排支国家卫生应急队伍与当地做好工作交接后有序撤离。S省医疗卫生力量继续开展相关医疗服务和卫生防疫等工作，确保所有伤病员均得到有效救治，实现"大灾之后无大疫"的目标。本次救灾卫生应急工作，快速反应，有效应对，指挥协调，综合保障，充分体现了近年来卫生应急体系和能力建设成效。		

续表

区域	镜头	时间	地点	参演力量	行动、对话、动作	解说词（旁白）	备注	备注2
						卫生应急工作是我国新时代卫生健康事业的重要内容之一，是健康中国的重要组成部分。卫生应急人将继续弘扬"敬佑生命、救死扶伤，甘于奉献，大爱无疆"的崇高精神，续写感人诗篇，保护人民群众生命健康安全，为我国社会经济持续发展保驾护航！		

注：此执行方案依据《2019年国家卫生应急演练暨三省联合演练执行方案》编制

附录5　××年模拟火灾卫生应急联合实战演练执行脚本

第一天（专项培训）

序目	训练科目	内容	演练内容与科目说明	任务指令·演练条件与要求	训练要求
1	预案启动		应急响应启动程序	1. 临近地区自动响应。 2. 国家自动启动一级预案。 3. 相邻市州卫生应急队伍（3支）出动。 4. 省国家级紧急医学救援队（3支）出动。 5. 消防应急队伍（4支）出动。	1. 灾区市、县级队伍的预案响应。 2. 邻近市、县级队伍的预案响应。 3. 现场指挥部的建立。 4. 灾情评估。 5. 建立应急医疗秩序。
2	装备准备		1. 评估任务。 2. 集结反应。 3. 长途投运。	依据队伍拉动距离，确定指令发出时间。	1. 人员装备的路途安全。 2. 任务与资源匹配。 3. 临时任务所需资源的补充。
3	现场集结		1. 现场报道。 2. 各队负责人签收任务。 3. 与现场指挥部建立通讯联络。	1. 书面报告队伍状况与资源。 2. 领取通讯设备，接收命令。	训练要点：指挥权的交接，现场指挥部的扩、建、组织、通信。
4	区域划分		1. 现场指挥所所区域。 2. 红区、暖区、冷区划分。 3. 建立移动医院、临时救护所，生活营地。 4. 领取消防驻扎营地。 5. 各队自我保障。	任务指令： 搭建工作生活营地，开展工作。 条件要求： 1. 狭小空间的利用。 2. 通道的建立。 3. 引导标示。	训练要点：建立营地指挥，卫生防疫、营地布局，医疗流程，生活保障，排污处理，电力，水源，医疗气源，通讯保障，消防，毒物毒物检测，辐射检测，消防等。 训练节点：1. 时间，从入入到完成医院机构建场开。2. 能力，可开展的工作项目和场所（消防自行能力培训）。
5	联合培训		消防、防化部队。	1. 消防灭火，危险状况发现。 2. 防化部队搜救，有毒物质泄漏排查，收集样品/毒气标本。	训练要点：配合到位，以最短的时间尽快灭火，控制毒源，为医疗救援争取时间，减少伤亡。

续表

序目	训练科目	内容	演练内容与科目说明	任务指令、演练条件与要求	训练要求
6	洗消		1. 洗消场所的建立、分区。 2. 洗消流程的通畅。 3. 洗消人员的分工。	演练要求：自行调度解决水源和污水收集。	训练要点：1. 防化部队洗消车的使用。 2. 洗消帐篷的搭建速度、水源的解决。 3. 废水的收集。 4. 洗消程序和步骤。
7	营救1	消防营救	消防灭火	演练条件：负责演练火源。 演练要求：1. 负责现场火势安全。 2. 灭火展示。	消防部门根据本部门要求进行专业培训。
8	营救2	复合伤员营救	（火灾合并爆炸、楼房倒塌）批量伤员现场救治 内容：救援设备携带、现场安全评估、检伤分类、伤员处置、信息报送、搬运收治。 说明：在因火灾所致的复合灾情中，由于因火灾所致人数量过大、伤情复杂、短时间内转运量受限，为了减少伤亡，伤员的现场检伤、现场病情评估、转运伤员到二级救治医院（临时救护所所在的第一层次的救治消防的首要工作。	任务指令模板、演练展示要求： 1. 背景 因火灾合并爆炸，厂房和居民区房屋倒塌，灾区内有多名伤员位于废墟中，需要医疗救助。 2. 请立即派出6人小分队和2辆救护车现场救助，并将伤员转运至移动医院。 3. 救治现场地址坐标（伤情设置站点分布图）。 条件要求： 1. 20名左右模拟伤员，设置不同伤情（其中模拟2人、外伤化妆收套具5个）。 2. 消防搜救人员协同。 3. 危楼、废墟实景。 4. 教官4人。	训练要点：1. 现场评估。2. 信息报送。3. 现场检伤分类及现场救治 4. 伤员分批后送。5. 通过设置的危重伤员考核现场急救技能操作。6 现场志愿者的动员和现场其他救援力量的协作。 训练节点：从接受任务开始，到伤员转送到移动医院，终末信息报送截止。
9	营救3	中毒伤员营救	（火灾合并危化品泄漏）批量中毒伤员现场救治 内容：任务评估、装备的选择、安全设置，信息报送。	任务指令模板、演练展示要求： 1. 背景 火灾现场有危险化学品液罐，因火灾现场爆炸，房屋明塌等影响，危化品液罐泄漏成人员伤亡。	训练要点：1. 选择适宜的救治装备。2. 现场评估。3. 现场救援组织指挥与分工协调。4. 信息报送。5. 个人防护、标本采集方法。检测方法。6. 现场中毒伤分诊及

续表

序目	训练科目	内容	演练内容与科目说明	任务指令、演练条件与要求	训练要求
			说明：火灾救援中，任往并合多种次生伤害，导致伤员的伤型多样性，不仅有各种创伤包括烧伤、爆炸伤等，危化品泄漏中，紧急抽调救护赴救次任务地途中，尤其在往赴救次任务地途中开展现场力量的整体指挥，既考验队伍的整体现场临时救护人员的临场反应。	2. 派出7人急救小组现场救治。 3. 救治现场地址坐标（伤情设置站点分布图） 条件要求： 1. 伤员15人，设置不同程度中毒（其中模拟人2具，外伤化妆模具15个） 2. 限定救治装备。 3. 多车辆倾覆，危化品泄漏实景。 4. 教官4人。	现场救治，现场洗消。7. 伤员后送顺序。8. 通过设置的危重伤员考核现场急救技能操作。9. 协调其他救援力量参与。10. 现场调查报告。 训练节点：从接受任务开始，到伤员现场救治完毕截止。
10	临时救护区		内容：临时救护区的规划，红/黄/绿区的划分，任务与装备、卫生评估，构建医疗救护，伤员的分检，紧急救护，转运疏散。 说明：在任何大量伤员的救援中，临时救护区都是提供基础医疗的场所，既要分拣和急救处置危重伤员，又要处置次区大量中、轻度伤员，是恢复次区医疗秩序的基础网底。	任务指令模板： 背景：与驾管救2/3模块相结合。 条件要求： 1. 临时救护区域划分的合理性，救援人员的安排和救护车辆转运的协调，以及空中转运的衔接工作。 2. 教官3人。	训练要点： 1. 根据任务匹配人员、器材、药品。 2. 位置的选择。 3. 引导和标示。 4. 救护所的运维。 5. 工作流程设置。 6. 伤员的救治。 7. 伤员信息的采集和上报。 8. 巡回医疗、督导。
11	移动医院（1）	批量伤员处置	移动医院批量伤员处置 内容：批量伤员的快速收治，检伤分类，伤员处置，信息报送。 1. 现场处置转运至移动医院。2. 批量伤员接收。3. 伤员处置，信息报送。4. 紧急救治专家支援。5. 重症监护救治。6. 紧急手术。7. 伤员后送转运。8. 信息报送。	任务指令模板： 背景：消防队队伍灭火期间，大量工人从厂区和居住区跑出，约30名伤员在10分钟后转运到移动医院，请立即准备对伤员进行二级救治。目前医院已有存量病人，ICU床位已使用完。	训练要点：1. 伤员集中收治流程。 2. 伤员分类处置（紧急处置、延期处置）。 3. 伤员的收容与分流。4. 多科协作。 5. 污染伤员的处理和尸体处理。 训练节点：接收伤员至伤员处置完成，处理报告报送完毕为止。

序目	训练科目	内容	演练内容与科目说明	任务指令、演练条件与要求	训练要求
			说明：救援中，伤员可能是峰拥性批量到达，二级救治的移动医院或临时救护所将在短时间内面对批量伤员的处置，需要根据自身资源的情况，对批量伤员进行分类救治，既要优先处置危及生命的伤员，又要对伤员进行分流和收容。	条件要求： 1. 条件　30名模拟伤员，集中到达。 2. 伤员　包括污染伤员和转运途中死亡的伤员。 3. 教官5人。	
12	移动医院（2）	危重症伤员的MDT	移动医院危重症伤员的MDT 内容：区域移动医院通讯建设，5G技术前方后方MDT，各移动医院队伍专科MDT。 说明：移动医院对危重及生命伤员的救治，应快速进行多学科协作制定救治方案和流程。既需要前方高质量的信息通讯，建立远程会诊，又需要现场医疗资源跨单位进行多学科协作和支援。	任务指令模板： 背景：移动医院收治危重伤员9名，2名伤员需要后方医院联合会诊。 条件要求： 1. 条件　建立现场联合指挥体系。 2. 移动医院检查设备开展使用。 3. 创伤动物治疗。 4. 教官5人。	训练要点：1. 手术、麻醉、检验、影像、药品系统的启用。2. 伤员的多学科协作。3. 污染处理。4. 5G通讯体系建立。 训练节点：接收任务至伤员处置完成，处理报告报送完毕为止。
13	航空救援（1）	无人机作战	无人机指挥、侦查、投送、联络。 内容：建立无人机指挥系统，航空侦查，传递现场信息，投送急救物品。 说明：火灾救援现场有大量的有毒物质弥散空气中，无人机的空中侦查，信息传递、物品投送，将解决部分救援无法到达的问题。	任务指令模板： 背景：火灾现场明火已经基本扑灭，CDC毒气体检测出空气中有高浓度有毒气体，救援人员无法长时间进入人，命令开展体搜救，使用无人机进行侦查，寻找是否有受灾人员困困，使用无人机侦查和投送救援物资。 条件要求：	训练要点：1. 无人机的指挥与使用。2. 航空联动。 训练节点：接收任务至返回为止。

序目	训练科目	内容	演练内容与科目说明	任务指令、演练条件与要求	训练要求
14	航空救援（2）	航空转运	内容：通讯联络、直升机停机坪的设置、转运的准备、伤员的登机和舱位安排、伤员的信息交接。 说明：伤员的直升机转运，是快速将需要紧急治疗的伤员空运送达后方医院进行确定性治疗的国际通用方法，由多方协作共同完成。涉及空管指挥、气象条件、直升机的架次、舱位、机落方式、登机时停机坪的选择、安全和引导伤员的选择，以及转运伤员的选择，伤员数量和舱位的承载转运秩序。	1. 载重无人机。 2. 操作人员6名。 3. 教官3名。 任务指令模板： 1. 背景：因移动医院设备限制，需将收治的部分重伤员空运出灾区至后方医院行手术治疗，指挥部协调两架直升机，共计3个担架舱位和5个坐式舱位转运伤员，与直升机航空公司协同转运。 2. 命令：建立临时机降场，与直升机航空公司协同转运伤员。 条件要求： 1. 设置8名模拟伤员的直升机航空转运。 2. 伤员在转运前有伤情变化。 3. 模拟环境，一架直升机到达（静止）。 4. 教官3人。	训练要点：1. 转运等待场地的寻找和准备。2. 伤员的准备。3. 临时机降场的安全。4. 直升机降落引导。5. 伤员登机前的评估。6. 伤员登机顺序。7. 病人交接。（包括基本伤情，签字完成） 训练节点：接收任务至伤员登机完成。
15	卫生防疫		内容： 火灾后的消杀和无害化处理：灾害快速评估和无害化处理；灭蚊灭蝇，控制媒介疾病传播；食品安全检查；水源的净化处理；灾区环境消毒；空气质量检测，灾后信息报送；指导居民疏散和居民健康教育	任务指令模板： 背景：参与整个救援过程。 条件要求： 1. 分成三组人员：1组，指导营地，临时救援场所，移动医院驻扎选址，指导营地的饮用水源安全。2组，协助洗消。3组，灾后消杀和无害化处理工作。4组，指导居民疏散和居民健康教育 2. 教官4人。	训练要点：1. 卫生防疫的现场工作。2. 队伍合成。3. 指挥与评估体系。4. 信息报送。 训练节点：1. 工作流程。2. 不同任务。3. 评估内容。4. 决策工作。

续表

序目	训练科目	内容	演练内容与科目说明	任务指令、演练条件与要求	训练要求
			说明：在特大火灾的救援现场，尤其是合并有危险化学品可能泄漏的火灾现场，卫生防疫人员需要协助人畜尸体的处置工作，做好现场的消杀和无害化处理工作；由于救援人员较多，营地和医疗救援地均需要做好食品、水源的卫生安全监查和指导，同时需要对现场和周边环境做出评估，指导居民疏散，指导营地的选址工作，指导居民疏散，做好居民的健康教育。		
16	心理干预	1小时	开展集体心理疏导活动。	1. 全体参训人员参加。 2. 由各队分别提供两个应急心理疏导活动项目。	
17	联合培训		点评科目，总结讨论。		1. 移动医院和医疗点的搭建。 2. 后勤装备保障。 3. 生存保障。 4. 通讯与信息保障。 5. 应急医疗秩序。 6. 伤员的评估与处置标准。 7. 队伍的建设与任务评估。 8. 应急响应。 9. 职责与任务。 10. 伤员的转运与疏散。 11. 航空救援协同与转运。

续表

序目	训练科目	内容	演练内容与科目说明	任务指令、演练条件与要求	训练要求
					12. 特殊伤员的处理。 13. 心理干预。 14. 现场公共卫生工作。 15. 应急日常工作。
				第二天（联合实战演练）	
1	联合演练	3.5小时	8：00—11：30 多科目联合会演		
2	评估总结	3小时	1. 各队队内自我讨论。 2. 各队总结经验。		
3	撤离		清理环境		安全归建

火灾现场联合实战演练执行流程

序目	演训科目	命令时间	解说／汇演内容／科目	专家点评内容（仅供参考）	责任人／参演单位
			9：30—11：00　观摩现场演练（1.5小时）		
			按启动指令，现场指挥，营救搜救，紧急救助，医疗救治，伤员转运，卫生防疫顺序观摩演练。		
1	启动指令	9：30—9：40	1. 各队伍进入工作岗 2. 解说：本次演练背景。201x年10月x日x时，S省x市x县x乡工业园发生特大火灾，据报告工业园内大约有工人及家属7万人，火灾后30%以上房屋垮塌，厂房停水停电，最近的县医院离火灾现场相聚有30公里。 提问：我国火灾救援的体系是怎样的情况？	专家点评： 省市县三级队伍联动 1. 灾区市、县级队伍的自动响应。 2. 相邻市州级队伍预案响应（3支）。 3. 省国家级卫生应急队伍（3支）。 4. 消防应急总队响应（4支）。	

续表

序目	演训科目	命令时间	解说汇演内容/科目	专家点评内容（仅供参考）	责任人/参演单位
2	现场指挥	9:30—9:40	提问：现场指挥部的功能有哪些？	专家点评： 1. 后方指挥部：汇总灾情，评判救援效果，把握救援发展方向，组织现场资源供给，建立转运通路，规划后方医院的准备。 2. 前方指挥部：建立应急状况的医疗秩序，组织现场资源开展救援工作，持续评估现场需求和资源供给。 3. 本次演练，后方指挥部：由国家、省卫生健康委人员组成。现场指挥部：由市、省卫生健康委应急办人员组成。 现场指挥工作包括 1. 现场指挥部的搭建。 2. 分工（指挥、协调、新闻、安全、医学救援）。 3. 通讯系统的建立。 4. 评估灾区情况、信息报送。 5. 收集各队伍人员、装备、专业人员情报。 6. 决策应急医疗秩序，下达救援指令。 7. 接纳救援物资和人员。	1. ××市卫生健康委。 2. ××市××区人民政府。××区卫生健康局。 3. ××省卫生健康委。
3	第一场景 消防灭火搜救		解说：火灾核心区域被称为红区，由消防救援人员负责灭火救援，搜救受灾人员，查找可疑危险；防化部队进入，协助消防检测气体和有毒物质，协助消防划分红区范围。	专家点评1: 1. 救援队在灾难救援中，资源永远不足，如何合理有效地现场指挥和控制是每一支队伍，每个急救小组都面临的难题。（点评消防） 2. 在灾难救援中，一级为现场救助，二级为伤员救治，三级为确定性救治。移动医院是整个一级救治的核心力量。（点评医疗）	解说： ××市消防中队。 ××市紧急医学救援队。

续表

序目	演训科目	命令时间	解说汇演内容/科目	专家点评内容（仅供参考）	责任人/参演单位
			提问： 火灾发生，已明确有大量危化品泄漏，灾区救援次情评估，灾区道路或者道路中断，伤区救援十分困难，救援队伍可以开展哪些工作？	专家点评2： 无人机已开始运用于灾难救援。灾难发生危化品泄漏或者道路中断，救援人员难以进入核心救援区域，可以通过无人机进行侦查、搜索、投递，传递信息工作。 5G通讯将灾难现场、后方指挥部和医院无缝连接，多学科协作，多方资源整合使"一体化"分级救援充分实现。	
4	第二场景 医疗救治	9:55—10:20	冷区临时医疗救护区建立 提问： 1. 建立临时医疗救护区的作用？ 2. 设置位置？	专家点评： 1. 是对暖区洗消完成转入冷区的大批伤员分检，给予基础医疗帮助下的第一线医疗保障能力。在无外援帮助下，应有自我生存保障作用：初级处置，检伤分流。快速展开伤员检伤及救治工作是降低死亡率和伤员残率的关键因素。 2. 大多设置在交通要道附近、上山上风向、靠近洗消区、红区靠近指挥所。	解说： 国家（××）紧急医学救援队。
5	第三场景 医疗紧急救治 一级救治 复合伤	9:40—9:50	解说 火灾可造成许多次生灾害，大量房屋建筑垮塌，大批人群受伤，伤情复杂，医疗救援队开展一级救治。 提问1：火灾造成次生灾害大量房屋建筑垮塌，大量人群受伤，在救援的初期如何开展伤员营救搜救？ 提问2：救援工作中常提到的三级救治是什么？	专家点评： 提问1：包括现场评估，现场救援组织指挥与分工协调，信息报送，现场检伤分诊及现场救治，伤员分批后送，危重伤员现场急处置，现场志愿者的动员和现场其他救援力量的协作工作。 提问2： 介绍三级救治 （1）一级治疗：现场抢救，搜救，营救，现场检伤，搬运撤离危险区域，现场病情评估，转运伤员到一、二级救治医院（临时救护所或移动医院）是二级救治。	解说： 1. 国家（××）中医应急医疗队。 2. ××市紧急医学救援队。

续表

序号	演训科目	命令时间	解说汇演内容/科目	专家点评内容（仅供参考）	责任人/参演单位
				这项工作的流程。是控制群体伤情的首要工作。（2）二级治疗是早期治疗，即在临时救护所完成移动医院内的医疗救治。（3）三级治疗是专科治疗，即转运至后方医院的专科治疗。	
6	第四场景 医疗紧急救援一级救治中毒		解说词：此工厂内存放有大量危险化学品，消防救援人员发现可疑危化品有泄漏，立即上报，经防护部队的采样和检测后明确危化品泄漏。中毒伤员处置提问1：灾难发生时，发现有危险化学品泄漏，现场医疗救援区域如何设置？	专家点评：提问1：存在毒物扩散趋势的毒物危害事件现场，一般分为热区（红线内）、温区（黄线与红线间）和冷区（绿线与黄线间）。医疗救援区域设立在冷区，并可结合现场救援工作需要，在医疗救援区域内设立洗消区、检伤区、观察区、抢救区、转运区、指挥区、尸体停放区等功能分区。	解说：国家突发中毒事件处置队。
			提问2：样本采集和毒物快速检测原则？提问3：现场洗消？流程？	专家点评：提问2：现场调查人员在了解事件发生过程和发生地情况后尽早进行样本采集和采集样本时应当注意根据毒物性质和事件危害特征采集具有代表性的样本，选择合适的采样工具和保存、转运容器，防止污染，采集样本的数量应当满足多次重复检测。在有条件时，现场调查人员应当尽早开展现场应急毒物检测，以便根据毒物检测结果开展现场处置工作。提问3：在暖区与冷区交界处设立现场洗消点，医疗卫生救援人员协助消防部门对重伤员进行洗消，同时注意救援和洗消毒贵重物品的处理。根据现场实际流程洗消流程予以评价。	

续表

序目	演训科目	命令时间	解说 汇演内容/科目	专家点评内容（仅供参考）	责任人/参演单位
7	第五场景 医疗紧急救援 二级救治 移动医院批量 伤员收治	10:00-10:30	移动医院批量伤员收治 解说： 特重大救援中，二级救治的移动医院短时间内面对批量伤员的处置，根据自身资源情况，对批量伤员进行分流、收容和分类救治，污染伤员的处理和尸体处理；优先处置危及生命的伤员，快速进行多科协作，制定救治方案和流程。 提问：1. 有哪些困难？ 　　2. 应开展哪些工作？	专家点评（华西）： 1. 主要检验急救护人员应对大批量伤员的复杂性、突发性和很多不确定因素的应急处置能力，组织协调能力、心理素质以及对现场的控制能力。 2. 工作包括： (1) 批量伤员接收流程。 (2) 伤员收治检伤分类。 (3) 伤员处置。 (4) 信息报送。 (5) 多科协作。 (6) 重症监护救治。 (7) 紧急手术。 (8) 伤员的收容与后送。 (9) 污染和转染病伤员的处理。 (10) 尸体处理。	解说： 介绍： 1. 国家卫生应急移动医疗救治中心，小分队。 2. 国家（××）紧急医学救援队移动医院。
8	第六场景 航空转运	10:15-10:35	危重伤员直升机转运 解说： 伤员的直升机转运，是快速将需要紧急转运治疗的伤员送达后方医院进行救治的国际通用方法，由多方协作共同完成。涉及空管指标、气象条件、直升机的架次/舱位/机降方式/营地机，待场的选择，临时停机坪的选择、安全和引导以及转运伤员的选择、伤员数量的承系和转运秩序等。	专家点评： 1. 5G 网络的支持下在救护车上就可以完成病人的医疗监测和数据采集。所有基本信息的数据会在几秒内通过 5G 无线发送到远程急诊室中心，进行诊断。5G 的高速传输让首个急救的伤者，进行诊断。5G 的高速运用让被运用到每个救护车的院前急救中，关键时间，不仅可以被运用到高速传输的人工智能系统，辅助医生判断患者病情，在一定程度上缓解急救压力。	解说： 1. 金汇通航公司。 2. 移动处置中心帐篷医院。 3. 国家（××）紧急医学救援队车载医院。

续表

序目	演训科目	命令时间	解说 汇演内容/科目	专家点评内容（仅供参考）	责任人/参演单位
			1. 什么是5G救护车？在灾害救援过程中的作用？ 2. 哪些危重伤员需要直升机转运？ 3. 转运过程需要做些什么工作？ 4. 航空转运有哪些优势？	2. 略。 3. 转运等待场地的准备；危重伤员的准备；临时机降场的安全；直升机降落引导；伤员登机前的评估；病人交接。 4. 略。	
9	卫生防疫	10:00-10:30	灾难现场卫生防疫 灾难现场卫生防疫是实现灾区传染病防控关口前移，实现大灾之后无大疫的重要保障。灾后卫生防疫主要包括风险评估、疾病监测、食品/饮用水安全、实验室检测、环境消杀、健康教育等措施。火灾扑灭后，指挥部收到有危化品泄漏的报告后立即派出国家卫生应急移动防疫中心防疫人员赴现场开展灾区无人机侦查、灾害快速评估、消毒杀虫、饮用水水样采集及检测等工作。 卫生防疫：灾害侦查先通过无人机侦查灾害现场，传回现场情况和位置，指挥部立即派出2名专业人员赴现场采集空气样本和水样进行现场检测，并将水样通过无人机运输至帐篷实验室进行深层次水质检测，实验室检测完成后，检验报告再通过无人机带回指挥部，为指挥部提供决策依据。	专家点评 根据卫生防疫的现场工作进行点评： 1. 灾害侦查、评估。 2. 饮用水采样及检测。	解说： 介绍 国家移动防疫中心。 国内仅有的两支国家卫生应急移动防疫中心之一，能任急难交通、水电供应中断等等极端条件下，实现完全自我保障。现场可开展疾病监测、病媒监测、实验室检测、风险评估、防疫技术实施、健康教育、培训、现场移动实验室可完成至少107项检测任务。能任极端条件或无外界物资补给的情况下，维持正常运转不少于10天。

续表

序目	演训科目	命令时间	解说 汇演内容／科目	专家点评内容（仅供参考）	责任人／参演单位
			任务指令： 1. 开展灾区废墟无人机侦查。 2. 开展饮用水水样和空气样本的采集及检测。		
10	新闻发布	10:20—10:35	**解说：** 面对火灾的发生，我们不仅承担着火灾扑救和卫生医疗救援工作的重要职责，同时也需要满足群众的知情权和掌握正确的舆论导向，应做好相应的新闻发布工作，关注灾情动向，及时、连续发布消息，正确引导舆论，提高发言人素质和业务水平，加强与媒体及本系统各部门的配合。 **任务指令：** 就此次灾情进行新闻发布，现场指挥部汇总信息，发布新闻，动员社会力量，建立应急医疗秩序。	**专家点评** 现场指挥的工作内容 1. 建立通讯。 2. 评估灾情。 3. 报送信息。 4. 收集情报。 5. 决策秩序。 6. 下达指令。 7. 接纳分配资源。	
11	整队集合	10:35—11:00	1. 全体参演队伍集合。 2. 向观摩领导报告。 3. 领导讲话。 4. 宣布现场演练结束。	全体参演人员集合列队。 演练指挥导演团队。 参演志愿者队伍。	

（李 想 喇健康）

附录6　××年模拟泥石流卫生应急联合演练执行脚本

（×月×日，演练现场合计××分钟）

第一环节　灾情报告与先期处置　时长　min

区域	镜头	时间	地点	参演力量	行动、对话、动作	解说词（旁白）	备注	备注2
	录播	×分钟			【所有主屏幕及可分屏大屏幕显示】持续强降雨后山洪泥石流爆发，村庄基础设施被掩埋的新闻或纪录画面。3D建模村庄受灾模型动画。	播音员：（泥石流画面）A省近日遭遇强暴雨袭击，×县出现持续强降雨天气，×月×日下午3时，×县多处发生泥石流灾害，其中南×乡发生重大泥石流灾害，当地乡镇卫生所，3户企业厂房（含磷业化工企业1所，盐业化工企业1所）和部分农房被冲毁，由于灾难发生时属上班时间，人员在岗率高，初步统计企业厂区内有×人失去联系，村内生活区内×人失去联系。		
		×分钟		县卫健局长、市卫委主任、省卫委主任	【所有主屏幕及可分屏大屏幕显示】 1. 演习标题"××年模拟泥石流灾难发生卫生应急演练"。 2. 受灾村镇航拍画面。 3. ×县卫健局向市卫健委电话报告，市卫健委向省卫健康委报告画面。 4. 当地医疗机构和人员救治伤员画面。	播音员：A省卫生健康委连续接到多地卫生健康部门的灾情报告：×县南×乡×线多处发生泥石流，造成国道×××线，××发生处阻断——这是×××地震后，"震中生命线"第5次中断。国家卫生健康委卫生应急办公室已派出B省，C省，D省3个救援工作组赶赴A省的基础上，再次加派2个中央工作组紧急赶赴A省，协助指导地方做好堰塞湖处置和防汛抗洪工作。医疗卫生力量支援！		

续表

第二环节 卫生应急响应（A省应急内响应、BCD三省应急协作、国家应急支援）时长/分钟

镜头	时间	地点	参演力量	行动、对话、动作	解说词（旁白）	备注	备注2
录播	×分钟		国家卫生健康委卫生应急办公室，A省卫生健康委，C省卫生健康委，B省卫生健康委，D省卫生健康委，A省卫生健康委，省内各紧急医学救援队，CBD三省各支援紧急医学救援队伍	【所有主屏幕显示】 1. A省卫生健康委：省卫生健康委成立由委主要负责同志任组长的应急指挥领导小组，小组进行首次紧急会议。 2. A省内各紧急医学救援队响应、集结及行进画面。 3. A省卫生健康委副主任赶赴现场画面。	播音员：灾害发生后，A省迅速启动救灾I级响应。按照省委、省政府统一部署，A省卫生健康委启动卫生应急响应，成立救灾卫生应急领导小组，组织开展全省灾害医学救援工作；调派省级卫生应急队伍支援各灾区；同时派出一名副主任带领工作组赶赴受灾严重的×市成立救灾卫生应急现场指挥部。		
				【所有可分屏大屏幕分别显示】 1. A省卫生健康委主任与BCD三省卫生健康委主任电话沟通或视频会商画面。 2. C省，B省及D省各支援紧急医学救援队（含疾控、监督、心理等特种救援队）集结、行进画面。	播音员：由于多地受灾，灾情严重，A省省内医疗卫生力量严重不足。受灾最重的×县位于汶川县境内，震后山区道路崎岖地理环境复杂。A省卫生健康委立即与C省，B省及D省三地卫生健康委会商，启动ABCD省卫生应急协作机制，迅速组织队伍，派出紧急医学救援、卫生防疫、卫生监督和早期心理干预等多支卫生应急力量，驰援灾区。		
	×分钟			【所有主屏幕显示】 1. A省卫生健康委向国家卫健康委卫生应急办公电话汇报。 2. 国家卫生健康委卫生应急办公	播音员：与此同时，A省卫生健康委向国家卫生健康委报告救灾情及申请调派国家卫生应急力量给予支援。		

续表

镜头	时间	地点	参演力量	行动、对话、动作	解说词（旁白）	备注	备注2
				室组织视频会议，紧急研判和制定指挥决策。 3. 国家突发公共事件卫生应急指挥系统响应，启动对其他省救援并进行指挥调动。	收到此灾情，国务院召开电视电话会议，进一步防御泥石流地质灾害，分析当前救灾形势，进一步研究部署全国特别是西部地区泥石流地质灾害防御工作。国家卫生健康委卫生应急办公室指出务必要按照中央领导同志重要指示精神，在加强灾区抢险救灾工作的同时，进一步抓好全国地质灾害防御工作。一是A省等山洪泥石流重灾区要全力做好抢险救灾工作；二要切实加强监测预报预警工作；三要迅速开展地质灾害隐患的进一步排查；四要做好秋汛防御工作，强化重点水库临灾避险和应急处置。五要提防汛的防守和水库保安；六要切实做好救灾群众安置和恢复生产工作，确保受灾群众有饭吃、有干净水喝、有衣穿、有住处，有病能医；七要继续全面开展山洪和地质灾害综合治理。		
				第三环节　现场医疗急救　时长/分钟			
A区 现场	×分钟	现场指挥中心帐篷	现场指挥长、通讯人员	【A区主屏幕显示】 建立现场指挥部。 （现场指挥中心帐篷）	播音员：已经赶到灾区的省卫生健康委副主任立即在现场成立了救灾卫生应急指挥部，并受命担任现场指挥长。		

续表

区域	镜头	时间	地点	参演力量	行动、对话、动作	解说词（旁白）	备注	备注2
					【情景表演】 现场指挥长持手机："报告×××同志，现场指挥部成立，请指示。" 画外音（×××）："好，请立即组织开展伤员救治工作。" 现场指挥长持手机："是。"	现场演练开始。		
A区	现场	×分钟	灾难现场	紧急医学救援队赴灾难现场救援车队	【A区主屏幕显示】 1.标题"灾难现场医学救援"。 2.灾害现场情况。 【A区可分屏大屏幕分别显示】 A省,B省,C省,D省紧急医学救援车辆顺序入场。	播音员：受强降雨影响，×县多处发生泥石流、塌方等灾害，10余个乡镇交通、通信、电力中断，其中×镇×村、×镇××村村泥石流被泥石流冲流×江改道，镇内部分房屋及部分工业园区被泥石流淹没。接到现场指挥部指令后，A省,B省,C省,D省紧急医学救援队伍迅速响应，进入灾难前线。		
		×分钟			【A区主屏幕显示】【情景表演】 1号车（A省a市）指挥员迅速跑向现场指挥部报道，领受任务。 指挥员：报告现场指挥部，紧急医学救援队伍奉命到达，请指示。 现场指挥部："请迅速开展检伤分类和救治转送。" A省现场指挥员："是。"	同期声。		
		×分钟			【A区主屏幕显示】 1.标题"检伤分类演练"。 2.检伤分类 医务人员按START法	播音员：最先到达的急救队员立刻用START检伤分类法，对现场大批伤员进行初步检伤，按照能否走动和呼吸、循环、意识等状况进行判断、分类，重伤挂		

续表

区域	镜头	时间	地点	参演力量	行动、对话、动作	解说词（旁白）	备注	备注 2
					（其他检伤分类法）进行检伤分类。 3. 建立救治分区（在空旷平坦位置铺分区地毯/树立标识牌）。 4. 前期突击力量及各队随队安保力量在现场开展安保措施。	红牌，第一优先救治，中度伤挂黄牌，轻伤挂绿牌，死亡挂黑牌。后续到达的急救队员按现场检伤结果和优先顺序，分区域开展现场急救工作，并及时转运后送伤员，最大限度地提高生存率、减轻伤残。		
A区		×分钟			【A区可分屏大屏幕分别显示】 1. 题头"红区现场救治"。 2. 红区紧急医疗救援场景： （1）Aa屏：A省3号车（a市）——挤压伤 （2）Ab屏：C省3号车——腿骨折、动脉损伤 （3）Ac屏：B省1号车——驾驶员头部创伤	播音员：在红区，急救队员分别对红标危重患者进行抢救治疗。 （1）Aa屏：A省3号车（a市）——挤压伤 （操作＋旁白）急救队员对伤员进行静脉通道开放，现场补液后，伤员从压迫重物中被解救。急救队员立刻采取伤肢制动，对伤员说明立即进行活动的危险性，后进一步开始检查其生命体征并初步处理开放性外伤。 （2）Ab屏：C省3号车——腿骨折、动脉损伤 （操作＋旁白）急救队员正在为一右腿骨折且有活动行出血的伤者进行紧急处理。场景主要展示止血带止血法。 （3）Ac屏：B省1号车——驾驶员头部创伤 （操作＋旁白）这是一位驾驶员，泥石流中的落石击中驾驶舱顶，致使驾驶舱顶严重变形，头部受到撞击，医护人员正在对他进行加压包扎，并放置颈托固定头颈。		

续表

区域	镜头	时间	地点	参演力量	行动、对话、动作	解说词（旁白）	备注	备注 2
					（4）Ad 屏：C 省 2 号车—高处坠落伤	（4）Ad 屏：C 省 2 号车—高处坠落伤。（操作＋旁白）伤员在灾害发生时因恐慌从自宅三楼跳下造成高处坠伤。场景主要展示 C 省 2 号车可移动 × 光机设备及 5G 远程会诊系统。		
					（5）Ae 屏：A 省 1 号车（a 市）—窒息（该伤员抵达时间滞后）	（5）Ae 屏：A 省 1 号车（a 市）—窒息（该伤员抵达时间滞后）（操作＋旁白）黄磷业工厂黄磷储存罐，发生次生灾害，灾难发生为工业园区职工，灾难发生后被泥石流及倒塌园区杂物掩埋窒息。伤员意识丧失，呼吸心跳停止，有经口鼻吸入及经皮接触有有害物质的可能。经现场挖掘救援并洗消后，急救员首先在进行心肺复苏。		
					3. Af 屏、Ag 屏：黄区和绿区现场急救处置	3. Af 屏、Ag 屏：黄区和绿区现场急救处置（操作＋旁白）其余急救队员分别在黄区、绿区对中度伤和轻伤患者进行现场救治。黄区：场景主要展示手持超声等设备在检伤分类现场的快速探测作用绿区：场景主要展示现场急救队员止血包扎固定等基本急救技能。		
					【A 区主屏幕显示】 1. 标题"转运流程" 2. 各伤员分配和救护车转运顺序	播音员：在绿区出现了大批轻伤员聚集，现场指挥中心迅速反应，调用可批量转运工具迅速对聚集轻		

续表

区域	镜头	时间	地点	参演力量	行动、对话、动作	解说词（旁白）	备注	备注2
					及去向如下表，分层分批按序转运： 红1号→A省3号车(a市)→A省核心医疗单位 红2号→A省2号车(b县)→EMT移动医院 黄3号→A省5号车(a市)→×县人民医院 绿4号5号→D省6号车→×县人民医院 绿6号→D省2号车→答灾中心医疗点 红7号伤员→C省2号车→A省核心医疗单位 红8号伤员→A省1号车(a市)→EMT移动医院 红9号伤员→C省3号车→×县人民医院 黄10号→C省4号车→×县人民医院 绿11~16号→C省5号车→答灾中心医疗点 红17号→B省1号车→EMT移动医院 红18号→B省2号车→EMT移动医院 黄19号伤员→B省3号车→×县	伤员进行救治和转运，大大提高现场转运效率，减少伤员聚集和滞留。		

区域	镜头	时间	地点	参演力量	行动、对话、动作	解说词（旁白）	备注	备注2
					人民医院 绿20~21号→B省4号车→各灾中心医疗点 绿22号→B省5号车→B县人民医院 【A区主屏幕显示】 C省2号救护车远程医疗会诊场景	播音员：学附属医院的专家组成员对高坠伤患者进行远程会诊。通过5G远程视频会诊，专家组成员详细了解患者情况及各种检查结果，就后续可能会出现的情况进行针对性治疗、护理，以及如何进一步改善患者预后给出具体指导意见。		
第四环节　移动医院救治（含直升机转运伤员）和应急心理援助　时长／分钟								
B区	录播	×分钟	中国国际应急医疗队（A省EMT）一线医疗救治中心／移动医院	A省EMT队员	【B区主屏幕显示】 1. 标题"中国国际应急医疗队（A省EMT）-移动医院紧急救援"展示。 2. A省EMT搭建情况。	播音员：中国四川国际应急医疗队正式通过世卫组织认证，成为全球第十五支EMT，同时也是全球第二支、中国第一支世界最高级别的Type3 EMT。国家卫生健康委调派其在现场迅速展开。该队能够根据前期预评估的结果快速响应整改、病人就诊流程的安排、手术室，传染性疾病防控、水电管理、信息系统等方面都赢得了专家团队的一致认可，特别是实验室、药房和信息管理水平极高，可让伤员第一时间在现场得到高级别有效救治。	特效化妆 伤员	

区域	镜头	时间	地点	参演力量	行动、对话、动作	解说词（旁白）	备注	备注 2
	现场	×分钟	A省EMT移动医院		【B区可分屏大屏幕分别显示】 移动医院生活航拍全景，移动医院内部各功能模块视频简介，EMT救治能力介绍。 【B区主屏幕显示】 1. 移动医院（院内跟拍）：颅脑外伤患者在EMT移动医院中的诊疗过程。 2. 辅助检查。 3. 急诊处置画面。	播音员：该移动医院覆盖临床医学专业二级学科，其中医生41人，护理人员65人，后勤保障等其他人员60人；设有普通病房床位40张（含独立的妇产病房、儿科病房、康复病房），重症监护病房床位6张，隔离病房床位4张；能完成200人次／日门诊患者诊治，15台／日大手术，30台次／日小手术，设有手术室2间，其中层流手术室1间，能完成骨科内固定、神经外科颅脑等手术；全队标准配置下占地面积约9 000平米，总装备1 827余件，60余吨，能独立完成28天的临床医疗工作。 播音员：帐篷医院根据现场地形和医疗救援实际需求，进行科学合理布局，设立了门急诊、病房、药房、化验室、影像检查室和1间独立的手术室，1间麻醉准备室，能够提供检伤分类、高级生命支持、伤口处理、骨折管理、麻醉、急诊手术治疗、产科急症治疗、儿科急诊诊疗、实验室检测、安全输血、基础检查等医疗卫生服务。每天至少可为100名门诊病人、20名住院患者提供服务，可实施7台大手术和15台小手术。（解说1分15秒） 播音员：落击中车顶致颅脑损伤的伤者，在转运途中意识等级下降，呼之不		

续表

区域	镜头	时间	地点	参演力量	行动、对话、动作	解说词（旁白）	备注	备注2
					4. 开颅减压手术画面。 [B区可分屏大屏幕分别显示] 儿科病房及妇产科病房	应、血压无法维持，出现休克。抵达EMT移动医院后，迅速开放双静脉通道，行紧急头部CT检查，后送入EMT移动医院正压手术室。 播音员：紧急医学救援行动既需要高水平的医疗技术，也需要秉持尊重生命的人文与理念。为灾难中的弱势群体带去人文与医疗的双重关怀。这支国际应急医疗队在建设管理中，充分尊重WHO组织给与的建议，为孕产妇及幼儿等提供简单舒适的就诊环境，充分保护其隐私，解决其困难及特殊需求并提供贴心至的贴心服务。		
C区	录制	×分钟	各灾中心（复合功能灾民临时安置点）	受灾群众、轻伤伤员，警察及消防部门，A省EMT随队心理治疗师及其他协同省救援队随队心理治疗师、志愿者、×县及受灾乡镇政府工作人员、A省应急管理部门工作人员	[C区主屏幕显示] 各灾中心航拍镜头 [C区可分屏大屏幕分别显示] 现场直拍：受灾群众有存进入各灾中心（×具体馆）	播音员：并将体育馆被迅速划分为10个社区，每个社区由一个各灾中心工作人员小组负责，分管医疗、食品、衣物等几个方面，单设母婴单元、家庭单元并向上汇报统筹安排。各部门干部将24小时轮班当"社长""村长"，管理责任区内受灾群众的吃喝拉撒睡。 大灾之下，失去电视，失去网络等现代信息渠道，人们迫切渴望及时了解党和政府的救灾进度，宣传部门迅速在体育馆架起广播站、电视站、信息管理部门迅速建立亲联络点。志愿者在统一调配管理下也迅速到位，协助物资装卸、消毒防疫工作。		

续表

区域	镜头	时间	地点	参演力量	行动、对话、动作	解说词（旁白）	备注	备注2
	现场		容灾中心（复合功能灾民临时安置点）	受灾群众、轻伤伤员、警察及消防部门、A省EMT随治疗队心理治疗师及其他协同省救援队随队心理治疗师、×县及受灾乡镇政府工作人员、A省应急管理部门工作人员	[C区主屏幕显示] 标题"早期心理干预"。 [C区可分屏大屏幕分别显示] 各小组紧急事件应激晤谈镜头 [C区主屏幕显示] 个人心理干预场景镜头	播音员：危机事件集体减压（critical incident stress debriefing, CISD），也称为紧急事件应激晤谈。是一种系统的、通过交谈来减轻压力的方法，是一种简易的支持性团体治疗。对于灾后的幸存者、救援人员，或救治灾区伤员的医护人员，可以按不同的人群分组进行CISD。CISD是一种心理治疗，并不是正式的心理治疗，面对的大部分是正常人。严重事件是任何使人体验异常强烈情绪反应的情境，可潜在影响人的正常心理功能。严重事件造成应激是因为事故处理者的应对能力因该事件而受损。实践表明，CISD是一种非常有效的心理干预方式。 播音员：个人心理干预，是心理专业人员通过一对一交流与沟通，为被干预对象提供：①防止过激行为，如自杀、自伤，或攻击行为等。②促进交流与沟通，鼓励当事者充分表达自己的思想和情感，鼓励其自信心和正确的自我评价，提供适当建议，促使问题解决。③提供适当医疗帮助，处理昏厥、情感休克或激惹状态的心理治疗服务。		

续表

区域	镜头	时间	地点	参演力量	行动、对话、动作	解说词（旁白）	备注	备注 2
D 区	现场	×分钟	直升机转运起降区	直升机救援队、紧急医学救援队、伤员	[转运流程] 1. 灾难现场伤员通过救护车转至直升机起降区，并上直升机（现场直播）。 2. 直升机空中转运（视频录播）。 3. 直升机抵达后方医院停机坪转运至院内（视频录播）。	播音员：挤压伤伤者在经过紧急处理后一般情况暂稳定，需要进行血液净化等进一步治疗。因主要道路被不同程度破坏，为尽可能争取治疗窗口时间，将伤员尽快转至后方医院治疗，EMT 急救队员判断向现场救援指挥部申请使用医疗直升机转运。现场指挥部迅速通过联动机制，调用已待命 A 省民航航空医疗救援直升机执行此次航空转运任务。	直升机停泊在现场，真实再现直升机转运全运登机过程	
					第五环节　突发疫情响应　时长/分钟			
全区域	录播	×分钟			[主席台可分屏大屏幕分别显示] 1. 标题"国家突发急性传染病防控队"。 2. ABCD 四区灾后卫生防疫行动现场直播。	播音员：国家突发急性传染病防控卫生应急队是原国家卫生计生委于××××年投入资金，由×省疾病预防控制中心承建的一支"车载化、自我保障化"的国家级卫生应急队伍。今年通过中国医学救援协会卫生应急综合培训演练基地验收，成为了国家级卫生应急培训演练基地。应急队具备移动远程卫生应急商会商系统、现场侦查照明系统、移动生物安全 2 级实验室、车载水质检测实验室、能够承担大面积消毒任务、车载外宿营，可保障 30 人队伍极端条件下野外宿营，供餐、水电油供应。主要职责为应对我国西部重大急性传染病疫情、自然灾害后重大急性传染病。		

续表

区域	镜头	时间	地点	参演力量	行动、对话、动作	解说词（旁白）	备注	备注2
C区	现场	×分钟	备灾中心（复合功能灾民临时安置点）	A省疾控中心2人，C省疾控中心2人	[C区主屏幕显示] 1. 各环节卫生防疫、监督人员同时进入场地准备。 2. 2名队员进行现场勘察，2名队员操控侦查无人机探查整个演练现场。[C区可分屏大屏幕分别显示] 无人机实时画面	播音员：泥石流过后，遍地都是深厚淤泥、垃圾，灾民聚集生活，疫情极易传染。灾后防疫工作为重中之重，应做好"大清运、大清扫、大清理、大消毒"工作，必须做到全面消毒、不留死角，特别是受灾严重地区及灾民生活点，要加大消杀力度和频率，切实保障群众饮水安全和健康。同时，要积极开展灾后卫生防病知识宣传，进一步提高灾区广大群众的防疫防病意识，确保灾后无异常常疫情发生。卫生防疫人员现场探查及使用无人机探测危险区域，收集现场卫生风险，为现场指挥部评估公共卫生风险，制订防疫策略提供依据。		
A-D区	现场	×分钟	灾难现场、移动医院、备灾中心、直升机转运起降区	A省、B省、C省、D省疾控中心各派2人。	4辆消杀车按照A省、B省、C省、D省的顺序依次入场，穿越演习场4各区域，途中分区使用车载的超低容量喷雾器和常量喷雾器进行消杀展示。	播音员：防疫消杀车可以对重点区域开展环境消毒、杀虫，控制病媒生物密度。车载式超低容量喷雾器远程风送式喷送药，雾化效果好、喷药范围广、流动性强，大量增加了消杀面积，提高了工作效率，降低了劳动强度，最大限度地减少人体与药物的接触，保障操作人员的身体健康。	消杀车进人，边走边喷。	

续表

区域	镜头	时间	地点	参演力量	行动、对话、动作	解说词（旁白）	备注	备注2
C区	现场	×分钟	各灾中心（复合功能灾民临时安置点）	B省，D省疾控中心各派3人，合计6人。	[C区可分屏大屏幕分别显示：灾民生活单元演示区] 1. B省，D省疾控病流调查员开展工作。 2. 放置宣传牌，张贴宣传画，向居民发放宣传材料。	播音员：现场卫生防疫人员建立手机疫情报告系统以替代平日使用的疫情报告系统，并向安置点内居民发放洪涝灾害后传染病预防知识宣传资料，进行健康宣教，以提高灾区群众卫生防病知识，有效减少传染病疫情发生。		
C区	现场	×分钟	灾民生活单元演示区临时供水点	A省，C省，B省监督局各1人。	1. 卫生监督员开展居民安置点生活饮用水卫生和传染病防控监督检查，落实情况监督检查。 2. 卫生监督员开展供水单位水质现场快速检测。 3. 卫生监督员现场打印检查照片和执法文书。	播音员：卫生监督人员迅速展开了灾区生活饮用水隐患排查；对居民安置点生活饮用水进行现场快速检测；使用移动执法终端，5G执法记录仪，无线打印设备、现场拍照、录音、录像取证并同步上传、制作电子执法文书上，实现可视化执法场景定位，执法全过程留痕，检查结果追溯查询，确保灾后各项传染病防控措施得到有效落实，依法保障饮用水卫生安全。		
					第六环节　灾后卫生防疫　时长/min			
C区	现场	×分钟	灾民生活单元演示区	B省疾控2人，群众演员5名	[C区主屏幕显示] 卫生防疫人员进行主动监测的同时，灾民家庭生活单元区内陆续出现不明原因呕吐患者。卫生防疫人员携带流行病学调查箱行进至居民安置点，对疑似传染病患进行调查。	播音员：在某居民安置点，卫生防疫人员进行主动监测时发现5名呕吐腹泻患者为相邻生活单元两个家族。立即对病人进行隔离治疗，并开展流行病学调查，判定密切接触者，划定疫点，分析污染涉及范围，对密切接触者进行隔离观察。		

续表

区域	镜头	时间	地点	参演力量	行动、对话、动作	解说词（旁白）	备注	备注2
	现场	×分钟	灾民生活单元演示区	B省疾控2人、群众演员5名	【C区可分屏大屏幕分别显示】（现场跟拍）B省疾控2人携带生物样品采样箱和标本转运箱，进行病例标本采集。对食品、临时供水点水样进行采集，对病人及密切接触者均采集呕吐物、大便、肛拭子等相关标本，同时采集食品样品，通过生物安全转运箱，转运至A省移动微生物检测车。肛拭子等相关标本送至B省移动微生物检测车。	播音员：采样人员采用生物安全三级防护，穿一次性生物防护服，佩戴医用防护口罩、乳胶手套、防护眼罩等。对病人及密切接触者均采集呕吐物、大便、肛拭子等相关标本，同时采集食品样品，通过生物安全转运箱，转运至微生物检测人员，移交给实验室人员。		
	现场	×分钟	移动微生物检测车区域	A省疾控1人、B省疾控2人、C省疾控2人，D省疾控1人	【C区可分屏大屏幕分别显示】1. A省2人和B省1人在A省移动微生物检测车进行病原检测。2. C省2人和D省1人在C省移动生物检测车进行水质检测。 【情景表演】（A省）紧急医学救援队队长："现场总指挥，经过流行病学调查结合实验室检测结果，判断本次疫情为阿米巴痢疾，病人均已隔离治疗。"现场总指挥："要关注整个区域疫情防控情况，高度重视各个安置点的症状监测，对任何情况做到及时报告，及时处理。"队长："是。"	播音员：微生物检测车能达到生物安全二级实验室标准，配有以二氧化碳培养箱，移动荧光PCR基因扩增仪，核酸全自动提取仪、酶标仪、其他设备为辅的专业设备，能够对人、动物、媒介生物和水、空气、土壤等样本，通过核酸检测等方法开展70余种病原微生物检测，基本满足灾害和疫情现场应急检测需求。经鉴定，样本内检出阿米巴原虫，确定此次突发疫情为阿米巴疫情。 【同期声】 播音员：经有效治疗和防控，5名病人症状好转，继续隔离治疗。现场监测显示该居民安置点再未发现新病例。		

续表

区域	镜头	时间	地点	参演力量	行动、对话、动作	解说词（旁白）	备注	备注2
	录播	×分钟	化工厂布景		【E区主屏幕显示】 1.标题"次生危化品泄漏事故卫生应急处置"。 2.工厂园区内标有黄磷炉的大型制备设备倾倒，内容物流出，设备毁损画面。有白色雾状气体伴有火花从泄漏处升腾而起。有厂区内工人受到波及。 3.危化品事故应急处置队接到险情。	播音员：由于泥石流的冲击，×县工业园区内磷业工厂厂房内黄磷炉倾倒毁坏，其内液体流出，精制槽内部分淤积泥磷露出水面，遇空气后自燃，产生大量有毒有害气体。A省危化品事故应急处置力量接国家卫生健康委调控迅速与中国疾控中心和B省及D省承的2支国家突发中毒事件处置队伍，共同组成国家突发中毒事件处置队，迅速赶赴现场开展应急医疗救援工作。		
E区	现场	×分钟	化工厂布景		【E区主屏幕显示】 1.队伍车辆顺序驶入危化品演练区。演练人员各自就位，在相应工作区域内进行准备工作。车辆按规定路线入场，队员下车，进入指定工作区域准备。 2.队员现场划定热区、温区及冷区，在冷区搭建洗消帐篷，准备洗消设备，设置中毒事件现场检伤分类区。 3.队长向现场指挥部报告。 【情景表演】 队长："报告现场总指挥，国家突发危化品事故处置队奉命到达，请指示。"	播音员：国家突发中毒事件处置队是高度专业化的队伍，在危化品事故现场承担专业化样品采集、毒物快速检测、人群健康危害评估、伤员去污洗消和现场紧急救治等任务。		

区域	镜头	时间	地点	参演力量	行动、对话、动作	解说词（旁白）	备注	备注2
E区	现场	×分钟	化工厂布景外围：温区	中国疾控2人	现场总指挥："立即开展危化品事故现场处置！"队长："是。"【E区可分屏大屏幕分别显示】1. 队员设备调试。2名操作人员在指定区域内组装、调试设备。2. 工作人员放飞无人机进入E区侦测毒物，数据读取。侦测任务完成后，飞行器回收。人员返回车辆。3. 无人机侦查画面。4. 检测数据画面。	播音员：两名队员穿戴C级防护装备，携带智能应急监测飞行器，在安全区域，遥控无人机开展现场毒物监测。回传图像和数据显示现场上空主要有害成分为磷蒸汽及五氧化二磷。从回传图像看到事故现场被泥石流毁坏严重，无法确定是否有人在现场，但考虑到泥石流发生时正值出勤时间，失联厂内员工未能及时逃离可能性极大。泄漏核心区上空10m现场检测，磷蒸汽、五氧化二磷、挥发性有机物、一氧化碳等有毒气体严重超标。	飞行器屏幕显示内容提前录制，现场解说	
E区	现场	×分钟	化工厂布景外围：温区、冷温区	着A级防护服工作人员2名，着C级防护服人员2名	【E区可分屏大屏幕分别显示】Ea屏：1. 两名队员身着A级防护，手持采样工具，从冷区出发，经温区工作通道进入热区指定区域。2. 架设采样装备，开始进行空气采样。3. 采样工作结束，整理装备，离开工作区域。	播音员：两名着A级个体防护的队员进入事故核心区开展现场样本采集工作。A级个体防护由气密性防护服、携气式空气呼吸器和气体报警器构成，是危化品事故处置最高等级个体防护。队员使用空气采样泵，用吸收液采集采样现场空气样本供实验室分析。在洗消区，两名队员穿戴C级个体		

续表

区域	镜头	时间	地点	参演力量	行动、对话、动作	解说词（旁白）	备注	备注2
					4. 在距离黄磷炉倾倒中心点15米外的淤泥中意外发现被掩埋工人1名。 5. 2人合力将该名工人抬出。交由洗消人员。 Eb屏： 洗消点工作人员身着C级防护服，佩戴过滤式空气呼吸器，为步出工作通道的采样人员及救出的伤员进行洗消。	防护装备，协助从事故核心区撤出的两名采样人员对防护服、采样工具等所有进入现场物品进行洗消并脱除防护装备。 进入事故核心区队员在撤离时意外发现被掩埋工人1名，现已将他带出危险区域。		
E区	现场	×分钟	指挥帐篷内	中国疾控、国家突发中毒事件处置队队长、队员	【E区主屏幕：指挥帐篷内】 1. 队员电脑查阅"毒物数据库"和"突发中毒事件卫生应急信息平台"。 2. 中毒事件处置区域指挥帐篷中5人风险评估组进行研讨。 【情景表演】 评估员1：本次事故现场溢出的泥磷泄漏量大。经厂方汇报当时有一名操作员在黄磷防护区域进行工作，救援队现已将其救出，该伤员因淤泥掩埋和处于有毒有害区域暴露，现出现窒息和中毒症状，病情危重。 评估员2：A省中毒救治基地为A省大学医院。建议重症患者立即直升机后送进行救治。 评估员3：测定现场主要毒物为磷	播音员：根据现场毒物检测结果和伤情报告，风险评估组结合气象部门报告的风力、风向等综合数据，国家突发中毒事件处置队对该事件处置进行了风险等级评估并提出处置建议。 播音员：国家突发中毒事件处置队将现场快速风险评估结果向现场指挥部进行报告		

续表

区域	镜头	时间	地点	参演力量	行动、对话、动作	解说词（旁白）	备注	备注2
				中国疾控指挥部，国家突发中毒事件处置队队长	蒸汽及五氧化二磷。查询毒物数据库，现场五氧化二磷浓度已超过立即致死浓度，根据《危险化学品名录》将该化学物质划分为第8.1类酸性腐蚀品。吸入致急性中毒，轻症患者有头痛、头晕、呕吐、全身无力，中度患者上述症状较重，上腹疼痛、脉快、血压偏低等；重度中毒引起急性肝坏死及昏迷。故在黄磷炉现场毒物危害健康风险等级高。			
					[E区主屏幕：指挥帐篷内] 【情景表演】 队长："报告指挥部！经评估，我队建议： 1. 迅速组织和引导村民和厂区工人转移至上风向3公里外空旷处。 2. 此化工厂存有大量强酸和强碱性物质，且事故发生时在出勤时间，需立即开展大规模搜救，并对救出人员进行检伤分类、皮肤黏膜洗消、清除毒物后尽快转诊。 3. 持续监测现场毒物危害环境直至全部人员撤离。报告完毕。" 指挥部："指挥部收到，请中毒处置队立即严格按规程对身体受到污染的人员进行洗消处理！"			

续表

区域	镜头	时间	地点	参演力量	行动、对话、动作	解说词（旁白）	备注	备注2
E区	现场	1分钟	化工厂 布景核心：热区	国家突发中毒事件处置队搜救队、伤员 国家突发中毒事件处置队洗消队，A省紧急医学救援队	【E区主屏幕：工业园区内磷业企业厂房】 1. 搜救小队进入现场进行搜救。 2. 陆续有伤员被救出。 【E区分屏大屏幕分别显示】 Ea屏：中毒处置现场 经过快速检伤分类 1. 轻伤员洗消 经过快速检伤分类，绿标轻伤员在消防员指导下进入自助洗消帐篷进行洗消。 2. 重伤员洗消 消防员用担架将检伤后的重伤员（人体模型）抬入伤员洗消帐篷进行毒物清除。 Eb屏：洗消区 1. 在消防员指导下，绿标轻伤员（群众演员，有咳嗽，皮肤均为伤等）进入自主洗消帐篷洗消。 2. 重伤员由医护人员进行洗消，首先在去污区，保存伤员贵重物品，脱除污染衣物，用吸附敷料去除面部、肢体裸附的污染物，重病人洗消要严格按规程进行。 3. 将第一位抢救处的伤员送至清洁区洗消，保温，移至清洁担架，盖上保温材料，送出洗消帐篷，由救护车转运离开进行进一步抢救。	播音员：洗消帐篷分为3个相互隔离的区域，分别为污物去除区、清洗区和洁净穿衣区，以及人、物2个通道，以确保污染不会带到事故现场外。现在，经过快速检伤分类，绿标轻伤员在消防员指导下进入消消帐篷进行洗消。 播音员：重伤员须由医护人员进行洗消，首先去污区，保存伤员贵重物品，脱除污染衣物，用吸附敷料去除面部、肢体黏附的污染物，重病人洗消要严格按规程进行。 播音员：医护人员将伤员移交到清洁区，通过救护车转运至医院进一步救治。		

续表

第八环节　国家卫生应急力量撤离　时长/分钟

区域	时间	地点	镜头	参演力量	行动、对话、动作	解说词（旁白）	备注	备注2
	1分钟35秒		录播		【主席台主屏幕显示】 1. 标题"国家卫生应急力量撤离"。 2. 受灾严重医疗卫生机构恢复工作，移动医院收治伤员陆续出院和转送当地医院画面。 【主席台主屏幕字幕显示】 医学救援相关数据展示："应急响应阶段，在A省×市×县灾区，国家卫生应急队伍建立的1个移动医院累计诊治×××名伤病员，收住院×××人，开展各种手术××台；国家突发急性传染病防控队和A、B、C、D四省防疫人员采集检测水样等各种样本×××份，开展环境消杀××万余平方米，发放防病宣传资料××万余份；A、B、C、D四省心理专业人员累计开展心理咨询和辅导×××人次，对×人进行了心理危机干预。"	播音员： 面对不期而至的重大泥石流灾难，在各级党委、政府的坚强领导下，A省×市×县医疗卫生机构服务能力和工作秩序快速恢复，移动医院收治伤员及时转送当地医院继续治疗；各灾中心防疫工作稳步开展，无疫情发生；做到工业园区内泥磷倾露事故现场现场卫生应急处置工作结束。 A省自身救援力量和国家救援力量通力合作，使各项救灾工作均有序、有力、有效开展并圆满完成任务。经A省卫生健康委请示国家卫生健康部安排各支国家卫生应急现场指挥部同意，各支国家卫生应急队伍与当地做好工作交接后有序撤离。 A省医疗卫生力量继续开展相关医疗服务和卫生防疫等工作，确保所有伤病员均得到有效救治，实现"大灾之后无大疫"的目标。 本次救灾卫生应急工作，快速反应，指挥协调，应对有效，综合保障，充分展示近年来卫生应急体系和紧急医学救援能力建设成效。		

续表

区域	镜头	时间	地点	参演力量	行动、对话、动作	解说词（旁白）	备注	备注2
						卫生应急体系建设是我国新时代卫生健康事业的重要内容之一，是健康中国的重要组成部分。习近平总书记在中央政治局常委会会议上对健全国家应急管理体系提出明确要求，要学深学透、切实抓好贯彻落实。一要坚决做到"两个维护"。各级应急管理部门要坚决服从党中央统一指挥、统一协调、统一调度，守土有责、守土担责、守土尽责，以实际行动和实际成效做到"两个维护"。二要切实提高认知能力、防范化解重大安全风险是应急管理部门的重要职责使命。卫生应急人将继续为保护人民群众生命健康安全殚精竭虑，为我国社会经济持续发展保驾护航！		

（王婉婷　佘海放）

附录7　××年模拟地震灾难卫生应急联合演练执行脚本

(×月×日,演练现场合计××分钟)

区域	镜头	时间	地点	参演力量	行动、对话、动作	解说词(旁白)	备注
	录播	×分钟	主席台	无	【播放录播视频(×分钟)】 地震发生后山体崩塌,河流被山体截留,桥梁道路断裂,房屋摇晃倒塌和电力等基础设施受损的画面。	【播音员】 (地震画面)20××年6月中旬,著名的旅游胜地×××发生6.0级地震,震源深度10km。震中位于山区,交通不畅,×省地处山区的A市距离震中约20km,受灾最为严重,房屋倒塌,供气、电力等基础设施遭到严重损坏,大量人员伤亡、失踪。 B、C市分别距离震中55km、130km,受到不同程度房屋倒塌和人员伤亡。	
		×分钟		国家卫生健康委主任,省卫生健康委主任,市卫生健康委主任	【视频播放】 1. A市医疗卫生机构受地震影响严重受损,医疗设施严重受损画面(无力诊治患者);A市重要交通道路、桥梁中断画面。 2. A市、B市卫生健委向×省卫生健康委电话报告当地地震灾情和预估伤亡人数、省卫生健康委向国家卫生健康委报告画面。 3. 当地医疗机构和人员救治伤员画面。	【播音员】×省卫生健康委连续接到多地卫生健康部门的灾情报告。其中,A市的医疗机构受损已经不能开展医疗卫生服务,仅有一条地面通道可通往B市。B市医疗机构受地震影响较轻,部分医疗功能受损。C市医疗卫生机构的医疗功能完整。当地医疗卫生人员迅速开展伤员现场救治等卫生应急工作,而伤病员数量在不断增加,急需医疗卫生力量支援!	

镜头	时间	地点	参演力量	行动、对话、动作	解说词（旁白）	备注
录播	×分钟			【播放录播视频】视频内容： 1. ××省卫生健康委成立由省主要负责同志任组长的抗震救灾卫生应急领导小组，成员会商画面。 2. ××省卫生应急救援队伍整装待发画面。 3. ××省卫生健康委副主任、应急办主任赶赴现场画面。	【播音员】灾害发生后，××省迅速启动救灾Ⅱ级响应。按照省委、省政府统一部署，××省卫生健康委启动卫生应急响应，成立抗震救灾卫生应急领导小组，组织开展全省地震紧急医学救援工作；调派省级卫生应急支援各灾区；同时派出一名副主任带领工作组赶赴受灾严重的A市成立卫生应急现场指挥部。	
				【播放录播视频】视频内容： 1. ××省卫生健康委主任与A、B、C三市卫生健康委主任电话沟通视频会商画面。 2. ××大学附属医院国家级紧急救援基地做好应急救援准备画面。 3. ××省卫生健康委主任将情况汇报××省应急指挥部，请求协调省军区空军基地协助救援。	【播音员】由于多地受灾、灾情严重，灾区内医疗卫生力量严重不足。××省卫生应急队伍立即部署全省的37支卫生应急队伍做好增援准备，××大学附属医院国家级空军区空军基地协同救援。	
录播	×分钟	国家卫生健康委应急指挥中心	录播	【播放录播视频】视频内容： 1. ××省卫生健康委向国家卫生健康委应急办汇报的电话画面。 2. 国家卫生健康委应急办公室组织视频会议商讨、研判和指挥决策（指挥大厅）画面。	【播音员】与此同时，××省卫生健康委向国家卫生健康委报告灾情及救灾工作情况，申请派国家卫生应急力量给予支援。经请示国家卫生健康委领导同意，国家卫生健康委卫生应急办公室就近就××大学附属	

续表

区域	镜头	时间	地点	参演力量	行动、对话、动作	解说词(旁白)	备注
						医院国际应急医疗队迅速集结出发，紧急赶赴灾区驰援。同时，派出卫生应急专家组赶赴灾区，协调指导工作。领国家医疗卫生专家组赶赴灾区带一方有难，八方支援，×省周边兄弟省份的其他国家卫生应急队伍也积极请战，并按照国家卫生健康委指令做好准备，随时待命。	
A区	现场	×分钟	现场指挥部(信息化指挥车或指挥帐篷)	现场指挥官(省卫生健康委副主任)、通讯人员	现场指挥官持卫星电话："报告××同志(省应急指挥部副主任)，现场指挥部成立，请指示。"画外音："好，请立即组织开展伤员救治工作。"现场指挥官持卫星电话："是。"现场指挥官持卫星电话："A市地面交通不畅，请求启动空中医疗救援。"画外音："同意启动空中医疗救援，后方立即布置。"	[播音员]已经赶到灾区的省卫生健康委副主任在现场组织成立了救灾卫生应急指挥部，并受命担任现场指挥官。	
A区	现场	×分钟	院前急救区	现场急救队伍、模拟伤员、转运救护员、护车、航空救援队	播放地震现场伤员(经过特效伤情化妆)分布的布置场景。来自C市的院前救援队伍按顺序入场。	灾情就是命令，救援刻不容缓。接到现场指挥部指令后，各级受命前往灾区的院前急救队伍一路疾驰，陆续赶到灾区。	
		×分钟			C市医疗队首先到达现场，指挥员迅速跑向现场指挥部报道。C市医疗队指挥员："报告现场指挥部，院前急救队伍奉命到达，请指示。"现场指挥部："请迅速到达重灾区×镇评估救援	同期声。	

续表

区域	镜头	时间	地点	参演力量	行动、对话、动作	解说词（旁白）	备注
					环境是否安全，对现场伤员进行检伤分类和紧急救治。 C市医疗队指挥员："是。"		
					D市医疗队随后赶到现场，指挥员迅速跑向现场指挥部，领受任务。 D市医疗队指挥员："报告现场指挥部，D市医疗应急队奉命到达，请指示。" 现场指挥部："请迅速对重灾区×镇对现场进行评估和建立医疗分区，配合C市医疗队进行救治，准备转送。" D市医疗队指挥员："是。"	同期声。	
		×分钟			1. 检伤分类挂牌　C队医务人员按照START检伤分类法（行动→呼吸→循环→意识）对伤员进行评估，并佩戴检伤分类卡。 2. 现场医疗分区　随后赶到现场的D队医疗队，建立救治分区（在空旷平坦area位置铺分区地毯/树立红区、黄区、绿区、黑区的标识牌）。	播音员：最先到达的急救队员立刻用START检伤分类法，对现场大批伤员进行初步检伤，按照能否走动和呼吸、循环、意识等状况进行判断、分类。重伤挂红牌，第一优先救治，中度伤挂黄牌，轻伤挂绿牌。死亡挂黑牌。后续到达的急救队员按检伤结果的优先顺序，分区域开展现场急救工作，并及时转运后送伤员，最大限度地提高生存率、减轻致残。（解说40秒）	
A区		×分钟			[11号伤员] 58岁，男性，神志清楚，诉颈部疼痛，双下肢活动障碍，无开放性伤口，呼吸30次/分，脉搏125次/分，血压125/80mmHg。急救队员用颈围托，脊柱板为一名颈椎损伤的危重患者进行固定，搬运、救治过程中通过标准手法锁定头颈部，进行轴式翻身等操作，以避免移动对患者造成二次脊髓损伤。	[播音员]急救队员用标准颈围托、脊柱板为一名颈椎损伤的危重患者进行固定，搬运、救治过程中通过标准手法锁定头颈部，进行轴式翻身等操作，以避免移动对患者造成二次脊髓损伤。	

续表

区域镜头	时间	地点	参演力量	行动、对话、动作	解说词（旁白）	备注
				[5号伤员] 40岁，男性，神志清楚，双侧大腿开放性骨折，BP: 80/50mmHg，P: 110次/分，RR: 40次/分，毛细血管充盈时间>5秒。	[播音员] 急救队员使用止血带为患者进行现场紧急止血，同时使用敷料、绷带、夹板为患者进行止血包扎固定，通过现场的止血包扎固定，患者失血得到控制，一般情况趋于稳定，然后转送到红区。	
				[18号伤员] 70岁，女性，神志清楚，颌面部肿胀畸形出血，口鼻内大量血性分泌物，呼吸40次/分，血压102/62mmHg，心率135次/分。1名颌面多发损伤，气道梗阻的伤员，气道梗阻若不积极处理，可能会致命。急救队员紧急评估后立即在现场进行紧急环甲膜穿刺，确保患者呼吸顺畅后转往红区进一步处理。	[播音员] 我们现在看到的是一名颌面多发损伤，气道梗阻的伤员，气道梗阻若不积极处理，可能会致命。急救队员紧急评估后立即在现场进行紧急环甲膜穿刺，确保患者呼吸顺畅后转往红区进一步处理。	
				[屏幕显示] 红区处置展示 [9号伤员] 50岁，女性，神志清楚，胸腹部外伤，诉胸痛、腹痛，未见开放性伤口，呼吸22次/分，颈动脉搏动110次/分，脉搏95次/分。急救队员立即为其建立静脉双通道补液，进行液体复苏，同时采用便携式床旁彩超筛查，发现腹腔游离积液，怀疑腹腔实质性脏器损伤，需要转入医疗机构进行紧急损伤控制性手术。	[播音员] 在红区，急救队员分别对红标危重患者进行抢救治疗。急救队员立即为其建立静脉双通道补液，进行液体复苏，同时采用便携式床旁彩超筛查，发现腹腔游离积液，怀疑腹腔实质性脏器损伤，需要转入医疗机构进行紧急损伤控制性手术。	
				[15号伤员] 31岁，男性，神志模糊，双下肢挤压伤，大片淤青，活动障碍，BP: 102/62mmHg，P: 105次/分，RR: 24次/分。		

续表

区域	镜头	时间	地点	参演力量	行动、对话、动作	解说词（旁白）	备注
					急救员对伤员建立静脉通道，体格检查发现双下肢大片瘀青肿胀，立即进行快速血气分析，发现患者存在严重的酸中毒和高钾血症，考虑诊断为挤压综合征，急性肾功能衰竭，高钾血症。立即给予比例糖水、碳酸氢钠等降钾措施，患肢近端加压包扎防止坏死代谢物快速进入循环。挤压综合征是地震伤员常见的致死原因，需要尽快转入医疗机构进行血液净化治疗。 [16伤员] 65 岁，男性，神志清楚，右侧胸痛剧烈，右侧胸廓呼吸动度减弱，右胸叩诊音增强，颈静脉怒张，气管左偏，毛细血管充盈时间正常。 [操作＋播音员] 急救队员经过便携式超声检查考虑患伤员存在右侧血气胸，立即进行右侧胸腔闭式引流。经过闭式引流后患者情况稳定，转入黄区待下一步转运。 [屏幕显示] 黄区和绿区现场急救处置 [操作] 其余急救队员分别在黄区、绿区紧张有序地对中度伤和轻伤患者进行现场救治。（各自急救操作演练） [屏幕显示] 转运流程 D市医疗队指挥员向现场指挥部汇报情况。 D市医疗队指挥员："汇报指挥部，现场发现伤亡人员30名，其中红标伤员10名，黄标伤员3名，绿标伤员10名，现场死亡7名，准备按照	[播音员] 急救队员对伤员建立静脉通道，体格检查发现双下肢大片瘀青肿胀，立即进行快速血气分析，发现患者存在严重的酸中毒和高钾血症，考虑诊断为挤压综合征，急性肾功能衰竭，高钾血症。立即给予比例糖水、碳酸氢钠等降钾措施，患肢近端加压包扎防止坏死代谢物快速进入循环。挤压综合征是地震伤员常见的致死原因，需要尽快转入医疗机构进行血液净化治疗。 [播音员] 急救队员经过便携式超声检查考虑患伤员存在右侧血气胸，立即进行右侧胸腔闭式引流。经过闭式引流后患者情况稳定，转入黄区待下一步转运。 其余急救队员分别在黄区、绿区紧张有序地对中度伤和轻伤患者进行现场救治。（各自急救操作演练）	

续表

区域	镜头	时间	地点	参演力量	行动、对话、动作	解说词（旁白）	备注
					伤情分批转运，请指示。" 现场指挥部："同意转运，请评估转运优先级别，将需要紧急手术的患者立即转送到到 B 市医院进行救治。" D 市医疗队指挥员："是。" 现场指挥部："已联系国际医疗队航空医疗小队人员乘坐直升机前往你区，请为需要紧急救治且不适合陆路转运的伤员做好空中转运准备。" D 市医疗队指挥员："是。" 【屏幕显示】成批伤员转运车装载轻伤伤运至后方医疗单位	经过紧张的检伤分类和现场处置，现场医疗队已初步评估确认重灾区 × × 镇的伤员情况，按照现场救援程序对伤员进行有限的紧急处置，评估伤员的转运级别和转运条件，分层分批按序转运。由于地面交通阻断，现场指挥部已向上级申请系统航空医疗救援支持。 【播音员】在绿区又陆续聚集了大批轻伤员，现场指挥部调用了拥有一个轮椅位，2 个担架位，9 个座椅位并配有医疗器械，供聚集轻伤员进行救装置的成批伤员转运车，对聚集轻伤员进行救治和转运，该型车辆适用于群体伤亡现场，大大提高现场转运效率。	
					【屏幕显示】直升机转运场景 直升机降落在临时停机坪，现场医疗队将伤员送上直升机，并向随机医务人员交接伤员情况。直升机起飞送至紧急医疗救援基地。 【屏幕显示】院前院内信息化传输 【屏幕同步传输】车载影音设备系统将伤员的基本信息、伤情描述、心电图、便携超声检查结果同步传输至后方医疗机构。	【播音员】航空救援是灾难紧急医学救援的重要组成部分，直升机航空救援可以快速到达重灾区，将不适合陆路转运的伤员快速地平稳地转运到后方医疗机构避免二次损伤。 【播音员】信息化技术助力突发事件紧急医疗救援，应用 5 G 技术第一时间将伤员心电图等检查信息共享到接收医院，院内专家随时随地对伤员进行会诊，提前介入治疗，实现伤员信息院前院内的高效衔接和及时、有效救治。	

续表

区域	镜头	时间	地点	参演力量	行动、对话、动作	解说词（旁白）	备注
B区	录播	×分钟	移动医院	中国国际应急医疗队（四川）	[视频播放] 中国国际应急医疗队（四川）搭建情况	[播音员] 为让更多的伤病人员能够第一时间在现场得到有效救治，国家卫生健康委调派的中国国际应急医疗队在现场迅速搭建起一座帐篷医院。中国国际应急医疗队（四川）依托四川大学华西医院建设，于2018年5月通过了世界卫生组织认证，成为全国第一支Ⅲ类国际应急医疗队（简称EMT）。	
					[视频播放] 帐篷医院生活、工作保障功能模块画面	[播音员] 帐篷医院可满足最低28天的医疗服务和自给自足需求，包括洁净水、能源照明、食物、通讯、住宿、卫生设施、交通运输、医疗设备耗材及药品供应、消毒灭菌、医疗和生活废物处理等全方位保障。	
	现场	×分钟	天津移动医院	天津市人民医院队员 检查车1~2人 另4名负责手术	[视频播放] EMT救治能力介绍	[播音员] 移动医疗中心（帐篷医院）根据现场地形和医疗救援实际需求，进行科学合理布局，设立了门急诊、病房、药房、化验室、影像检查室和1间独立的手术室、1间麻醉复苏室，能够提供检伤分类、高级生命支持、伤口处理、骨折管理、麻醉、急诊手术治疗、产科急症治疗、儿科急诊治疗、实验室检测、安全输血、基础检查等医疗卫生服务；每天至少可为200名门诊病人、40名住院患者及其家属提供诊疗和生活保障服务，可实施7台大手术和15台小手术。	

续表

区域	镜头	时间	地点	参演力量	行动、对话、动作	解说词（旁白）	备注
					[现场直播] 腹部外伤脾破裂手术	[播音员] 现在正在处理的是 1 名下腹部外伤致脾破裂的伤者，立即进行液体复苏，完善术前血液检查、腹部彩超，快速进行急诊手术。	现场进行手术
					[录制视频播放] 下肢毁损伤伴严重挤压综合征，代谢性酸中毒伴高钾血症，手术室开展截肢及术中血液透析画面。	[播音员] 这是 1 名严重的下肢毁损伤伴重挤压综合征，合并代谢中毒、高钾血症，在进行了内科保守治疗后处理有高血钾的情况，采取现场血液透析纠正内环境紊乱，创造手术救命时机，进行截肢救命手术。在没有移动医院以前，任任由于不能及时开展有效救治而死亡。	剖宫产手术，胸部挤压伤手术提前录制，现场解说
					[录制视频播放] 心理危机干预展示：分别采取集体咨询与个人心理干预方式。	[播音员] 灾难给当地人民造成巨大的生命财产损失，也使身处灾区经历和目睹灾民数悲惨情景的灾区群众遭受巨大心理创伤。紧急医学救援除了应对各复杂类型的生理损伤外，尚需要对伤员及灾民进行早期的心理危机评估与处理。心理专业人员通过交流与沟通，鼓励当事人表达自己的情绪，合理释放情感，建立自信和正确的自我评价，促进同伴之间相互交流、关爱，防止过激行为的发生，降低创伤后应激反应综合征（PTSD）的发生率，帮助伤员和灾民早日回归社会。	
C区				C市医疗机构转运救护车、伤员、C	[录制视频播放] C市医疗机构收治伤员画面	[播音员] 二线医疗机构收治大量基本地或重灾区转运来的伤员，对红标伤员进行损伤控制性手术治疗，医疗资源充足的情况下对黄标伤	

续表

区域	镜头	时间	地点	参演力量	行动、对话、动作	解说词（旁白）	备注
				市医疗机构医务人员		员进行确定性治疗。经过处置后的各类伤员进行二次检伤分流,已初步处理后具备转运的红标伤员转运至区域性医疗中心进行集中救治;黄标、绿标伤员分层分级向其他三线医疗机构分流转运。	
				三线医疗机构(区域性医疗中心)转运救护车、伤员、×省会医疗中心医务人员	[录制视频播放] ××省医疗中心急诊医学科完善接诊危重地震伤员通道(包括消洗区、检伤区、隔离区、抢救区)、重症医学科做好救治危重伤员准备的画面。	[播音员] 区域性医疗或需救治要进行确定性手术治疗或需器官功能支持的危重伤员,按照紧急医学救援"四集中"的原则配置资源。灾难发生后,××省医疗中心立即进行全院动员,调配医疗资源储备,对在院病人进行反向检伤分流,暂停择期手术,开辟地震伤员和普通病患"双轨制"就医通道。	
E区	录播	×分钟			[屏幕显示] 灾后卫生防疫 [录制视频播放] ××省突发急性传染病防控队伍建设情况 [录制视频播放] ××省突发急性传染病防控队伍车辆画面、重点是微生物检测车、理化检测车、现场处置车、防疫消杀车、后勤保障车(应急发电车、炊事车、宿营车)展开,功能演示画面。	[播音员] 伤员救治和心理危机干预工作已经迅速展开,灾后传染病疫情防控也刻不容缓。卫生防疫队伍已经进驻灭灾区全面开展工作。[播音员] ××省突发急性传染病防控队分为指挥会商、采样检测、现场处置、通讯保障等功能模块。由应急指挥车、通讯会商车、样品采集车、微生物检测车、理化检测车、现场处置车、防疫消杀车、应急发电车、炊事车、物资保障车、宿营车等13辆特种作业车组成。配备现场采样箱组、快速检测设备、个体防护装备、办公	

续表

区域	镜头	时间	地点	参演力量	行动、对话、动作	解说词（旁白）	备注
						通信设备等。后勤营地，供电照明等设备一应俱全，可满足现场卫生应急处置需要。	
E区	现场	×分钟	居民安置点场景 演练现场	××省疾控中心，A市疾控中心2人	[现场展示动作]各环节卫生防疫、监督人员同时进入场地准备。2名队员乘沙漠摩托前往车辆不能到达的地区探查。1名队员背负单兵系统绕演练背景墙区域侦查。1名队员操控侦查无人机探查整个演练现场。	[播音员]这次地震灾害受灾区域广，灾区居民安置点生活环境和卫生条件差，饮用水供应中断，传染病防控形势异常严峻，卫生防疫人员抵达灾区后，立即开展现场风险评估，症状监测，饮用水监测消毒，病媒生物监测防制，外环境消毒，防病知识宣传，爱国卫生运动等工作。卫生防疫人员或驾驶沙漠摩托，使用单兵系统，探查车辆不能进入的区域，使用无人机探测危险区域，迅速将事件现场情况回传，报告现场指挥部，为现场指挥者实时了解灾区情况，及时分析识别公共卫生风险，制订完善卫生防疫策略提供依据。	沙漠摩托由A区摄像拍摄
A-E区	现场	×分钟	演练场地	××省疾控2人，群众演员3名	[现场展示]（居民安置点布景）民安置点陆续出现不明原因腹泻患者。卫生防疫人员携带流行病学调查箱行进至居民安置点，对传染病疑似患者进行流行病学调查。	[播音员]在某居民安置点，卫生防疫人员进行主动监测时，发现4名腹泻患者，立即对病人进行隔离治疗，并开展流行病学调查，判定密切接触者，划定疫点，分析污染波及范围，对密切接触者进行隔离观察。	
					第七环节　次生危化品泄漏事故卫生应急处置　时长/分钟		
	录播	×分钟	化工厂布景		[屏幕显示]次生危化品泄漏事故卫生应急处置 [录制视频播放]（化工厂布景）	[播音员]逐渐平静下来的灾区潜藏着更大的风险，新的情况需应急处置。据灾民报告，A市	

区域	镜头	时间	地点	参演力量	行动、对话、动作	解说词（旁白）	备注
					画面1：黄绿色液氯泄漏和喷溅出黄绿色气体升腾画面，化工园区内事故现场相关画面。画面2：国家中毒应急处置队伍行进画面。	某化工厂化学品储存罐因地震致倾倒，不明黄色烟雾自罐体溢出，并朝下风向扩散。A市无专业的危化品事故卫生应急处置队伍，现场指挥部立即报告×省卫生应急指挥部。指挥部立即派遣×省疾控中心筹建的国家中毒事件应急处置队伍到现场进行勘察处理。	
F区	现场	×分钟	化工厂布景	××省疾控中心中毒事件处置队2人	【现场展示一】画面1：队伍车辆顺序驶入中毒演练区。演练人员各自就位，在相应工作区域内进行准备工作。画面2：队长向现场指挥部报告。队长："报告现场总指挥，省中毒处置队集结完毕，请指示。"现场总指挥："立即开展中毒现场处置！"队长："是！"	【播音员】突发中毒事件处置队是高度专业化的队伍，在危化品事故现场承担样品采集、毒物快速检测、人群健康危害评估，毒员去污消和现场紧急救治等任务。	
F区	现场	×分钟	化工厂布景	××省疾控中心中毒事件处置队2人	【现场展示二】（化工厂布景）画面1：队员设备调试。画面2：队员操控无人机起飞，进入热区侦测毒物，同步接收侦查数据。画面3：现场侦查画面。远拍飞行器飞行、拍摄屏幕显示检测数据。	【播音员】两名队员穿戴C级防护装备，携带智能应急监测飞行器，在安全区域，遥控无人机开展现场毒物监测。该设备由无人机、直读式毒物测定仪器和传输模块构成，能直接将实时测定结果显示在操控端屏幕上，通过遥控方式深入事故现场，减少人员进入热区造成伤害的风险。无人机这次搭载了摄像头和包含氯气在内的多种气体检测模块，图像和检测结果通过无线网络实时显示，为防护措施采取、风险评估、隔离疏散和患者救治等应急措施提供数据支持。	飞行器屏幕显示内容提前录制，现场解说

续表

区域	镜头	时间	地点	参演力量	行动、对话、动作	解说词（旁白）	备注
						回传图像和数据显示泄漏现场上空主要有害成分为氯气，从回传图像看到事故现场还有部分人员昏倒在地。泄漏核心区上空10米现场检测，氯气、挥发性有机物、一氧化碳严重超标。	
F区	现场	×分钟	化工厂布景	××省疾控中心中毒处置队2人	【现场展示三】（化工厂布景）画面1：工作人员进入热区，特写穿戴A级防护服。（动作：两名队员身着A级防护，手持采样工具，从冷区出发，经温区工作通道进入热区指定区域）画面2：采样人员使用采设备采集空气。【现场展示三】（化工厂布景）（动作：架设采样装备，开始进行空气采样）画面3：采样工作结束，离开工作区域。（动作：采样结束后，整理采样设备，经温区工作通道、离开工作区域，进入个人洗消）画面4：工作人员洗消。（动作：洗消点工作人员身着C级防护服，佩戴过滤式空气呼吸器，为采样人员洗消）	【播音员】2名穿戴A级个体防护的队员进入事故核心区开展现场样本采集工作。A级个体防护由气密性防护服、携气式空气呼吸器和气体报警器构成，是危化品事故处置最高等级个体防护。队员使用空气采样泵，用吸收液采法采集现场空气样本供实验室分析。在洗消区，两名队员穿着C级个体防护装备，协助从事故核心区撤出的两名采样人员进行洗消 采样工具等所有进入现场物品进行洗消并脱除防护装备。	
F区	现场	×分钟	指挥帐篷内	××省疾控中心中毒事件处置队2人（队员服装）	【现场展示四】（指挥帐篷内）画面1：特写两台电脑屏幕上分别显示"毒物数据库"和"突发中毒事件卫生应急信息平台"结果。（动作：队员电脑查阅"毒物数据库"和"突发中毒事件卫生应急信息平台"）	【播音员】根据现场毒物检测结果和伤情报告，风险评估组结合气象部门报告的风力、风向等综合数据，突发中毒事件应急处置队对该事件进行了风险等级评估并提出处置建议。	

续表

区域	镜头	时间	地点	参演力量	行动、对话、动作	解说词（旁白）	备注
					画面2：中毒事件区域指挥帐篷中5人风险评估进行研讨。（动作：组员间进行讨论）		
F区	现场	×分钟	指挥帐篷内	××省疾控中心中毒事件处置队2人（队员服装）	【现场展示】 评估员1：测定现场主要毒物为氯气，查询毒物数据库，现场氯气浓度已超过立即致死浓度，短时间内可引起以呼吸系统损害为主的全身性疾病，液态氯还会引起皮肤黏膜化学性烧灼伤。 评估员2：本次事故现场溢出的液氯浓度高，泄漏量大，并且已有10名工人伤亡，现场毒物危害健康风险等级高。 评估员3：建议重症患者立即送往中毒处置定点医院进行救治。 画面3：队长汇报。 队长："报告指挥部！经评估，我队建议： 1. 泄漏物为气态毒物在空气中飘散，迅速组织和引导村民和厂区工人转移至上风向3公里外空旷处； 2. 此化工厂存有大量强酸和强碱性物质，事故工人身体受到有毒液体污染，需立即开展检伤分类，并对伤员进行皮肤黏膜洗消，清除毒物后尽快转诊； 3. 持续监测现场毒物危害环境直至全部人员撤离。报告完毕！ 【指挥部】指挥部收到，请中毒处置队立即严格按规程对身体受到污染的人员进行洗消处置！	【播音员】突发中毒事件处置队队长将现场快速风险评估结果向现场指挥部进行报告。	

续表

区域	镜头	时间	地点	参演力量	行动、对话、动作	解说词（旁白）	备注
F区	现场	×分钟	中毒处置现场检伤分类区	中毒事件处置队3人	[屏幕显示]现场洗消 [现场展示]（中毒处置现场检伤分类区）画面1: 自助洗消帐篷。{动作: 在消防员指导下，绿标轻伤员（群众演员，有咳嗽、皮肤灼伤等）进入自主洗消帐篷洗消。}画面2: 重伤员洗消。{动作1: 4名消防员用担架将检伤后的重伤员清除（人体模型）抬入伤员洗消帐篷进行消除，包括保存贵重物品、脱除污染衣物、毒物表面吸附。}（动作2: 6个部位皮肤洗消。）（动作3: 清洁区洗消检查、保温，移至清洁担架、盖上棉毯保温，送出洗消帐篷。）	[播音员]（画面1）经过快速检伤分类，绿标轻伤员在消防员指导下进入自助洗消帐篷进行洗消。（画面2）重伤员须由医护人员进行洗消，首先在去污区，保存伤员贵重物品、脱除污染衣物、用吸附敷料去除面部、肢体粘附的污染物。重病人洗消要严格按规程进行。洗消帐篷分为3个相互隔离的区域，分别为人员去污物去除区、清洗区和洁净穿衣区，以及人、物2个通道，以确保污染不会带到现场洗消污水由专用容器收集。（动作3）医护人员将伤员移交到清洁区，通过救护车转运至医院进一步救治。	
	录播	1分钟35秒		抗震救灾卫生应急领导小组组长、观摩领导	[屏幕显示]外界卫生应急力量撤离 [录播视频播放]重灾区临时医疗机构重建完成，移动医院分流转诊完毕。	[播音员]面对突如其来的巨大灾难，在各级党委、政府的坚强领导下，全省卫生应急力量的通力合作下，各项救灾工作有力、有序、有效开展。××省A市，B市，C市的医疗卫生机构收治伤员及力和工作秩序快速恢复，移动医院收治伤员及时转送当地医院继续救治。A市液氯泄漏事故现场处置工作结束。经××省卫生健康委请示国家卫生健康委同意，救灾卫生应急现场指挥部安排各支卫生应急队伍与当地做好工作交接后有序撤离。	

续表

区域	镜头	时间	地点	参演力量	行动、对话、动作	解说词(旁白)	备注
					【屏幕显示】本次紧急医学救援相关数据展示："应急响应阶段，在××省A市、B市、C市灾区，现场医疗救援队收治伤员×××名；国家卫生应急队伍建立的一个移动医院累计诊治××××名伤病员，收住院××人，开展各种手术××台，心理专业人员累计开展心理咨询和辅导××余人次，对22人进行了心理危机干预。突发急性传染病防控救援队采集检测水样、土样等各种样本××份，开展环境消杀××万余平方米，发放防病宣传资料×万余份；突发中毒事件处置救援队采集中毒危险区空气、水样标本××份，消洗受污染伤员××例，群众××例。" 抗震救灾卫生应急领导小组组长：汇报上级领导，本次地震灾难卫生应急演练完毕。 上级观摩领导：本次救灾卫生应急工作，快速反应，有效应对，指挥协调，综合保障，充分体现了近年来卫生应急体系和能力建设成效。卫生应急人将继续弘扬"敬佑生命、救死扶伤、甘于奉献、大爱无疆"的崇高精神，保护人民群众生命健康安全！		

（唐时元　张建娜）

附录 8　×× 医院群体性食物中毒卫生应急演练执行脚本

（×× 版）

第一场　信息接报、报送及应急响应

画面	备注 / 说明	考核重点	参考 / 要求
			信息接收和上报演练
【视频播放】 × 年 × 月 × 日 13：00 ×× 市 ×× 学校发生一起食物中毒事故，满地都是呕吐物，各种呻吟，恐慌。现场一片慌乱，学校立即启动相关应急预案，开始互助自救治，并向 120 急救中心求助。		【考核重点】 1. 接线员接电话是否及时，信息传递是否准确？ 2. 逐级汇报流程是否正确？ 3. 紧急状态下医务部调配的应急预案与处理流程落实是否符合要求？ 4. 救护车反应时间是否达标？	【参考 / 要求对话】 120 急救中心："您好，这里是 120 急救中心，请讲。" 某学校医务室："您好，我是 ×× 学校医务室，我在 ×× 路 ×× 号，我校有一批学生可能食物中毒了，一共 120 名学生，半个多小时前吃了中午饭后都出现恶心、呕吐、腹痛、腹泻等症状，其中 10 名学生比较危重，已经出现嘴唇发紫、全身发抖、神志不清的症状。请快派急救医生和救护车来。" 120 急救中心："好的，请维持好现场秩序，保留可疑中毒食品和患者呕吐物以便下一步鉴定工作，我们立即调派急救人员前往，请你们在校门口接应，请保持电话通畅。" 某学校医务室："好的。"
	【说明】 120 急救中心立即通知离学校最近的 ×× 医院的急诊科，立即调派 2 辆救护车和急救人员前往现场进行急救，同时完成向市卫生健康委的首报工作。		市卫生健康委："您好，这里是 ×× 市卫健委应急办，请讲。" 120 急救中心："您好，刚接在 ×× 路 ×× 号 ×× 学校医务室电话，该校约有 120 名学生可能发生食物中毒，症状均以恶心、呕吐、腹痛、腹泻为主，全身发抖、神志不清的症状，其中 10 名学生比较危重，已经出现嘴唇发紫，我们现已调派 ×× 医院两台救护车和急救人员前往现场，请指示。" 市卫生健康委："好的，收到。我已做好相关记录。请现场急救人员立即开展抢救工作，并做好现场勘测，请你们做好续报工作，我们会酌情上报省卫生健康委应急办。立即调派市疾控人员前往现场。" 120 急救中心："好的，收到。"

第二场　院前急救

[考核规则]
1. 现场进行实战演练，每个演练区域设有考核官进行急救实际操作评分考核
2. 提问考核，每个急救过程完成后采取完成急救人员随机抽签人员采取回答形式来回答指定问题

画面	备注/说明	考核重点	参考/要求
		第一部分　现场演练	
[模拟现场情况] 现场有32位模拟中毒患者（代替背景现场的约120名患者），其中重症患者2名（代替背景现场的10名重症患者）	[事件背景] ×年×月×日13:00 ××市××学校发生一起食物中毒事故，上报约120名中毒患者，报约120名患者，120急救中心接到求助电话后立即派离距离事发地点最近的××医院的2辆救护车和急救人员已到达现场，现场一片慌乱，学校已开展互助互救，市疾控人员已到位。	[考核重点] 1. 现场指挥体系和职责。 现场指挥官：总体指挥安排是否合理？信息收集是否完整？信息收集和上报是否准确？要求增援是否及时？是否有考虑急救物资的不足？是否有涉及预警信息的上报和预防隔离（传染病可能）？ 救护车现场指挥负责人：车辆安置是否合理？转运患者是否及时？是否服从现场指挥官的指令？ 医护急救人员：检伤分类方法流程，现场针对食物中毒的急救处置技术的考核；现场针对可发生的次生灾害的急救考核。 疾控救援人员：样本的采集方法是什么？样本预留和送检的方法是什么？是否有预警并提出建议和信息的上报？ 2. 增员急救人员到达现场后的组织调度。 现场指挥官：是否合理安排了增援力量？上级指挥官到现场是否能顺利交接工作？ 救护车现场指挥负责人：是否能有序安排救护车？ 增援医护急救人员：是否听从指挥官的安排？专业急救技术？ 3. 患者的转运流程。转运流程是否顺畅？转运患者人数？是否有转运信息登记？ 4. 撤离工作。是否有及时和校方核实人数？是否有翔实的信息登记？是否有及时上报信息和提请应急响应的终止？ 5. 信息发布。是否遵循了《省突发公共事件新闻发布应急预案》的有关规定。	[现场组织体系与分工] 最先到达现场的两辆救护车及市疾控人员到达现场后立即自行开展急救工作（无提示，自行完成）。

续表

第二部分　答题考核

画面	参考/要求
	[考核内容]（仅供参考/要求） 一、现场的抢救指挥原则是什么？ 二、检伤分类的方法是什么？ 三、食物中毒的现场救治原则是什么？ 四、现场转运的原则是什么？

第三场　院内医疗工作的开展演练

第一部分　急诊科信息的接收和上报

画面	备注/说明	考核重点	参考/要求
[现场场景] 急诊科主任立即上报院应急办/医务科，院应急办/医务科上报分管副院长，最后上报给院长。院长立即成立重大群体性食物中毒救治指挥小组，启动《群体性食物中毒突发事件院内救治应急预案》，详见流程附件一。	说明： 现场场景为要求自行演练的流程	[考核重点]信息的接收和上报的准确性。	[对话展示] 急诊科接线员："××主任，××××××学校有120名学生疑似食物中毒其中10名学生情况比较危重。需要调派医院前急救队伍赶往现场急救，并做好接收准备。" 急诊科主任："收到，立即通知救护车，通知救援医疗队，带齐急救物品随车出发。" 急诊科接线员："收到。"

第二部分　院内应急响应

医疗响应

画面	备注/说明	考核重点	参考/要求
		【考核重点】 1. 急诊科的准备工作。 2. 各相关科室的准备工作。 3. 人员协调准备。	【演练要求】 各相关科室演练接到医务科通知后，立即自行开展工作，演练考核人员会在针对各科室展开的应急响应工作作出点评和讨论。

【模拟背景情况】再次接到120指挥中心电话，告知10分钟后将有32名中毒患者（其中危重症×名）转送入××院，要求做好接诊准备。

场景一　增援人员快速到位　迅速分工

画面	备注/说明	考核重点	参考/要求
【现场演练】消化内科、肾内科、ICU、心内科、呼吸科、感染科、肝病内科、中医科。接到医务科电话通知后，立即各科室抽调医生1人，儿科抽调3人，共11人，10分钟内到达急诊科。 各专科增援人员全部到场后，立即分成10个紧急抢救小组在急诊科严阵以待。	【说明】 自行组织完成演练内容	【考核重点】 1. 多科协作能力的考核。 2. 各增援科室医生到达时间是否及时？增援医师资质是否符合要求？ 3. 迅速分组能力的考核。 4. 增援科室的参与度考核。	人员分布：一号组成员为预检分诊组（抢救室当班医生5人），由急诊科主任、护士长负责指挥。 其余九个抢救小组进行区域划分： 红区：由二、三、四号组成员负责（急诊科2人，消化内科、ICU）由医务处负责统一指挥； 黄区：由五、六、七号组成员负责（急诊科1人、呼吸科、肝病内科、感染科）由应急办负责统一指挥； 绿区：由八、九、十号组成员负责（急诊科内科诊室医生、心内科、肾内科、中医科），由护理部负责人员负责，接至儿科治疗；6名儿童由儿科医务人员负责，接至儿科治疗。

续表

画面	备注/说明	考核重点	参考/要求
		场景二　预检分诊	
32名患者到达急诊科，120救援人员与急诊科医生完成患者交接工作。	【模拟背景情况】32名患者到达急诊科，120救援人员与急诊科医生完成患者交接工作。演练人员自行完成演练。	【考核重点】 1. 到达后120院前救援人员向急诊科汇报现场情况是否准确、及时？ 2. 急诊科预检分诊能力。	【现场演练】 一号预检分诊组成员，立即对32名不同程度急性食物中毒"患者"进行紧急分诊，为每位患者粘贴上检伤标识。在这32名"患者"中，1、2、3、4号"患者"已经进入昏迷状态，这4名"患者"被粘贴上红色标识，被送入抢救室红色区域；5～12号"患者"出现了不同程度的腹痛、腹泻、呕吐、四肢无力，不能行走，被粘贴上黄色标识，送入黄色区域，还有14名"患者"有着不同程度的腹痛及轻微的呕吐，被贴上蓝色标识，送入蓝区。6名儿童由儿科医务人员负责，接诊至儿科治疗，"患者"多且病情轻重不一，情况紧急，不容乐观。
		场景三　院内急救紧张有序，各科人员配合默契	
分区抢救演练	演练人员自行完成演练	【考核重点】 1. 分区明确，急救有序。 2. 专业到位。 (1)医务人员是否掌握食物中毒诊断要点？ (2)医生是否掌握食物中毒抢救及救治原则？救治流程是否合理？操作是否熟练？	【现场演练】 红色区域(抢救室内)：1、2、3、4号患者全部得到安善有效的处理，在对应医务人员的抢救、协作下，各项治疗措施有序地进行着…… 黄色区域(抢救室内)：8名患者，立即给予补液、留取呕吐物的标本等后，需住院治疗者则送住院部住院治疗。

续表

画面	备注/说明	考核重点	参考/要求
		3. 配合到位。 4. 转运到位。 5. 各科室接收交接明确。	蓝色区域(留观室内):14名患者,完善相关检查后,除个别需要住院的,其余全部留在观察室治疗观察;6名儿童由儿科医务人员负责,接诊至儿科治疗。

场景四　样品采集与送检

画面	备注/说明	考核重点	参考/要求
样品采集与送检演练	医务部立即向市疾控中心汇报群体性急性食物中毒的详细情况,等待下一步指示。如明确中毒原因后立即按《食物中毒诊断标准及技术处理原则》指导开展治疗。演练人员自行完成演练。	【考核重点】 1. 留取标本的方法。 2. 收集标本的方法。 3. 患者信息登记的标准。	【演练内容】 1. 院感科、预防保健科做好吐泻标本留样,采集中毒患者的呕吐物、排泄物、洗胃液、中毒病人发病期与恢复期双份血清。 2. 所采集的样品在冷藏条件下,4小时内送达化验室。 3. 患者情况登记工作。

第四场　演练结束

流程

一、点评:考核官对考核环节进行点评
二、讨论:针对演练各环节进行讨论
三、总结:针对演练各环节进行总结
四、结束
院长:"首先,祝贺今天应急演练取得圆满成功!
其次,通过演练检验了《省突发公共卫生事件医疗卫生应急救援预案》《省突发群体食物中毒应急救援预案》《群体性食物中毒突发事件院内救治应急预案》的实用性和可操作性,锻炼了队伍,提高了处置突发事故的能力,圆满完成了预定演练任务。各演练单位及人员精心准备,密切配合,达到演练预期效果,我宣布重大群体性急性食物中毒应急救援应急救援到此结束。"

(颜时娥　黄　婕)

附录 9　××年模拟重大交通事故航空紧急医学救援卫生应急演练执行脚本

（××月×日，演练现场合计××分钟）

区域	镜头	时间	地点	参演力量	行动、对话、动作	解说词（旁白）	备注	备注 2
					第一环节　事故报告与先期处置　时长/分钟			
	录播	×分钟	××高速	群众演员	播放事故现场情景的剪辑视频（黎明，高速公路车流，事故现场，隔离带毁损，连环追尾，人员奔逃，交通受阻等画面）	主持人：(重大交通事故画面) ××××年××月××日 5 时 50 分，××××高速北往南×千米路段，传来一声巨响，打破了黎明的宁静。一辆满载货物的大型半挂车突然失控，撞破隔离带，与对向车道迎面而来的一辆满载乘客的大客车相撞。在巨大惯性作用下，两车翻滚侧翻，后续车辆刹车不及，导致现场多车连环追尾，尖锐的刹车声、人员的哭叫声混为一团，大量人员受伤，双向交通受阻。		
		×分钟		高速交警支队、高速路政、119、120	1. 值班高速交警到达现场，电话呼叫救援，并报告上级现场情况。维持现场秩序，通知路政、清障，养护等部门赶赴现场，进行事故处理。 2. 警车、路政车、消防车、救护车行进的画面。	主持人：高速交警接警后，立即奔赴现场，初步查勘，事故严重，伤亡人数较多，立即呼叫警力支援，同时呼叫 119、120。（根据画面内容停顿）		
		×分钟		县卫健局长、市卫健委主任、省卫健委主任	3. 现场一片混乱的画面。 4. 县卫健局向市卫生健康委电话报告，市卫生健康委向省卫生健康委报告画面。 5. 当地医疗机构和人员救治伤员画面。	（续接）××市卫生健康委接到××市卫生健康部门的事故报告。当地医疗急救人员已迅速奔赴现场开展伤员救治等卫生应急工作，而伤病员数量较多，急需医疗卫生力量支援！		

第二环节　卫生应急响应　时长/分钟

区域	镜头	时间	地点	参演力量	行动、对话、动作	解说词（旁白）	备注	备注2
	录播	×分钟			1. ××省卫生健康委画面：省卫生健康委成立由委主要负责同志任组长的事故救援卫生应急领导小组，成员会商画面。 2. ××省各支医疗救援队伍行进画面。 3. ××省卫生健康委副主任赶赴现场画面。	主持人：事故发生后，××省迅速启动重大交通事故救援Ⅱ级响应。按照省委、省政府统一部署，××省卫生健康委启动卫生应急响应，启动紧急医学救援卫生应急领导小组，组织开展事故紧急医学救援工作；调派省级卫生应急队伍支援；同时派出一名副主任带领工作组赶赴现场成立紧急医学救援现场指挥部。		
			××省卫生健康委紧急医学救援指挥中心		1. 省卫生健康委主任远程指挥当地卫生健康委主任及各市卫生健康委视频画面。 2. ××省创伤专家组、邻近市及各支院前、心理救援队伍集结、行进画面。	主持人：由于伤员较多、事故严重、县内医疗卫生力量严重不足。××省卫生健康委立即启动卫生应急协作机制，指示××市及邻近各市卫生健康委，迅速组织各市级救援队伍，派出院前急救、创伤急救和心理救治各市多支卫生应急力量，驰援××县。		

第三环节　现场医疗急救　时长/分钟

区域	镜头	时间	地点	参演力量	行动、对话、动作	解说词（旁白）	备注	备注2
A区	录播	×分钟	事故现场	当地120院前急救车队、县人民医院救护车	1. 播放灾害现场伤员横躺竖卧的场景。 2. 播放1号车指挥员与交警及消防现场指挥员沟通交流画面。	主持人：最先到达现场的是1号当地120院前急救车队和2号县人民医院救护车，按照演练惯例1号车将成为临时指挥车，车内救援人员，迅速建立医疗临时指挥所，划分安全区域，随车指挥员××××××医生立即与现场消防、		

续表

区域	镜头	时间	地点	参演力量	行动、对话、动作	解说词（旁白）	备注	备注2
现场					3. 现场临时医疗指挥长："同志们，我们现在开始对伤患进行检伤分类，请1号车医生××负责安排检伤各区设置，××负责各救护车停泊位置及行进路线，驾驶员负责在救护车集结区负责救护车的停放。××护士请协助医生对现场患进行分区，余下救护人员请立即对伤患进行检伤分类，并上报伤员情况，××请引导绿区伤员到达绿区，并对绿色伤员区对伤者进行监护"。 1，2号车人员："是。" 4. 院前急救车辆按顺序入场。	交警等临时救援指挥中心进行沟通，并担任临时现场总指挥官，立即开始对1、2号救护车上医护人员进行工作分配。 急救队员立刻用START检伤分类法，对现场大批伤员进行初步检伤，按照能否走动，呼吸、循环、意识等状况进行判断，分类，重伤伤员第一优先救治，中度伤挂黄牌、轻伤伤挂绿牌，死亡挂黑牌。 后续到达的急救队员按检伤结果和优先顺序，分区域开展现场急救工作，并及时转运后送伤员，最大限度地提高生存率，减轻伤残。下面将向大家展示的是现场检伤分类。		

续表

区域	镜头	时间	地点	参演力量	行动、对话、动作	解说词（旁白）	备注	备注2
A区	现场		现场检伤分类区		现场临时医疗指挥长（面向伤员）："我是120急救中心张医生，请大家保持镇定，不要慌张，服从安排，听从我的指挥。现在请大家听我的指挥，凡是能自行走动的，请马上走到我的左手边。" 【动作场景】25名伤员立即到左手边，均可步行，互相搀扶、跛行，护士上前给伤员挂绿牌，并搀扶一名右前臂受伤的伤员，边安慰、边引导至绿区，并对绿区伤者进行监护。 （25名绿区伤员分别为：08~32号伤员） 现场临时医疗指挥长（面向伤员）："凡是能听见我说话的，请马上举手示意或高声回答，能听见我说话吗?" 【动作场景】5名伤员挥手或者高声回答，剩余4名伤员没有反应。 现场临时医疗指挥长（面向伤员）："请××医生、××护士开始检伤分类并转至黄区。" 现场临时医疗指挥长（面向救援人员）："请余下的救援队员继续检伤分类并协助将重症伤员转至红区或黑区。"	主持人：START检伤分类法是目前在重大突发事件时常用的一种方法，是英语语单词Simple简单 Triage检伤分类 And和 Rapid快速 Treatment治疗的首字母，以呼吸状况、循环状况和意识状况来快速评估病患。		

续表

区域	镜头	时间	地点	参演力量	行动、对话、动作	解说词（旁白）	备注	备注2
						具体操作方式是：第一步将可自行移动或轻伤之伤员集中在指定地点并贴上绿色牌子，带至绿区第三步优先；第二步评估呼吸，开放气道后仍无呼吸而死亡者系上黑色牌子死亡，呼吸道阻塞或呼吸每分钟少于30次者系上红色牌子第一优先并立即开放气道。呼吸每分钟大于30次或小于6次者进入第三步评估。第三步评估呼吸。无循环。无脉搏或桡动脉微弱末梢血流回充时间大于2秒者系上红色牌子第一优先。末梢血流回充时间小于2秒者有脉搏者进入第四步评估。第四步评估意识。不能听指令者系上红色牌子（第一优先）。反之则可听从简单指令者系上黄色牌子（第二优先）。在事故现场与医院急诊处检伤处理优先级最大的不同是在现场以无生命征象者为处理优先级而事故现场则不是。但不管是何种检伤方式，皆是希望通过检伤分类将有限的医疗人力、物力资源得到最有效地运用使伤患能得到最快速得到所需的治疗。		
A区	现场	×分钟	现场检伤分类区	现场指挥长、通讯员	1. 指挥长车进入现场，建立现场指挥部（××省卫生健康委视频会商车） 2. 现场指挥长持视频对讲机 "报告××同志，现场指挥部成立，请指示。" 3. 画外音 "好，请立即与临时指挥官××同志做好交接，并迅速组织开展伤员救治工作。" 4. 现场指挥长 "是。"	主持人：已经赶到事故现场的××省卫生健康委副主任××，立即在现场成立了紧急医学救援应急指挥部，接替当地临时指挥部，并受命担任现场指挥长。		

续表

区域	镜头	时间	地点	参演力量	行动、对话、动作	解说词（旁白）	备注	备注2
	现场				1. 临时指挥长"指挥长同志，我是××县120急救中心医生，经过检伤分类，目前有红区伤员2名，黄区伤员5名、绿区伤员25名、黑区伤员2名。医学救援力量不足，需要增援，请指示！" 2. 现场指挥长"辛苦了！增援力量马上就会到，现在我来接替你，你继续进行伤员救治！" 3. 临时指挥长："是！"			
	录播 现场	×分钟			1. 播放灾害现场伤员经初步检伤分诊后分诊横躺竖卧在各区域的场景。 2. 增援的救援急救车辆按顺序入场。	主持人："由于现场伤亡人数较大，现场医生随即请示现场指挥长，请求增援。指挥长接替工作后立即了解现场伤亡情况，目前有红区伤员××名，黄区伤员××名、绿区伤员××名、黑区伤员××名。联系增援救援力量回复即将到达。"		
	现场				【动作】省紧急医学救援队长迅速跑向现场指挥部报道，交接并受领任务。 省紧急医学救援队长："报告现场指挥长，省级急救队伍奉命到达，请指示。"	主持人："事故无情，受伤百姓动着所有人的心。接到急救指令后，各院前急救队伍一路疾驰，从不同方向急赴现场。到达后省紧急医学救援队各队队长陆续向现场指挥长报告。"		

续表

区域	镜头	时间	地点	参演力量	行动、对话、动作	解说词（旁白）	备注	备注2
	现场	×分钟			现场指挥长："通过前期检伤分诊，现有伤员34名，其中红区2名、黄区5名、绿区25名、死亡2人，已初步分区处置完毕，请迅速分组开展二次检伤并安排救治转送。" 省紧急医学救援队长："是。"	主持人：经前期呼叫，增援的××辆救护车和××名医护人员赶到现场，指挥长对增援人员按车辆进行编号分组，2、3号车负责红区，4~8号车负责黄区，9~12、1号车负责绿区，迅速受领任务并开展伤员的救治工作。		
A区		×分钟			省级救援队队员迅速分组开展二次检伤，根据伤情轻重，重新调整个别伤员区域，并对伤员重新编号。 【动作】医务人员呼叫判断人员神志、呼吸、循环、脊柱…… 救护车第二梯队组长报告："报告指挥长，经过再次检伤，现红区伤员3名，黄区4名、绿区25名，请指示。" 现场指挥长："请2~4号车分别负责1~3号红色伤员，5~8号车分别负责4~7号黄色伤员，9号车	主持人：××省紧急医学救援队员立刻用"crash plan"检伤法，对红、黄、绿区伤员进行再检伤。重新调整个别伤员区域，并对伤员进行重新编号。按检伤结果和优先顺序，分区域开展现场急救工作，指挥长根据伤员情况，及时调整救援力量，并指示尽快后送伤员，最大限度地提高生存率、减轻伤残。		

续表

区域	镜头	时间	地点	参演力量	行动、对话、动作	解说词（旁白）	备注	备注 2
		×分钟			负责 8~12 号绿色伤员，10 号车负责 13~17 号绿色伤员，11 号车负责 18~22 号绿色伤员，12 号车负责 23~27 号绿色伤员，1 号车负责清理现场和转运 28~32 号绿色伤员，请大家立即开始行动。"			
					现场处置：	主持人：在红区，急救队员分别对红标危重患者进行抢救治疗。		
					A. 2 号车——颈椎损伤（红 1）。	急救队员用颈托、脊柱板为一名颈椎损伤的红标危重患者进行固定、搬运。救治过程中首先用"五形拳"徒手固定头颈部，上颈托，"轴线"翻身将伤员翻上长脊柱板固定，避免扭曲造成二次脊髓损伤，同时严密监测生命体征，开放静脉通道，抬上车载担架床，准备后送进一步治疗。（停顿）	红区黄区展示同时进行，位置提到主席台前	摄像跟拍红区并投屏
					B. 3 号车——颅内出血、昏迷、腰椎损伤（红 2），监测生命体征，开放静脉通道。	保持气道通畅，建立静脉通道，维持循环稳定，脱水降颅压，外科止血包扎，脊柱板固定，病情危重。		
					C. 4 号车——救治胸部创伤，多根多处助骨骨折（红 3）——黄区。	这是一位驾驶员，胸部挤压伤，多发助骨骨折导致连枷胸，医护人员正在对他进行加压包扎，并用呼吸机正压通气稳定胸壁，保证呼吸。		
					D. 5 号车——腹部开放损伤（黄 4）黄区。	同时，在黄区救援队员正在为一名肠管外露的腹部开放伤患者进行包扎、固定，肠管外露不能还纳，需要进行保湿、扣碗保护和外固定，同时要屈膝屈髋放松腹部。		

续表

区域	镜头	时间	地点	参演力量	行动、对话、动作	解说词（旁白）	备注	备注2
					E、6号车——左上肢，左下肢多处骨折。（黄5）——黄区。	主持人：这是一名乘客因为没系安全带，导致多处骨折，救援队员正在为其进行现场骨折固定等急救处理。		
					F、黄区和绿区开展急救处置。	其余急救队员分别在黄区、绿区紧张有序地对中度伤和轻伤患者进行现场救治。		
					G、转运：各救护车有序开始转运伤员	主持人：现场处置完毕的伤员，开始安排救护车有序转运。但是由于交通受阻，尽管已经过交警疏通，也只能通过应急车道缓慢前进。红2号伤员伤情危重，随时有生命危险，地面转运耗时长，且当地救治条件不足，急需转××省急救中心救治。现场指挥指示立即启动航空救援。		
					H、[对话] 3号车指挥员："报告指挥长，2号伤员病情危重，超出县市救治能力，请求启动航空救援，请指示。" 现场指挥长："按要求启动航空救援转运预案。" 3号车指挥员："是！"			

续表

第四环节　直升机转运伤员　时长/分钟

区域	镜头	时间	地点	参演力量	行动、对话、动作	解说词（旁白）	备注	备注2
A区	录播	×分钟	××省航空紧急医学救援中心	××省航空紧急医学救援队	××省航空紧急医学救援中心建设情况	主持人：××省航空紧急医学救援中心隶属于××省急救中心，是利用直升机灵活机动的空中优势，对地面急救有力的补充，与地面急救形成立体救援体系。突发事件不可预知，人员伤亡大，集中力量，如何联动协同，让医疗资源能够科学而高效的运用，则是保障人民群众生命安全，打赢这场战役的关键。 航空应急医疗队依托××省急救中心建设，是我省第一支具备空中紧急医学救援能力的救援队，直升机常规备勤××省急救中心。 为了让红2号伤病人员能够第一时间转运至省级紧急救治，省航空救援中心立即申请航线准备起飞。		
A区	录播	×分钟		××××航空医疗救援公司机组人员	播放调度直升机通话画面 【对话】现场医疗指挥长（电话）："直升机调度员同志，今日早上5：50左右，××××高速北往南×km路段，发生重大交通事故，现有一名危重伤员需要申请直升机从现场转运至××××省人民医院创伤中心，我们已在××××高速××××服务区设置临时停机坪，请予支持。" 直升机指挥中心："是，我们马上安排。" 调度员："机长同志，我是指挥中心调度员××，请你驾飞机到××××高速××××服务区，		

续表

区域	镜头	时间	地点	参演力量	行动、对话、动作	解说词（旁白）	备注	备注2
A区	录播				接一名危重伤员到××省急救中心的航空救援转运任务。航线已协调规划，气象、净空条件评估良好，现场已安排人员指挥，临时停机坪已安排，坐标已确定，请立即执行。 机长："明白，立即起飞！" 播放直升机医疗救援队准备、机组人员紧急登机，启动直升机、直升机起飞，机长报告预计到达时间，飞行途中调试机载医疗设备，在地面人员引导下登机，与现场救援人员再次沟通明确病情、备妥备用状态的画面。	主持人：接到指令，机组人员立即登机，启动直升机，救援人员迅速就位，直升机按预定时间起飞。在飞机上，机长向飞行调度指挥报告预计到达时间，飞行调度指挥报告给现场总指挥。急救人员再次与现场沟通伤员病情，并反馈回创伤中心，做好接待伤员准备。		
A区	现场	×分钟	现场临时停机坪	机组人员，现场4号车组人员	1. 3号车救援人员提前将伤员转运至临时停机坪安全区域，直升机到达临时停机坪后，经机长允许，救援队员下机，从机头方向接近3号车，检查伤员，进行病情交接，共同将伤员转运上直升机，头朝机头方向平卧于担架床上，并用约束带固定。			
A区	录播	×分钟			2. 请求起飞。妥善安置好伤员，进行监护，给氧、输液等医疗处置。再次检查担架及医疗监护管线固定并运行正常后向机长报告。机长向飞行指挥部请求起飞。（摄像眼随拍投屏）	主持人：现在展示的是直升机到达后，航空救援人员进行的救援及转接。专业人员空地接驳作业的无缝化衔接，全力保证伤员救治的安全性和连续性。		

区域	镜头	时间	地点	参演力量	行动、对话、动作	解说词（旁白）	备注	备注2
			创伤中心停机坪	直升机救援人员及创伤中心急救人员	3. 飞行途中机长与指挥部联系并报告到达时间。（画外音）飞机到达××医院创伤中心屋顶停机坪，平稳降落，医护人员下机进行医护交接，并将伤员抬上担架，直接进入电梯，送入手术室画面。	主持人：航空救援人员固定好伤员后，向机长报告。因为在直升机上执行的是飞行任务制，救援人员严密观察伤患监护情况及生命体征，一旦发生变化，立即向机长报告并组织抢救，确保在医疗舱的任何操作，必须与机长沟通。飞行途中机长向指挥部报告飞行情况及预计到达时间，做好接机准备。主持人：救援在一刻不停地进行，伤员进入手术室后，立即使用移动CT进行头部胸部腹部等检查，进一步明确诊断，并行手术治疗。		

第五环节　现场清理、救援人员撤离　时长/分钟

区域	镜头	时间	地点	参演力量	行动、对话、动作	解说词（旁白）	备注	备注2
A区	现场	×分钟	事故现场	第1辆到达现场的120救护车全体救援人员	1. 120救护车上救援人员查看现场，清查核对伤员人数。 2. 120救护车负责人将集汇收集后的相关表格交现场总指挥。 3. 现场总指挥上报省卫生健康委主任 [对话] 现场总指挥：主任同志，这是伤员收治情况。此次共调派救护车12台，指挥车1台，处理伤员32名。其中，危重伤员3名，重伤员4名，轻伤员25名。分别收治于：A、B、C、D、E、F院，死亡人员2名，现场已清理完毕，现场人员是否撤回，请指示！	主持人：现场伤员已经陆续转送完毕，第一辆到达现场的救护车负责最后现场的清理工作，由120救护车负责人负责对伤员人数，并将收集汇总后的相关表格交现场总指挥，现场总指挥将最后伤员人数和各医院收治情况上报省卫生健康委主任。		

续表

区域	镜头	时间	地点	参演力量	行动、对话、动作	解说词（旁白）	备注	备注2
					省卫生健康委××主任："现场医疗救治任务结束，救护人员撤离。"现场总指挥："是！" 120救护车撤离 ××省卫生健康委视频会商车撤离。			
					第六环节　演练结束　总结点评	时长/分钟		
A区	直播	2分钟	现场		演练总指挥、专家评估组长、上级领导等在车演练现场有针对性地进行讲评和总结。大屏幕：点评与总结 点评专家一 点评专家二 点评专家三 大屏幕：20××年模拟高速公路重大交通事故航空救援应急演练活动至此已经圆满结束，明年的应急演练再见。	主持人：在省卫生健康委员会的统一领导下，各级医疗卫生机构的共同努力下，成功救治了受伤人员。目前，所有受伤人员生命体征平稳。根据《××省突发事件紧急医学救援应急预案》，经请示委领导同意，终止突发事件紧急医学救援Ⅱ级响应。省卫生健康委专题向省政府报告了××××高速北往南××千米路段重大交通事故的受伤人员的救治情况。并向媒体发布信息。 主持人：20××年模拟高速公路重大交通事故航空救援应急演练活动至此已经圆满结束，明年应急演练再见。		

（熊选政　黄　婕）

附录10　××年模拟海上突发事件卫生应急演练执行脚本

（×月×日，演练现场合计×分钟）

区域	时间	地点	参演力量	视频、现场	主持人（旁白）	对话	其他
				【屏幕显示】第一阶段　演练准备、宣布演练开始			
	×分钟			播放海难、海啸、海上突发事件卫生应急救援演练的重要性和意义等。	海难、海啸、海上突发事件卫生应急救援演练的重要性和意义。 【1号主持人词】 各位领导、各位专家、各位嘉宾，大家上午好！ ××年模拟海难、海啸、海上突发事件卫生应急演练，是由××主办、×××医院承办、×××等单位协办。 出席今天演练的领导和嘉宾有：×××等。 参加演练观摩的单位和嘉宾有：×××等。 本次演练依照××、结合××等预案进行。 演练分为五个阶段：第一阶段，演练准备；第二阶段，信息报送、应急响应；第三阶段，转运后方医院；第四阶段，应急处置；第	指挥长："我现在宣布，××××年海难、海啸、海上突发事件卫生应急演练现在开始。"	

续表

区域	时间	地点	参演力量	视频、现场	主持人（旁白）	对话	其他
					五阶段，应急结束，响应终止；第六阶段，总结与讲评。担任今天演练指挥长的是××，主任××同志，副指挥长是××，应急办主任××同志。下面请指挥长宣布进入演练。		
	×分钟			【屏幕显示】第二阶段　信息报送和应急响应　事故的发生和发展 视频反映：海难发生的时间、地点、现场状况、造成的损害、伤亡以及主要伤情等。 海上现场展示：海啸发生后海上次难现场布景、配合音效、制造气氛。海上重伤员（已化好妆）+船上伤员（已化好妆）+海上轻伤员（已化好妆）+4具模型（替代死亡人员，贴黑标的伤员）已经分别进入演练海域。	信息报送和应急响应　事故的发生和发展 【2号主持人词】 20××年×月×日×时××分，××市附近海域两艘轮船发生激烈碰撞，导致大量人员落水、伤亡等情况的发生。 当发生碰撞后，轮船负责人开始拨打110、119、120等电话进行求助。当地卫生健康委员会应急办立即启动应急响应并向省政府进行汇报。 接到报告后，省政府应急、环保、消防、武警、交警、卫生等部门负责人迅速成立远程指挥中心。由于事故发生在海上，陆上救护车无法进入灾害现场进行救援，决定调派省市医学专家跟随医院船前往灾害现场进行救援。		

【屏幕显示】第二阶段　信息报送和应急响应　医疗系统接报和上报

区域	时间	地点	参演力量	视频、现场	主持人（旁白）	对话	其他
	×分钟				【2号主持人词】120立即向市卫生健康委报告，并迅速组织急救中心医护人员赶赴现场开展先期处置。	轮船负责人："（急切）是120指挥中心吗！我是××号轮船船长××，今天发生海嘛后，2艘轮船发生碰撞，一艘轮船的机舱发生火灾，现场将近有三四十名人员受伤，请求支援。我的电话是1316235116。" 120指挥中心："好的，请保持电话畅通，维持好现场秩序，我们立即调派医疗救援队到场，我的工号是01。" 轮船负责人："好的。" 【话外配音】120指挥中心：立即拨打了后方医院急救电话，说明了现场的情况，并要求腾空医疗床位，准备接收病人。同时拨打了医院船急救电话，说明现场的情况，立即前往事故现场处置进行医疗救援。医院船立即集结医疗救援人员，前往现场进行抢救。	

续表

[屏幕显示] 第二阶段　信息报送和应急响应

区域	时间	地点	参演力量	视频、现场	主持人（旁白）	对话	其他
	×分钟			播放提前录制的视频。	[1号主持人词] 医院船接到120指挥中心的电话后，迅速向队长和院领导进行了报告，同时腾空床位，召集急诊、创伤、烧伤、皮肤、神经、眼科、妇科、普外科、骨科、影像科、麻醉科、中医科、疾控中心××名医疗救援专家，由副院长××同志带队赶往灾害现场救援。途中，××同志将基本情况报告给了省卫生健康委应急办的负责同志，并请求省职防院派中毒专家赶往现场，共同参与救治工作。 省卫生健康委应急办主任接到报告后，迅速进行了核实，并向委领导、省政府总值班室和国家卫生健康委应急办报告了情况。下达了紧急医学救援任务，并根据《国家突发公共事件医疗卫生救援应急预案》和《××省海上搜救应急预案》和现场伤亡情况，建议启动我省紧急医学救援Ⅱ级应急响应。		

续表

【屏幕显示】第三阶段　卫生应急处置　医院船到达现场，设置临时指挥部

区域	时间	地点	参演力量	视频、现场	主持人（旁白）	对话	其他
	×分钟	医院船		[场景] 医院船上的医护人员整队接受指令。 [场景] 大量的落水伤员被救生艇陆续救回，被医院船所接收。医护人员将"重伤员"置于吊篮内接至医院船上，"轻伤员"则用舷桥舷递方法，在舷差孔 9m 的情况下进行换乘。然后检伤分类，再由担架搬至各医疗组。	[2号主持人] 医院船到达现场，设立现场远程指挥中心，划分安全区域，医院船医疗组组长×××主任临时担任医疗现场指挥官，与船上的海军官兵进行沟通，派遣救生艇在受灾水域营救伤员，并对医护人员下达指令。	×××主任（医疗组组长）（带耳麦）："1、2号医生，请你们负责甲板，船舱各区划分和病人的位置分配；1、2号护士负责引导伤员并对停留绿色伤员区的伤者进行监护，其他医护人员请配合我进行接收伤员并检伤分类。" 全部医护（医疗船）："是。"	

续表

区域	时间	地点	参演力量	视频、现场	主持人（旁白）	对话	其他
		医院船		【屏幕显示】应急处置—检伤分类 【场景】6名落水伤员立即搌到左手边，均可步行，互相搀扶，跛行，由1、2号护士给伤员挂绿牌，并安慰边引导至绿区，并对绿区伤员进行监护及测量体温，对于体温正常者（>35℃）发一条毛毯保持体温，对于体温过低者（小于35℃）需要实施主动复温或内部复温治疗。 【场景】对其他的伤员马上进行检伤分类并挂牌。 【屏幕显示】 检伤分类的四个等级、标识与救治顺序 灾害现场的检伤分类分为四个等级—轻伤、中度伤、重伤与死亡，统一使用不同的颜色加以标识，必须遵循下列的救治顺序： 1. 第一优先　重伤员（红色标识）； 2. 其次优先　中度伤员（黄色标识）； 3. 延期处理　轻伤员（绿色标识）； 4. 最后处理　死亡遗体（黑色标识）。 ABCD检伤分类的具体操作方式是：	【1号主持人词】经过体温测量，发现5号、6号落水伤员，由于长时间浸泡在水中，体温流失过快。需要进行主动复温或者内部复温治疗。	×××主任（面对伤员）："我是医院船救援组组长，请大家保持镇定，不要慌张，服从安排，听从我的指挥。现在请大家听起能走动的伤员，凡是落水后被救起能走动的伤员，请马上到1、2号护士负责的监护区域，进行测量体温，体温＜35℃的伤员均需进行复温治疗。" 1号护士："李主任，1号病人体温36℃，2号病人体温35.3℃，3号病人体温35.6℃，4号病人体温35.8℃，5号病人体温33.6℃，6号病人体温30.1℃。" 李主任："由于5号、6号病人体温过低，立即对两人进使用热包（40℃）和加热灯以实现主动外部复温。"	

续表

区域	时间	地点	参演力量	视频、现场	主持人（旁白）	对话	其他
				A. Asphyxia—窒息与呼吸困难　伤员胸部、颈部或颜面受伤后，很快出现窒息情况，表现为明显的吸气性呼吸困难，呼吸十分急促或缓慢，伴有发绀，呼吸三凹征、气胸或连枷胸等体征。常见原因为胸部穿透伤、张力性气胸、冲击性肺损伤，多发性肋骨骨折或急性上呼吸道机械梗阻。 B. Bleeding—出血与失血性休克　创伤导致伤员活动性出血，不管哪一个部位损伤出血，一旦短时间内失血量超过800ml，出现休克的早期表现，如收缩压低于 100mmHg 或脉压差 < 30mmHg，脉搏超过 100 次 / 分，伤员神志虽清楚但精神紧张、烦躁不安，伴有面色苍白，四肢湿冷、口干尿少，即应判断为重伤。休克的快速检查方法为一看（神志、面色）、二摸（脉搏、肢端）、三测（毛细血管充盈度、脉搏、血压），四量（估计出血量，但暂时不用急于测量血压）。 C. Coma—昏迷与颅脑外伤　伤员受伤后很快陷入昏迷状态，并且伴有双侧瞳孔改变和神经系统定位体征，即使头部没有外伤迹象，也暂时无法做头颅 CT 证实，仍可初步诊断为颅脑损伤，属重伤员。			

续表

区域	时间	地点	参演力量	视频 现场	主持人（旁白）	对话	其他
				D. Dying（die 的现在时）—正在发生的突然死亡，重度的创伤会导致伤员会当场呼吸心搏骤停，如果医疗急救人员能够及时赶到现场，面对正在发生的猝死，只要伤员心脏停搏的时间不超过10分钟，心肺复苏仍有抢救成功的可能，故可归为重伤范围。 只要一看见伤员出现ABCD其中一项以上明显异常，即可快速判断为重伤，异常的项目越多说明伤情越严重；相反，如果ABCD四项全部正常，则归类为轻伤；而介于两者之间，即ABC三项（D项除外）中只有一项异常但不明显者，则应判定为中度伤。 【视频播放将7~12号6名伤员送至抢救室的画面】	【1号主持人词】经初步检伤，有6名伤员伤势较重。现在急救医生继续ABCD检伤分类并挂牌，每个伤员判断时间为30秒。（动作：×××主任对每个伤员都进行安抚，同时再呼叫另2名同伴上场，对包括这6名在内伤员进行检伤分类）。	1号医生："报告×××主任，这6名伤员，病情较重，需要马上送至抢救室进行抢救。" ×××主任："马上将这6名重伤员送到各个抢救室进行抢救。" 1号医生："是。"	
				海水淹溺伤员处置 【视频同时播放3号医疗组救治场面】	【1号主持人词】3号医疗组正在1号抢救室对7号伤员进行救治，为海水淹溺伤员。	负责医生："病人，呼吸频率增快，咳嗽、咳痰，有时咳粉红色泡沫痰，神志忧愁、淡漠或频躁等。" 体征：发绀明显，肺部听诊可有干、湿啰音，捻发音，呼吸35次/分，脉搏101次/分，心率130次/分，血压105/71mmHg。初步诊断为：海水淹溺型	

续表

区域	时间	地点	参演力量	视频·现场	主持人（旁白）	对话	其他
						呼吸窘迫综合征。立即进行复温、保暖，迅速解除气道阻塞，吸除气道内泡沫样液体或给氧物；给予甲泼尼龙；面罩给氧4~6L/分；积极治疗肺水肿；维持体内电解质平衡使用广谱抗生素。" 其余医护人员："是。"	（临时对话）医疗组组长：大家在检查伤员的时候，一定要注意有隐匿性的损伤，如果有，马上进行汇报。
				海水冻僵伤员 【视频同时播放4号医疗组救治场面】	【1号主持人词】 4号医疗组正在2号抢救室对8号、9号伤员进行救治，为海水冻僵伤员。	负责医生："病人，持续寒战，抽搐，步态笨拙，行动缓慢，容易失足，全身发凉，呼吸慢而浅，生命体征微弱意识不清；心电图：心律不齐。体温分别为30.1℃和30.7℃，血压分别为98/62mmHg和90/60mmHg。初步判断为：海水冻僵伤员。帮病人脱掉湿衣服，裹上棉衣棉被，恢复其体温，对病人进行心脏监护，维持血容量，加温、加湿给氧；要维持酸碱平衡，防止并发症的发生。" 其余医护人员："是。"	

续表

区域	时间	地点	参演力量	视频 现场	主持人（旁白）	对话	其他
				胸部开放伤合并海水浸泡 【视频同时播放5号医疗组救治场面】	【1号主持人词】 5号医疗组正在3号抢救室对10号伤员进行救治，为胸部开放伤合并海水浸泡伤员。	负责医生："胸口有一处长约5cm的创口有海水溢出，血压下降，胸痛，呼吸困难，咯血，叩诊伤侧胸部呈实音，呼吸音减弱，器官显著向健侧偏移。X线检查可见液气胸表现。实验室检查：氧分压下降，钾离子浓度升高。初步判断为：胸部开放伤合并海水浸泡伤员。××给病人脱掉湿衣服，裹上棉敷，恢复体温，注意保暖；用防水巾包扎伤口；××加强呼吸道管理，保持呼吸道通畅；伤侧腋中线第6肋间放置闭式引流管，迅速将胸腔内的海水引流出体外，解除对肺脏的压迫，减少海水吸收；对病人行鼻导管或面罩吸氧；包扎止血和补充有效血容量，防止失血性休克；给予广谱抗生素，皮下注射破伤风抗毒素；给予静脉通路，将5%葡萄糖注射液或无菌蒸馏水1000ml于1~2小时内输完，而后持续输注低张液体，补液过程中应当严密观察血压、呼吸、脉搏等生命	

续表

区域	时间	地点	参演力量	视频·现场	主持人（旁白）	对话	其他
						体征，同时定期检查血生化及血浆渗透压；按照人5%碳酸氢钠液的剂量静脉输入2~4ml/kg，而后根据血气分析结果再适当补充；要密切观察个人病情变化，防休克，纠正低氧血症、血流动力学紊乱。" 其余医护人员："是。"	
				胫腓骨下段粉碎性骨折合并海水浸泡【视频同时播放6号医疗组救治场面】		负责医生："病人意识模糊，X片显示胫腓骨下段粉碎性骨折伴软组织缺损，伤口剧痛且有海水溢出。初步判断为胫腓骨下段粉碎性骨折合并海水浸泡伤员。××先行生理盐水冲洗伤口，2%过氧化氢或1∶5000高锰酸钾溶液泡洗，再用生理盐水冲洗伤口，0.25%碘伏浸泡5分钟，清除坏死组织，彻底清创，能使骨折端解剖复位，尽可能闭合伤口。冲洗伤口，逐层缝合，闭合伤口，无菌辅料包扎。同时××准备大剂量静脉注射头孢菌素，林可霉素、甲硝唑。" 其余医护人员："是。"	

续表

区域	时间	地点	参演力量	视频、现场	主持人（旁白）	对话	其他
					【1号主持人词】6号医疗组正在4号抢救室对11号伤员进行救治，为胫腓骨折合并海水浸泡伤员。		
				颅脑损伤合并海水浸泡【视频同时播放7号医疗组救治场面】	【1号主持人词】7号医疗组正在5号抢救室对12号伤员进行救治，为颅脑损伤合并海水浸泡伤员。	负责医生："病人，体温：34.2℃，脉搏：66次/分，呼吸：18次/分，血压：135/80mmHg。发育正常，营养中等，被动体位，查体合作。神清，精神可，颈软，无抵抗，头枕部肿胀明显，可触及皮下血肿，压痛（+），双瞳孔等大等圆，直径3mm，对光反射灵敏，耳鼻道无异常分泌物，伸舌居中，腹软，四肢肌张力及肌力4+，肌张力反跳痛，巴宾斯基征（-）。CT示：脑挫裂伤，枕骨骨折，头皮血肿。初步判断为：颅脑损伤合并海水浸泡伤员。立即给病人脱掉湿衣服，恢复体温，注意保暖；使用专用防水巾包扎伤口；清除口腔分泌物，异物、血块，保持呼吸道通畅；迅速控制活动性出血，同时给予抗休克、抗感染治疗，纠正低氧血症、血流动力学、电解质紊乱；	

续表

区域	时间	地点	参演力量	视频、现场	主持人(旁白)	对话	其他
						用无菌敷料覆盖头部伤口。最外层用防水三角巾或绷带包扎；将头发、碎骨片、泥沙、碎化脑组织和血肿彻底清除；静脉输注20%甘露醇注射液。注意纠正可能出现的电解质紊乱；使用抗生素，防止颅内、肺部和泌尿系统感染；控制病人颅内压，如果发生尿潴留，要及时导尿。" 其余医护人员："是。"	
						一名船员："医生，医生！快点过来，这边有人昏倒了。" 3号张医生(用耳麦)："请大家不要喧哗，保持安静，我需要立即对病人进行心肺复苏，请通知其他医生立即将AED送来。"	
				【意外状况处理】 一名伤员突发心脏骤停。 【场景】病人经抢救后，发生心搏骤停，送至医院船ICU病房进行病情监护。	【2号主持人词】由于现场环境复杂，伤员较多，医护人员在检伤分类中，一名中度伤员(黄1号)突然发生心搏骤停，现场一阵慌乱。张医生立即跑来为伤员做心肺复苏，另一位医生为伤员用AED做体外除颤。	1号抢救室医生："指挥中心，海水淹溺病人经过抢救，暂时脱离了生命危险，但是还需送至ICU病房进行每日观察。" 指挥中心："好的，将病人送至1号ICU病房。遇到问题随时上报。" 1号抢救室医生："是。"	(时间节点)：张医生一直在

续表

区域	时间	地点	参演力量	视频、现场	主持人（旁白）	对话	其他
				【临时场景】1号抢救病人手术后送至1号ICU病房。 【屏幕显示】救援直升机转运重度烧伤病人 【临时场景：海上油田附近海域】接到报警，一座海上油田突发大火，海上搜救人员接到命令后迅速赶往油田附近水域发生地，在失火的海上油田附近水域发现一名重度烧伤病人浸泡在水中，由于路程较远，需要直升机前往救援。 【临时场景：海上油田附近海域】海上搜救人员向医院发出直升机支援请求。 【临时场景：海上油田附近海域】医院船上的直升机搭载两名医务人员迅速赶往坐标×××,×××。到达地点后直升机放下吊篮，和海上救援队医务人员沟通，让其帮忙把病人平放在担架上，并且用带子将病人身体固定好，防止病人在担架上滑落。	【2号主持人】海上油田突发大火，海上搜救人员在附近水域发现一名重度烧伤病人浸泡在水中，处于昏迷状态。立即将其救上卫生艇。由于路程较远，担心延误抢救。特向医院船指挥中心发出支援请求。	（对话表演）海上搜救人员（带耳麦）："（急切）是医院船指挥中心吗？这里是坐标×××,×××，发现一名重度烧伤病人。请立即派直升机前来转运病人。请保持救援，病人现处于昏迷状态。" 指挥中心（医疗船）："收到，我们马上派直升机前往，请保持通话畅通，配合直升机救援队员将病人安全的转运回来。" 海上搜救人员（带耳麦）："是。" （对话表演）直升机救援人员（带耳麦）："你好，我们正在将吊篮放下，请将病人平稳放在担架上，并用带子将身体固定牢靠，防止病人滑落。" 海上搜救人员（带耳麦）："好的（几分钟后），我们已将病人平放在担架上，并用带子将病人固定。可以将吊篮升起。" 直升机救援人员（带耳麦）："收到，谢谢！"	进行心肺复苏，1分钟后其他医生就送来了AED，同时为病人进行体外除颤。5分钟后病人恢复窦性心律，但是意识模糊，随后立即将病人送往抢救室进行抢救。

续表

区域	时间	地点	参演力量	视频·现场	主持人（旁白）	对话	其他
				（拍摄直升机飞回医院船）【场景：现场】直升机飞回到医院船上空，缓缓将吊篮放下。甲板上的医务人员早已等待接收。医院船医务人员将烧伤病人接至1号抢救室，对其进行抢救。即将病人推至1号抢救室，对其进行抢救。（直升机救援任务结束后，医务人员回到救治岗位，直升机停在医院船甲板上，继续等待下一次的救援任务。）	【2号主持人】在整个直升机救援过程中用时不到15分钟，为这次抢救重度烧伤病人节约了宝贵时间。直升机转运救援在现代院前急救转发发挥越来越大的作用。		
				【屏幕显示】继续救治新送来的2名伤员。【场景：现场】（局部特写镜头）两艘急救快艇回到医院船船附近，缓慢靠近（放置大型船只造成的水浪将两名伤员接上医疗船，医院船用大型吊篮将两病人放置担架推车上，推至病房进行下一步治疗。【视频播放病人A救治过程】：病人A海胆刺伤病人		医生A："病人A小腿皮肤上留有叉棘，刺伤部位出现红肿、疼痛、烧灼感，伤口呈紫色，有轻度眩晕。初步诊断为：海胆刺伤。首先除去叉棘，用清水彻底冲洗伤口去除毒液，然后用5%高锰酸钾溶液湿敷，并用0.25%~0.5%普鲁卡因20ml局部封闭。"护士A："是。"	

续表

区域	时间	地点	参演力量	视频、现场	主持人（旁白）	对话	其他
				【视频播放病人B救治过程】：病人B 海水浸泡性外耳道炎。	【2号主持人】在陆续救治伤员的时候，急救快艇又新送来2名病人，抬至检伤分类区域，检伤分类组医生迅速对2名病人进行检伤分类，然后对其进行救治。 【2号主持人】病人A，B临时救治结束后，都被医护人员护送至普通病房。	医生B："外耳道皮肤轻度充血肿胀、糜烂，表面附有少量浆液性的分泌物和少许脱落的上皮屑；鼓膜标志存在，无充血或轻度充血，听力无明显影响。初步诊断为：海水浸泡性外耳道炎。首先保持外耳道干燥，用蘸有3%过氧化氢或温盐水的小棉签彻底清理外耳道内分泌物和脱落的上皮屑，清理时要特别注意外耳道前下隐窝，此处最容易隐藏脱落的上皮。然后用2%酚甘油棉条湿敷外耳道。"	
				【视频播放病人A，B被护送至普通病房的过程】			
				【屏幕显示】医疗船上发生人员晕船。 【场景：现场】医院船上5名健康人员出现晕船，被送至留观室。医生对5名病人进行问诊，并给予治疗。		医生询诊后："病人有疲乏、眩晕、困倦思睡感觉、咽部不适、唾液分泌增多、流涎、吞咽动作频繁、心慌、上腹部有饥饿样空虚感，对机油气味敏感、面色苍白、全身冷汗、瞳孔散大、心动加速。初步判断：晕船。病人需要服用抗胆碱类药物，闭目仰卧、多注意休息，通风。" 其他医护人员："是。"	

続表

区域	时间	地点	参演力量	视频、现场	主持人（旁白）	对话	其他
				[屏幕显示]继续检伤分类救治新病人。 [场景] 正在此时，又有9名病人被送至医疗船。现场检伤分类组医务人员再次进行检伤分类并进行及时救治。 6号医生和护士继续现场救治13~15号病人，7号医生和护士继续现场救治16~18号病人，8号医生和护士继续现场救治19~21号病人。 13~21号病人具体情况见附件1 待儿组医生护士给予治疗后，填写《伤者人数记录表》。			
			心理医生、志愿者（一名小男孩）	[屏幕显示：现场] [场景：现场] 5名心理医生正在各个病区对病人、救援人员等进行心理疏导。6号医生正在对一名失去父母的男孩进行心理疏导。	[2号主持人] 当个体经历一场灾难，面临死亡威胁或经历过死亡威胁后，会使个体产生强烈的反应，主要表现在认知、行为和心理上。严重时可产生意志不受控制等心理危机。心理应激反应是人的身体对各种紧张刺激产生的适应性反应。当刺激强度过大以至于身体难以承受时，机体就会处于紧张、焦虑的状态，影响个体对信息的正确判断，应对能力下降甚至出现失误。同时伴有植物神经、内分泌以及免疫系统功能紊乱	（对话表演）6号医生："小明，在想什么呢?" 小明哭着说："叔叔，我想爸爸妈妈了，他们为了救我，死了。我变成一个孤儿了。"（越哭越厉害） 6号医生："小明呀，你以后不是一个孤儿，身边还有叔叔、阿姨和许多关心你的人。你的爸爸妈妈很伟大，如果他们还活着，会希望你好好地生活。这是天灾，不是人能够控制和左右的"	

区域	时间	地点	参演力量	视频、现场	主持人（旁白）	对话	其他
					乱，抵御疾病能力下降。严重时导致各种轻重不一的躯体和心理疾病，甚至死亡。如果劣性、应激也可引起机体持续作用于机体的变化，导致心理问题与心理疾病。在灾害现场救援阶段，应该及时对灾民进行心理疏导，降低心理应激反应；灾后也要对灾民进行随访，彻底避免心理危机的出现。而对救援人员的心理干预同样不可忽视，据调查研究，不管是有灾害救援经验还是首次参加救援的救援人员，面对整个灾害救援均或多或少地出现心理危机体验，因此，在灾后帮助灾民进行心理恢复重建的同时，既要对灾民进行危机心理干预，也要对救援队自身进行心理辅导。	（15分钟后，经过医生的心理开导，小男孩的情绪慢慢的平复下来了。）	
				[屏幕显示]防疫 [播放视频]防疫组成员进行防疫措施。 字幕：防疫措施。 1. 收集医院船基本情况；灾情、伤情、病情；传染病、食物中毒、化学中毒；饮用水卫生、食品卫生、媒介生物控制、粪便处理、垃圾的收集和管理；现有卫生资源。	[2号主持人] 防疫组组长对分配好的防疫组成员进行防疫任务分配。		

413

区域	时间	地点	参演力量	视频、现场	主持人（旁白）	对话	其他
				2. 预防肠道传染病：环境治理、健康教育。 3. 对公共场所、重点区域进行消毒、杀虫、灭鼠等工作，有效降低有害生物密度。帆缆部门应及时设置防鼠板，各舱室做好防蚊防蝇工作。定期检查食品储存区和餐厅等区域。 4. 定期对饮用水进行检验，对水箱、供水管道和海水淡化装置进行卫生学检查。加强饮用水管理，定期抽样检查和加氯消毒。船上如配备有海水淡化装置，淡化生成的清洁水应加氯或漂后才可饮用。 5. 将医疗废物集中封存，定时后送至陆地处理点。在运送中要使用专门的运送工具，用后及时消毒，注意重点防止因船体摇摆造成容器及塑料袋破损、泄漏情况发生。如果受海况影响大，船体出现剧烈颠簸，则停止运送。如果医院船上有焚烧炉，也可直接将固体废物进行焚烧。		防疫组组长："各个组，按照预定的防疫计划进行防疫工作。要保障船上所有人员的传染病防控安全。" 所有组员："是。"	

续表

第四阶段　转运后方医院

区域	时间	地点	参演力量	视频、现场	主持人（旁白）	对话	其他
				【场景：现场】 医院船准备返回港口，提前与120指挥中心取得联系，需要派多辆救护车将转运船上的病情稳定的病人及轻伤病人转运至后方医院。以便为以后的灾区病人腾出更多的床位。 【场景：现场】 医院船到达港口时，15辆救护车已经全部停靠在港口。每一组的医生、护士、担架员全部准备就绪。 （播放：将船上的病人通过担架转移到救护车中，随后完成与医院船的交接，所有救护车集体开往后方医院。到达医院后，第一时间将所有病人转移至各个病区进行观察。）		（对话表演）医院船指挥： "是120指挥中心吗？这里是××号医院船，准备返回港口，请派15辆救护车前来停靠港口转运病人至后方医院。现在船上的病人病情已经稳定，需要进行转运。" 120指挥中心："收到，我们马上调派救护车前往，准备接收病人。请保持电话通畅，随时联系。" 医院船指挥："好的，谢谢！"	

第五阶段　应急结束、响应终止

区域	时间	地点	参演力量	视频、现场	主持人（旁白）	对话	其他
				【场景：现场清理】 经过查看医院船全部救治区域，伤员已全部救治转运完毕。将收集汇总后的相关表格交现场指挥。		现场总指挥："请你们检查现场是否还有伤员。" 医疗组组长："是。"	

续表

区域	时间	地点	参演力量	视频·现场	主持人（旁白）	对话	其他
				列队完毕；指挥长、副指挥长各自就位。	[1号主持人] 根据《××省海上搜救应急预案》《国家突发公共事件医疗救援应急预案》，经请示领导同意，终止Ⅱ级应急响应。省卫生健康委专题向省政府报告了海难、海啸、海上突发事件卫生应急演练成效，并向媒体发布了相关信息。	医疗队队长："总指挥，这是伤员人数和医疗船收治情况，请核对。此次医疗船共处理病人29名。其中，重度病人7名，中轻度病人22名。现场清理完毕，现场人员是否撤回，请指示！" ××主任："现场医疗救治任务结束，救护人员撤离。" 现场总指挥："现场处理完毕，各岗位撤离。" 副指挥长："尊敬的各位领导，同志们，海难、海啸，海上突发事件卫生应急演练方案所有科目已经完成，下面请演练指挥长宣布演练结束。" 指挥长："我宣布，演练结束！"	

续表

区域	时间	地点	参演力量	视频、现场	主持人（旁白）	点评与总结	对话	其他
						第六阶段　点评与总结		
					[2号主持人] 现在进入演练点评与总结环节。			
				[场景] 所有演练人员、演练车队、直升机列队	[1号主持人] 海难、海啸、海上突发事件卫生应急演练方案至此已经圆满结束了，明年的应急演练再见。		领导1点评总结 领导2点评总结 领导3点评总结	

（姚津剑）